Professor Dr. med. Herbert Krauß
Physiotherapie zu Hause

Professor Dr. med. Herbert Krauß

Physiotherapie zu Hause

Wasserbehandlung, Massage, Bewegungs- und Atemtherapie leicht gemacht

2., durchgesehene Auflage

83 Abbildungen, 5 Tabellen

Hippokrates Ratgeber

CIP-Kurztitelaufnahme der Deutschen Bibliothek:

Krauss, Herbert:
Physiotherapie zu Hause : mit Hinweisen zur gesunden Ernährung u.e. Anh. zur Physiotherapie bei Beschwerden des Alters / Herbert Krauss. – Nachdr. – Stuttgart : Hippokrates-Verlag, 1985.
(Hippokrates Ratgeber)
ISBN 3-7773-0725-4

Anschrift des Verfassers:
em. Prof. Dr. med. Herbert Krauß
DDR 1297 Zepernick
Reuterstraße 7

ISBN 3-7773-0725-4

Ausgabe in der Bundesrepublik Deutschland
1. Auflage 1983, 2., durchgesehene Auflage 1985, Nachdruck 1985 mit einem Anhang zur Physiotherapie bei Beschwerden des Alters.

Vorwort

Die von der Physiotherapie in einer langen Entwicklung erarbeiteten Verfahren verdienen einen festen Platz im Leben eines jeden. Die kunstgerechte Anwendung der naturnahen Lebensreize kann helfen, viele Anlagen des Menschen zur vollen Entwicklung zu bringen und bis ins hohe Alter funktionsfähig zu halten.
In den Tagen der Krankheit kann die Physiotherapie Wesentliches zu einem günstigen Ablauf beitragen, kann Komplikationen verhüten und die Wiedergesundung beschleunigen.
Oft werden durch unbedachtes oder nachlässiges Vorgehen die gegebenen Wirkungsmöglichkeiten der Physiotherapie nicht ausgeschöpft. Es war daher mein besonderes Anliegen, die Methodik genau darzustellen und die Wirkungen der Verfahren soweit zu beschreiben, daß sie sinnvoll angewendet werden können.
Möge die Arbeit denen ein Helfer sein, die sich um ein gesünderes Leben bemühen.

Der Verfasser

Inhaltsverzeichnis

Einführung

Unsere Physiotherapie wird der dem Griechischen entlehnten Wortprägung (physis = Natur, therapeia = Behandlung, Heilung) auf zweierlei Weise gerecht: Sie bevorzugt naturnahe Lebensreize, um Gesundheit zu erhalten oder wiederzugewinnen und sucht diese zugleich „im Sinne der Natur“ anzuwenden.

Es ist somit notwendig, sich sowohl mit der kunstgerechten Ausführung der physiotherapeutischen Methoden zu befassen wie mit der Frage, wo, wann und wie oft diese angewandt werden müssen, um Lebensvorgänge sinnvoll zu unterstützen.

Die Methodik der Physiotherapie wurde teils von der Volksheilkunde, teils von der wissenschaftlichen Medizin in vielfältigen Formen ausgebaut. Die Wirkungen einer geradezu verwirrenden Fülle von Verfahren lassen sich auf wenige physikalische Reize zurückführen. Es sind die Reize, auf die der Mensch von Natur aus eingestellt ist, weil sie Eigenschaften seines natürlichen Umfeldes darstellen: Kälte, Wärme, mechanische Einwirkungen von Druck und Zug, Wirkungen des Lichtes und Formen der Elektrizität. Aber auch die besondere Art sich zu bewegen, zu atmen oder zu schlafen gehören dazu.

Neben der Anwendung physikalischer Reize und dem Üben innerhalb bestimmter Funktionskreise des Körpers gilt es oft auch die Diätetik zu berücksichtigen. Neben der gerichteten Ernährung zur Gesunderhaltung oder Heilung von Krankheiten verstanden die Griechen darunter weitergehend die Kunst, das Leben zu meistern.

Die wichtigsten Sparten der Physiotherapie umfassen die Wasserbehandlung, Massage und mehrere massageähnliche Methoden, Lichtbehandlung, viele Formen der Bewegungs- und Atemtherapie, Methoden der Reflexbehandlung, Ultraschalltherapie und sehr differenzierte Anwendungsformen der Elektrizität. Viele dieser Verfahren bedürfen besonderer Geräte. Andere – es sind vor allem Übungen zur Neuordnung gestörter oder zur Vervollkommnung noch nicht entwickelter Funktionen – lassen sich nicht durch das gedruckte Wort vermitteln. Sie können nur durch immer wieder korrigierendes Anleiten erlernt werden. Beide Gruppen physiotherapeutischer Methoden werden hier nicht behandelt.

Die Darstellung beschränkt sich auf Verfahren, die sich mit den Mitteln des Normalhaushaltes durchführen lassen, zum anderen auf funktionsübende oder -entlastende Methoden, die hinreichend unmißverständlich zu beschreiben sind. Daneben werden einige Gedanken entwickelt, die beim Verhalten im Alltag und einer Lebensordnung nach gesundheitlichen Aspekten helfen können.

1. Wie wirken die Verfahren der Physiotherapie?

Mit der kunstgerechten Anwendung natürlicher Lebensreize, wie sie den meisten Methoden der Physiotherapie zugrunde liegen, lassen sich zahlreiche Vorgänge im menschlichen Organismus funktionsverbessernd beeinflussen. An einigen wichtigen Lebensfunktionen seien diese Möglichkeiten, die in den Ablauf des physiologischen Geschehens eingreifen, dargestellt.

Steigerung der örtlichen Durchblutung

Vom geordneten Umlauf des Blutes hängt weitgehend die Funktionstüchtigkeit jedes einzelnen Organs und somit auch die Leistung unseres Körpers insgesamt ab. Viele therapeutische Maßnahmen sind darauf gerichtet, eine geregelte Blutversorgung sicherzustellen. Die Physiotherapie kann hier besonders wirksam helfen.

Durch Wärme in geeigneter Form werden am Ort der Anwendung die Gefäße erweitert. Eine frische Rötung der Haut an der behandelten Stelle deutet dies an.

Solche Durchblutungssteigerung läßt sich nicht nur am Ort der Wärmeeinwirkung, also der Haut, hervorrufen, sondern auch in tieferen Gewebeschichten und an inneren Organen. Dies geschieht durch Vermittlung des Nervensystems, also durch reflektorische Abläufe.

Dank der eigenartigen Gliederung unseres Nervensystems ist jeder Bezirk der Haut mit umgrenzten Bereichen innerer Organe gekoppelt. Man könnte von einer Funktionseinheit dieser „Segmente“ des Körpers sprechen. Hieraus ergibt sich die Möglichkeit, von der Haut her auf die Durchblutungsverhältnisse an inneren Organen einzuwirken. Durch direkte Betrachtung z. B. der Schleimhautgefäße im Innern des Magens oder der Harnblase mit Hilfe eines Spiegelgerätes wissen wir, daß nur wenige Sekunden vergehen, bis ein auf die Haut aufgebrachter Wärmeträger an den nervlich angeschlossenen inneren Organen eine Durchblutungssteigerung bewirkt. Diese großartige Möglichkeit, mit einfachen Hilfsmitteln die Durchblutung innerer Organe anzusprechen, stellt ein wichtiges Wirkprinzip der physiotherapeutischen Verfahren dar.

Die Bedeutung der örtlichen Durchblutungssteigerung für den Heilungsvorgang wird durch manche Alltagserfahrung bestätigt. Nach einer kleinen Verletzung der Haut, bei einem infizierten Insektenstich oder einem anderweitig entstandenen

Furunkel gehen stets die Zeichen gesteigerter örtlicher Durchblutung der Abheilung voraus. Der große Chirurg August Bier gab diesem Heilprinzip den gebührenden Rang, indem er einem weit verbreiteten Buch den Titel gab: „Die Hyperämie (= Durchblutungssteigerung) als Heilmittel".
Es leuchtet ein, daß die verbesserte Durchblutung eines Organs besonders hilfreich ist, wenn seine Versorgung durch Verkrampfung oder organische Veränderung der Blutgefäße abgesunken ist. Hier kann die Verbesserung des Blutumlaufes zur entscheidenden Hilfe für Regeneration und Heilung werden; sie wirkt zugleich als Schutz vor den Gefahren einer Durchblutungsnot.
Unter den Möglichkeiten, in „gezielter" Weise die Durchblutung umgrenzter Körperbezirke anzuregen, sei die Anwendung „feuchter Wärme" in Form von Dampfkompressen, heißen Aufschlägen und Andampfungen genannt. Sich gut anschmiegende feuchte Wärmeträger werden bevorzugt, da die durchfeuchtete Haut Wärme um ein Mehrfaches besser leitet als trockene (Abb. 1).

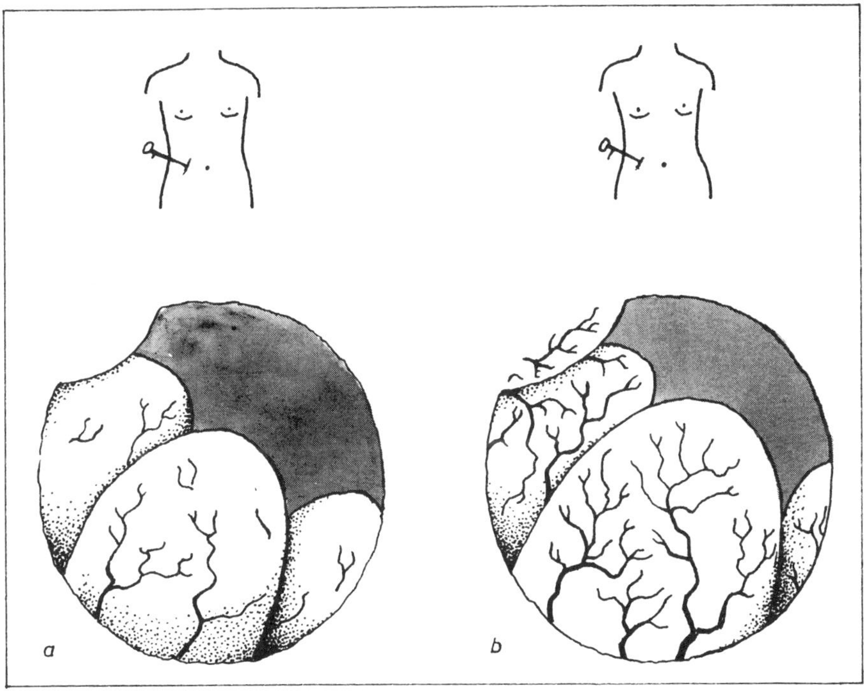

Abb. 1 Reflektorische Durchblutungssteigerung eines inneren Organs durch Wärmeanwendung auf der Haut.
Beobachtung der Blutgefäße einer Darmschlinge mit dem Bauchspiegel vor und nach Auflegen einer heißen Kompresse auf die Haut des Unterbauches.
a) Darmgefäße unbeeinflußt
b) 8–10 s nach Auflegen der Dampfkompresse
Es stellen sich jetzt wesentlich mehr und stark blutführende Gefäße dar (nach W. Ruhmann).

Die genannten Formen örtlicher Wärmeanwendung wirken wegen der verwendeten hohen Temperaturen kräftig und schnell. Langsamer und milder ist die Wirkung der Wickel und Umschläge, wie sie Prießnitz eingeführt hat. Diese haben daher ihren Anwendungsbereich überall, wo gerade diese Wirkungsweise angezeigt ist.
Die Wickel bestehen aus einem kalt anzulegenden, feuchten Tuch, das von einem zweiten warmhaltenden Tuch bedeckt wird. Der Wirkungsablauf unterscheidet sich deutlich von dem der heißen Kompresse. Durch das kalte Wickeltuch wird dem Körper zunächst Wärme entzogen, bis sich die Temperatur der Tücher der des Körpers angeglichen hat. Infolge der wärmenden Umhüllung erfolgt jetzt allmählich eine zunehmende Wärmeaufladung. Das ausgelöste Gefäßspiel in den angesprochenen Teilen des Körpers entwickelt sich somit langsamer. Es kann bei entsprechender Liegedauer des Wickels lange gehalten werden.

Verbesserung der Regulationsfähigkeit des Gesamtkreislaufs

Dehnt man die Wärmezufuhr in der Intensität und Zeitdauer aus, so ergeben sich Verschiebungen im Blutkreislauf, die weit über die bisher geschilderten begrenzten Wirkungen hinausgehen. Die Weitstellung der Schlagadern teilt sich allmählich immer größeren Gefäßgebieten mit, so daß es zu bedeutenden Blutverlagerungen im Gesamtkreislauf kommt. Innere Organe geben Blut zugunsten der Körperoberfläche ab. Da hieran auch die blutdruckgestaltenden kleinen Arterien (Arteriolen) teilnehmen, sinkt dabei oft der Gesamtblutdruck, ein Vorgang, der verständlicherweise bei denen, die unter Hochdruckbeschwerden leiden, zumeist sehr erwünscht ist.
Solche Wirkungen lassen sich mit langsam wärmer werdenden Teilbädern, vornehmlich den ansteigenden Unterarmbädern, aber auch mit Prießnitz-Wickeln von langer Liegedauer erreichen. Die Abbildungen 2 und 3 zeigen solche Einwirkungen auf den Blutdruck.
Die Dauer solcher Einwirkungen auf den Tonus der Blutgefäße in mehr oder weniger ausgedehnten Teilen unseres Körpers ist bei einmaligen Maßnahmen relativ kurz, meist auf Stunden begrenzt.
Die Wirkungen gewinnen jedoch an Umfang, wenn die Behandlungen häufig wiederholt werden. Es kommt dann zu einem Trainingserfolg, bei dem bestehende Störungen abgebaut werden und die Regelvorgänge an Präzision und Ökonomie gewinnen.
Neben der Überwindung bestehender Regulationsstörungen kann ein Physiotherapieprogramm zur Steigerung der Gesamtleistung des Herz-Kreislaufsystems und der Atmung beitragen. Die überlegene Methode ist hier das individuell aufgebaute Ausdauertraining (s. S. 150).

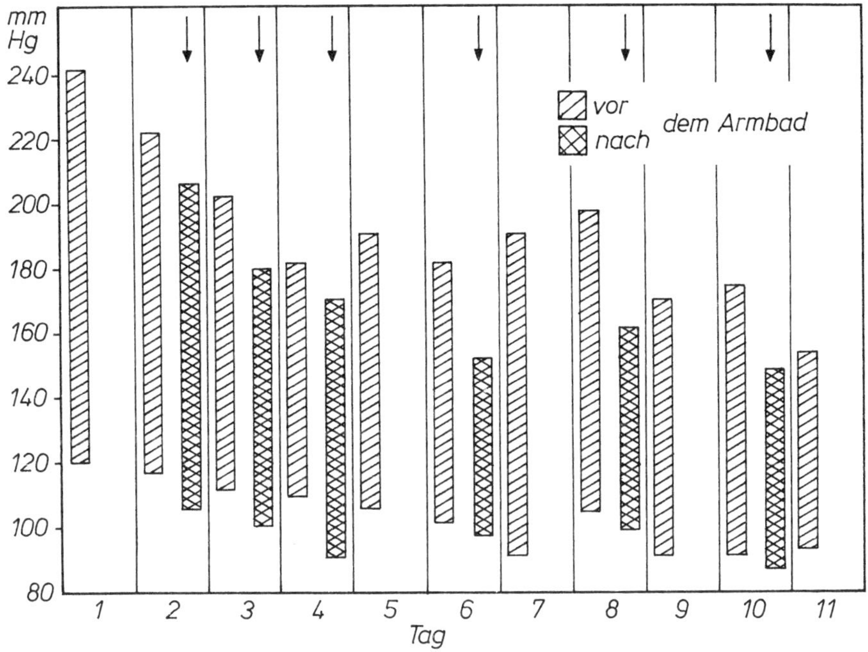

Abb. 2 Verhalten des Blutdruckes bei labilem Hochdruck unter dem Einfluß ansteigender Unterarmbäder an 10 Versuchstagen. Neben der unmittelbar blutdrucksenkenden Wirkung des einzelnen Bades wird die langfristige kreislaufregulierende Wirkung im Verlauf der Badeserie deutlich.

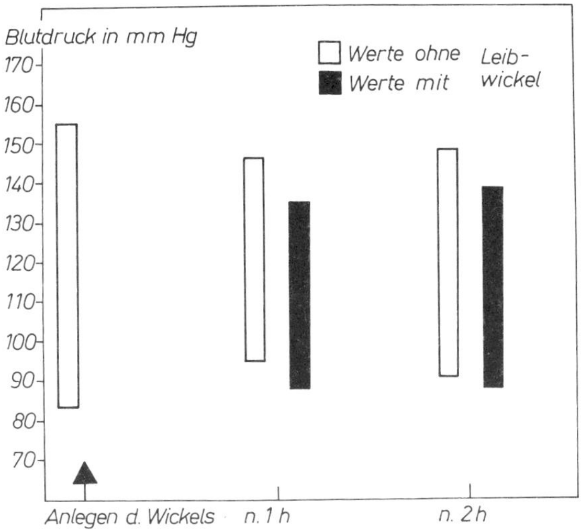

Abb. 3 Blutdrucksenkende Wirkung des Prießnitzschen Leibwickels. Der Blutdruck sinkt mit Leibwickel um etwa 20 mm Hg stärker ab als bei einfacher Bettruhe (Durchschnittswerte bei 138 Versuchen).

Verbesserung der Wärmeregulation

In allen Teilen des Körpers die richtige Temperatur herzustellen bedeutet eine der großartigsten Leistungen des Organismus. Da jeder Stoffwechselvorgang seine günstigste „Reaktionstemperatur" hat, hängt unser Befinden stark von der Wärmeverteilung im Körper ab. Dies reicht vom allgemeinen Wohlgefühl bis zur Sicherung gegenüber Infekten und der Verhütung schmerzhafter Beschwerden an den Bewegungsorganen.
Bedenken wir, daß durch Unterkühlung der Füße auch die Temperatur im Rachen um 3 °C gesenkt wird, und daß andererseits die Fähigkeit der weißen Blutkörperchen Bakterien zu vernichten, bereits bei Temperaturen unter 37 °C stark vermindert ist, so wird deutlich, daß der verschwommen wirkende Begriff „Erkältungskrankheiten" durchaus berechtigt ist.
Das Aufrechterhalten der für die Lebensvorgänge günstigsten Organtemperaturen geschieht durch Regelung der Wärmebildung und der angepaßten Wärmeabgabe. Das erste, ein chemischer Vorgang, betrifft den Umfang des Energieumsatzes. Die Wärmeabgabe erfolgt vor allem durch Abstrahlung und Leitung über die Haut. Bei großem Wärmeüberschuß kommt die Schweißverdunstung als wärmeentziehender Vorgang hinzu.
Das Zusammenspiel von Wärmebildung und -abgabe ist nicht selten gestört, so daß Belästigungen durch übermäßigen Wärmeverlust oder einen mangelhaft beherrschten Wärmeüberschuß entstehen.
Mit Hilfe der Physiotherapie, insbesondere der Wasserbehandlung, lassen sich

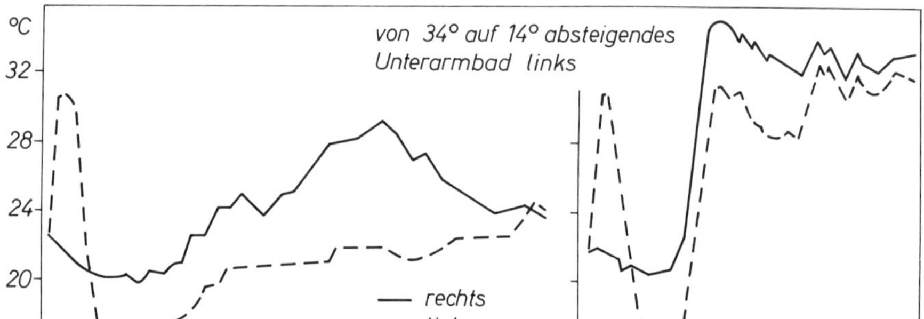

Abb. 4 Verbesserung der Wiedererwärmungsfähigkeit nach einem wärmeentziehenden Bad im Verlauf einer 6wöchigen physiotherapeutischen Behandlung.
Während es vor der Behandlung innerhalb von 2 Stunden kaum gelang, den Wärmeverlust auszugleichen, wurde 6 Wochen später innerhalb von 20 min die Ausgangstemperatur in den Geweben der Hand wieder hergestellt.
Gemessen wurde die Zwischenfingertemperatur der gebadeten und der nicht gebadeten Extremität. Dauer des Bades 20 min.

verlorengegangene oder nie voll zur Entwicklung gekommene Fähigkeiten der Wärmeregulation entwickeln. Die Abbildung 4 zeigt eindrucksvoll, wie bei einem jungen Mädchen die durch ein langsam abgekühltes Bad entzogene Wärme nicht rechtzeitig und ausreichend ersetzt werden konnte. Innerhalb einer 5wöchigen Behandlung gewann die Patientin diese Fähigkeit in optimaler Weise.
Durch ein Training mit den Mitteln der Physiotherapie läßt sich auch erreichen, daß die Wärmeverteilung im Körper unter den üblichen Bedingungen des Alltags, also ständig, verbessert wird. So kann z. B. die Neigung zu chronischer Fußkälte und deren nachteilige Folge für die Gesundheit überwunden werden.

Wiederherstellung gestörter biologischer Rhythmen

Die Erhaltung natürlicher Lebensrhythmen ist eines der wichtigsten gesundheitlichen Probleme nervlich intensiv beanspruchter Menschen (s. Kap. 2).
Hier soll vor allem an die Erhaltung verträglicher Verhältnisse zwischen den Leistungs- und Erholungsphasen im Tagesablauf, aber auch innerhalb längerer Perioden gedacht werden. Dies ist freilich nicht nur eine Frage des Stundenplanes, den sich der Einzelne zurechtlegt. Entscheidender ist oft die Fähigkeit, „umschalten" zu können vom leistungsbestimmten Tonus des vegetativen Nervensystems zu jener Tonuslage, die der Regeneration dient und vom Vagusnerv, dem Gegenspieler des Sympathikus, bestimmt wird. Gelingt dieses Umschalten nicht, so kann – trotz Arbeitspause – die Erholung ausbleiben.
Wer nicht „abschalten", sich nicht „entspannen" kann, gerät früher oder später in einen Zustand des Überfordertseins, des Leistungsabfalls und einer chronischen Übermüdung. Viele in diesem Buch beschriebenen Methoden, namentlich der Wasserbehandlung, können den Übergang von der Leistungs- auf die Erholungsphase unterstützen. Dies ist jedoch auch auf anderen Wegen möglich und erlernbar. Mehrere der oft empfohlenen Entspannungsmethoden dienen diesem Zweck und können eine wesentliche Hilfe zur Bewältigung starker nervlicher Beanspruchung bedeuten.
Im Folgenden wird ein Beispiel gezeigt, bei dem das Wahrnehmbarmachen der Atmung genutzt wird, um entspannend auf den Tonus des vegetativen Nervensystems und zugleich fördernd auf den Atemablauf einzuwirken. Die Methode (Atem – Feedback) beruht auf dem Prinzip der Rückkopplung. Sie benutzt ein Gerät, das entweder die Atembewegungen des Brustkorbs oder den Luftstrom im Kehlkopf sichtbar oder akustisch wahrnehmbar macht. Mit diesem Verfahren gelingt es überraschend schnell Zeichen der vegetativen Entspannung herzustellen. Der Erfolg wird aber auch deutlich an der Verlangsamung des Pulses und der Atemfolge. Sogar an den Hirnströmen lassen sich Zeichen einer Harmonisierung registrieren.
Die Abbildung 5 zeigt, wie sich zugleich der Sauerstoffgehalt im strömenden Blut hebt. Mit diesen verbesserten Bedingungen für die „innere Atmung" wird zugleich das Erholungsgeschehen gefördert.
In diesem Beispiel wurde durch ein elektronisches Anzeigegerät die Selbstkontrolle der Atmung erleichtert. Der gleiche Erfolg ist erreichbar über die Verfeine-

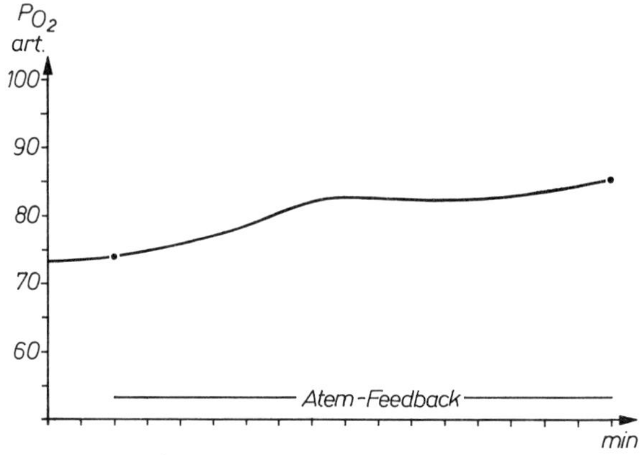

Abb. 5 Atem-Feedback. Dauer der Übung 15 min. Die arterielle Sauerstoffspannung des Blutes P_{O_2} wurde fortlaufend gemessen. (Atemfrequenz: Ausgangswert 12/min, während der Übung spontan auf 7/min absinkend).

rung des Wahrnehmevermögens durch konzentriertes Üben. Hiermit wird es dem Übenden in die Hand gegeben, Störungen im rhythmischen Wechsel von Leistung und Erholung selbst auszugleichen.
Darüber hinaus hat die regelmäßige Anwendung physiotherapeutischer Verfahren regulationsfördernde Wirkung. Diese betreffen nicht zuletzt die Stabilisierung gestörter Rhythmen in Funktionsbereichen wie Herz-Kreislaufregulation und Schlaf.

Gesunde Ernährung und Wirkungen diätetischer Entlastung

Die Ernährung ist eine der wichtigsten Voraussetzungen zur Entwicklung und Erhaltung menschlichen Lebens. Sie dient vor allem zwei Aufgaben: der Versorgung mit Energiematerial, von dem die Tätigkeit jedes einzelnen Organs abhängt und der Lieferung der Baustoffe für Wachstum, ständige Zellerneuerung und die Bereitstellung der Körpersäfte wie Hormone, Fermente, Blutplasma.
Eine Ernährung ist richtig, wenn sie nach Maß und Zusammensetzung diese Bedürfnisse des menschlichen Organismus erfüllt. Sie muß zugleich ein als Belastung wirkendes Überangebot vermeiden und frei sein von toxisch wirkenden Fremdstoffen. So gestaltet, bildet die Ernährung die Grundlage, auf der sich das individuelle Höchstmaß an Gesundheit, Leistungsfähigkeit, Anpassungsvermögen und Lebensdauer entwickeln läßt.
Die Regeln zur Durchführung einer optimalen Ernährung lassen sich nicht in wenige Worte fassen. Als Kennzeichen für das richtige Maß der Gesamtnahrungsmenge kann am ehesten das Verhalten des Körpergewichts genommen werden. Für den Erwachsenen kann man das konstitutionelle Normalgewicht nach der von Bernhardt angegebenen Formel berechnen:

$$\text{Körpermasse (= Gewicht)} = \frac{\text{Körperlänge} \cdot \text{mittlerer Brustumfang}}{240}$$

Der Brustumfang wird mit dem Bandmaß in mittlerer Höhe des Brustkorbs in der Mittelstellung zwischen Ein- und Ausatmung gemessen.
Diese Bestimmungsart hat gegenüber anderen den Vorzug, die konstitutionsabhängige Breit- oder Schlankwüchsigkeit zu berücksichtigen.
Will man sich zur Bestimmung des Optimalgewichts der weit verbreiteten Berechnungsart nach Broca bedienen, so ziehe man gegenüber dem ursprünglichen Vorgehen etwa 8 % ab:

Körperlänge − 100 = kg − 8 %

Die Ergebnisse des Gewichtsvergleichs sind insofern mit Bedacht zu werten, als ein erheblicheres Übergewicht zwar immer auf ein Zuviel an Nahrung hindeutet, ein „noch normales“ Gewicht jedoch auch mit einer Überlastung des Stoffwechsels verbunden sein kann. Es gibt Menschen, die – in Anpassung an das Überangebot von Nahrung – ihren Energieumsatz erhöhen, während sie bei einer knapper bemessenen Kost voll leistungsfähig und weniger stoffwechselbelastet wären.
Man hat Tabellen aufgestellt, in denen nach Alter, Geschlecht und Körpergröße geordnet der durchschnittliche Bedarf an Nahrungsenergie in Kilokalorien bzw. Kilojoule verzeichnet ist. Zu den Ruhe-Umsatzwerten kommt hier jeweils ein Zuschlag, der nach der Schwere der Arbeit bemessen ist.
Die Richtigkeit einer Ernährung nach ihrer speziellen Zusammensetzung ist schwieriger zu bestimmen. Es gibt 50–60 Nahrungsbestandteile, die als lebensnotwendig eingestuft werden, weil sie zu den Bausteinen der Körpersubstanz gehören und von unserem Organismus selbst nicht gebildet werden können. Neben den Hauptnährstoffen (Eiweiß, Fette, Kohlenhydrate) sind es Vitamine und Mineralien. Bei den meisten dieser Nahrungsfaktoren hat man versucht, die Mindestmengen festzulegen, die in der täglichen Nahrungsration enthalten sein sollen. Diese tabellarischen Mengenangaben sind Durchschnittswerte, die aber von Mensch zu Mensch schwanken können. So gibt es Menschen, die wegen einer mangelhaften Aufschließung der Nahrung oder eines echt erhöhten Bedarfs mehr von diesen oder jenen Vitaminen oder Mineralien benötigen, als die Verzeichnisse der Durchschnittswerte ausweisen.
Wie sollen wir uns nun orientieren im Gestalten unseres Kostplans? Nach den Tabellen leben zu wollen, bei denen Tagesbedarf und Gehalt der einzelnen Speisen bei jeder Mahlzeit in Einklang gebracht werden, wäre eine unerträgliche Belastung, die uns womöglich zum Neurotiker werden ließe. Leider sind wir nicht mit einem Empfindungsvermögen für den Gehalt der Speisen an Vitaminen und vielen anderen lebenswichtigen Stoffen ausgestattet. Geschmacksempfinden und Appetit lassen uns hier weitgehend im Stich. Es sollen deshalb einige einfache Ernährungsregeln gegeben werden, die geeignet sind, den richtigen Weg zu weisen:

- Täglicher Vollkorngenuß ist eine Gewähr für Vollwertigkeit der Ernährung. Bei der Feinmehlbereitung gehen 50–100 % der im vollen Korn enthaltenen Vitamine und Mineralien verloren. Darum sollten die Hälfte oder mehr der Getreidespeisen aus Vollkornprodukten hergestellt sein. An Zubereitungsformen kommen in Frage: Vollkornbrot, Grahambrot, Knäckebrot, Kleingebäck (Vollkornkeks), Vollkornkuchen, Frischkornbrei („Bircher-Müsli“, „Kollath-Frühstück“), Schrotbreie und -suppen, Aufläufe, Eintopfgerichte, Bratlinge.
- Iß 1–2 mal am Tage – besser zu jeder Mahlzeit – etwas Obst oder Gemüse, einen Teil davon roh. Diese Garten- und Feldfrüchte sind wichtige Vitamin-

und Mineralspender. Das Vitamin C wird uns vorwiegend auf diesem Wege zugeführt, ebenso ein beträchtlicher Teil des Kalziums, Kaliums und Eisens.

- Milch und Milchprodukte enthalten wertvolles und leicht verdauliches Eiweiß, das zudem den Vorzug hat, den Harnsäurestoffwechsel nicht zu belasten. Milch ist unser kalziumreichstes Nahrungsmittel und enthält die fettlöslichen Vitamine A und D, aber auch Vitamine der B-Gruppe (B_1 und B_2) dazu – bei entsprechender Tierfütterung – Vitamin C. Namentlich die so weit verbreitete Unterversorgung mit Kalziumsalzen sollte uns veranlassen, der Milch in ihren vielfältigen Verarbeitungsformen einen breiten Raum im Kostplan aller Altersstufen zu geben.
- „Laßt unsere Nahrungsmittel so natürlich wie möglich" (Kollath). Diese Mahnung geht von der Erfahrung aus, daß bei den meisten Verarbeitungsvorgängen der Naturprodukte deren ernährungsphysiologischen Werte gemindert werden. Da nur selten der unmittelbare Weg vom Gartenbeet auf den Eßtisch möglich ist, spielen die Fragen der schonenden Lagerhaltung und Konservierung eine große Rolle. Das Tiefkühlverfahren hat uns die bisher schonendste Form der Lagerhaltung beschert.
  Salate, Gemüse, Frischobst möglichst im Kühlschrank aufbewahren. Vermeide Zerkleinerungsgeräte aus korrodierenden Metallen. Am schonendsten ist Chrom-Nickel-Stahl.
  Unter den Garungsmethoden sind Dämpfen und Garziehen (nach Erreichen des Siedepunktes Energie abschalten und bei ca. 90 °C im gedeckten Topf garziehen) die schonendsten Verfahren.
- Iß knapp! Jedes Zuviel an Nahrung zehrt an der Gesundheit und verkürzt das Leben. Auch Perioden völliger oder weitgehender Nahrungsenthaltung sind für den Normal- oder Übergewichtigen ein Dienst an der Gesundheit. Sie bringen Entlastung und geben Anstöße zur gesteigerten Regeneration. Überfütterte Kinder sind anfälliger und neigen zu Infekten, Verdauungsstörungen und Hautausschlägen.
- Iß ohne Hast. Das Ingangkommen des Saftflusses der Verdauungsdrüsen erfordert Zeit. Ebenso ist die Motorik von Magen und Darm nicht schon beim ersten Schluck funktionsbereit. Es ist daher nicht gut, den Magen schon gefüllt zu haben, bevor die Verdauungsvorgänge angelaufen sind. Zudem: Die Verdauung beginnt mit dem Kauen und dem Einspeicheln der Speisen. „Gut gekaut ist halb verdaut."
  Sättigungsgefühl hängt zum Teil vom Ansteigen des Zuckerspiegels im Blut ab, also dem Übertritt aufgeschlossener Speisen in die Blutbahn. In der Regel dauert es 20 min, bis dieser Vorgang wirksam wird. Langsam essen und gründlich kauen ist daher auch ein Schutz vor dem Zuvielessen.

Zeichen der Fehlernährung. Etwa die Hälfte der Erdbevölkerung leidet gesundheitlich unter den Folgen der Unterernährung. Ein Teil ist hierdurch unmittelbar vom Tode bedroht, ein weiterer erlangt in den Reifungsjahren nie den nach seinen Anlagen möglichen Entwicklungsstand, alle sind in ihrer Leistungsfähigkeit und Lebensfreude geschmälert. Bei der anderen Hälfte der Erdbevölkerung, im wesentlichen den Bewohnern der Industrieländer, gilt überraschenderweise ebenfalls Fehlernährung als einer der wichtigsten Faktoren der Gesundheitsgefährdung. Verschiebung der individuellen Skala der Lebenswerte sind die Gründe.

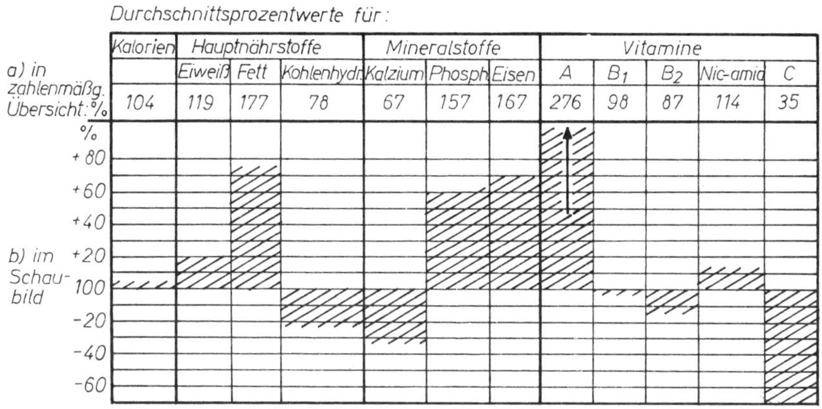

Abb. 6 Ernährungsbilanz bei einer Gruppe von 91 Werktätigen (nach H. K. Gräfe).

Die Art der Fehlernährung ist hier freilich anders als bei dem hungerleidenden Teil der Erdbevölkerung. Es handelt sich um eine eigenartige Verbindung von Über- und Mangelernährung. Der Luxuskonsum betrifft die Gesamtmenge der Nahrung, insbesondere den Fett- und Eiweißanteil sowie den Zucker und Alkohol, der Mangel dagegen mehrere Vitamine und einige Mineralien, insbesondere Kalzium und Eisen. Die Abbildung 6 gibt ein Beispiel der von H. K. Gräfe sorgfältig erhobenen Ernährungsbilanzen wieder.
An 91 Werktätigen wurde hier der tatsächliche Verzehr den international gebräuchlichen Bedarfswerten (= 100) gegenübergestellt. Es fallen die Überhänge beim Fettverzehr (176% des Optimums) und die Versorgungslücken beim Kalzium wie bei 2 der hier berücksichtigten 5 Vitamine auf. Die bei dieser Gruppe gefundene gute Versorgung mit Nahrungseisen ist auf den relativen Gemüsereichtum ihrer Werkverpflegung zurückzuführen.
Ähnlich wurden die Verhältnisse in zahlreichen anderen Industrieländern gefunden. Immer wieder stieß man hier auf einen bedenklichen Mangel an Vitaminen der B-Gruppe, am Vitamin C und den Mineralien Kalzium und Eisen.
Der Mensch verfügt über ein beachtliches Anpassungsvermögen gegenüber ungünstigen Lebensbedingungen. Man könnte daher meinen, daß dies auch bei den geschilderten Unstimmigkeiten der Ernährung gilt. Die speziellen Funktionen der einzelnen mit einem Zuviel oder Zuwenig zur Diskussion stehenden Nahrungsfaktoren lassen ein Sichanpassen nur bedingt zu. Es kommt durch Überangebote zu Belastungen einzelner Funktionskreise, beim Mangel an unersetzlichen Nahrungsbestandteilen zur Beeinträchtigung bestimmter Funktionsabläufe.
Zwei Beispiele mögen dies verdeutlichen. Die häufigste Folge zu reichlicher Ernährung, insbesondere mit dem energiereichen Fett, Zucker und Alkohol ist die Entwicklung der Fettleibigkeit. 40% der Frauen, 20% der Männer liegen bei uns mit ihrem Gewicht um mehr als 20% über ihrer konstitutionellen Kenngröße. Die meisten Übergewichtigen leiden unter der Beschwerlichkeit, ständig soviel überflüssige Körpermasse mit sich herumtragen zu müssen. Vielen bereitet der Verlust ihrer schlanken oder sportlichen Figur Kummer.

Fettleibigkeit wirkt als Wegbereiter für eine Reihe von Folgekrankheiten. Fettleibige erkranken viel häufiger als Schlanke an Diabetes mellitus (80% der Zuckerkranken sind übergewichtig). Ähnliches gilt für die Gicht. Die Belastung der Kreislauforgane ergibt sich aus der Notwendigkeit, ständig – auch bei körperlicher Ruhe – eine größere Masse von Körpergewebe zu versorgen. Hinzu kommt die erhöhte Arbeitsleistung beim Bewegen der Fettmassen. Die Atemorgane werden durch den erhöhten Sauerstoffbedarf wie die Erschwerung der Atembewegungen beansprucht. Das durch Fettmassen im Bauchraum nach oben gedrängte Zwerchfell hat bei jedem Atemzug einen erhöhten Widerstand seitens des Bauchraums zu überwinden. So erklärt sich die Häufung von Störungen an den Herz-Kreislauf- und Atemorganen (Hochdruck, Infarktneigung, Herzmuskelschädigung, Krampfaderbildung, Atemversagen). Schließlich erhöht die statische Überlastung des Skelettsystems die Neigung zu degenerativen Veränderungen an den Gelenken der Gliedmaßen und an der Wirbelsäule.
Insgesamt betrachtet, ist Fettleibigkeit ein Faktor, der die Lebensaussichten eines Menschen deutlich beeinträchtigt.
Als zweites Beispiel seien die Folgen eines speziellen Vitaminmangels gewählt. Das Thiamin oder Vitamin B_1 gehört zu den Nahrungsfaktoren, die heute in der Kost vieler Menschen ungenügend vertreten sind. Es ist besonders in den Randschichten des Getreidekorns enthalten und geht daher bei der Weißmehlbereitung wie beim Schälen und Polieren des Reises für die menschliche Ernährung verloren. Dieser Mangel wiegt besonders schwer, weil das Vitamin B_1 einen wichtigen Faktor für den Stoffwechsel der Nervenzelle darstellt, also in einem Organsystem wirkt, das in unserer Zeit besonders stark beansprucht wird.
Aufschlußreich ist der Ablauf im Versuch erzeugten Vitamin B-Mangels. Einer Gruppe junger gesunder Menschen, die eine im übrigen vollwertige und ausreichende Kost erhielten, wurde nur das Vitamin B_1 entzogen. Nach etwa 2 Monaten stellten sich nervöse Störungen ein wie Schlafstörung, Neigung zu Kopfschmerzen. Die früher psychisch ausgeglichenen und fröhlichen Menschen wurden nach einigen Monaten übermäßig reizbar und im Zusammenleben mit ihrer Umgebung unverträglich. Nach 8 Monaten stellten sich deutliche Ausfallserscheinungen an den Nerven ein, wie sie sonst nur bei organischen Schäden vorkommen: Die Nervenreflexe ließen sich mit den üblichen Prüfungsmethoden nicht mehr auslösen. Alle Störungen waren bis zu diesem Stadium völlig rückbildungsfähig durch Verabreichen des fehlenden Vitamins.
Endemisch kommt der Vitamin-B_1-Mangel – unter dem Namen der Beri-Beri-Krankheit – in Ländern vor, in denen vorwiegend polierter Reis gegessen wird, ohne genügenden Ersatz des bei der Verarbeitung abgeschiedenen Vitamins aus anderen Nahrungsquellen (Gemüse).
Wie es beim Zusammenwirken der vielen (50–60) lebensnotwendigen Einzelfaktoren zu erwarten ist, verschwimmen die Krankheitsbilder oft zu einem uncharakteristischen Leistungsversagen, das freilich auch Leitsymptome zeigen kann, die auf einen speziellen Mangel hinweisen, so Zahnfleischbluten, bestimmte Formen von Blutarmut, Hautausschläge, Nachtblindheit o. ä.
Das wohl Wichtigste ist, daß die Fehlernährung uns anfälliger macht gegenüber einer Vielzahl von Folgekrankheiten.

Wirkungen diätetischer Entlastung

Die Fehlernährung wird heute als eine schwerwiegende, wenn nicht die wichtigste Krankheitsursache gesehen. Angesichts dieser Tatsache interessiert es, wie weit sich die günstigen Wirkungen einer gesundheitlich orientierten Ernährungsform darstellen lassen. Die Folgen einer fehlerhaft zusammengesetzten oder bemessenen Kost pflegen sich langfristig zu entwickeln. Entsprechend ist es mit den positiven Auswirkungen einer gesunden Ernährung. Relativ rasch lassen sich bei einer Reduktionskost, etwa in Form der Saftdiät, eindrucksvolle Entlastungseffekte feststellen. Im Folgenden seien daher einige Wirkungen dieser strengsten Form einer Heildiät geschildert.

Unter der Saftdiät verstehen wir eine Form des Heilfastens, bei der täglich ausschließlich etwa 300 kcal (= ca. 1250 kJ) in Form von 700–800 g Obst- und Gemüsesäften angeboten werden. Der Körper bestreitet somit seinen Energiebedarf vorwiegend durch Abbau von eigener Körpersubstanz, namentlich Fett. Solche strenge Kur kann bei einem Normal- oder gar Übergewichtigen 3–4 Wochen ohne irgendwelche Schädigungszeichen durchgeführt werden. Die tägliche Gewichtsabnahme beträgt im Durchschnitt 500 g, in den ersten Tagen pflegt es mehr, im späteren Verlauf etwas weniger zu sein.

Die günstigen Wirkungen dieser großen Entlastung in den Vorgängen der Verdauung und des Zwischenstoffwechsels lassen sich in vielen Einzelwerten zeigen. Sie betreffen z. B. die Beeinflussung der Blutzucker- wie auch der Blutfettwerte. Dem Vorrat an verfügbarem Zelleiweiß ist es zu verdanken, daß bei der kunstgerecht geführten Saftdiät die aktuellen Eiweißbedürfnisse für das ständige Regenerationsgeschehen voll gedeckt bleiben und keine Zeichen von Eiweißmangel auftreten. Es ließ sich sogar zeigen, daß die Zahl neugebildeter, jugendlicher roter Blutzellen (Reticulozyten) zunimmt.

Günstige Wirkungen einer weitgehenden Entlastung der Verdauungsorgane sind vor allem zu erwarten, wo sich Schädigungszeichen funktioneller Art oder in den Gewebestrukturen finden. Hier bewährt sich die strenge Diätetik insbesondere, um Anstöße zur Regeneration einer verfetteten oder/und chronisch entzündeten Leber zu geben.

Besonders weitreichend sind die Entlastungseffekte bei überfordertem Kreislauf.

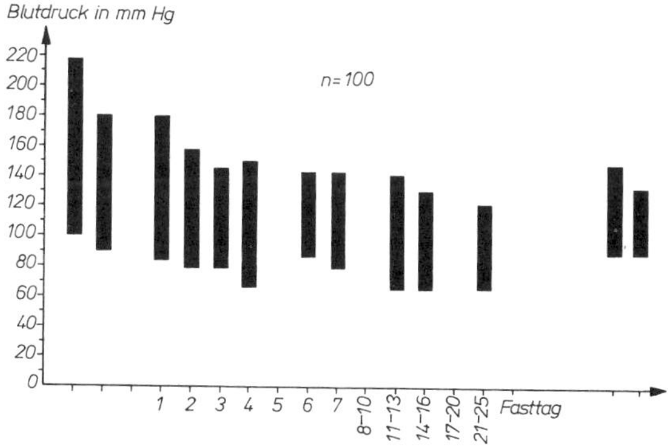

Abb. 7 Entwicklung der Blutdruckwerte bei einer Gruppe von 100 Hochdruckpatienten (Essentieller Hypertonus) während einer Saftfastenkur von 21 bis 25 Tagen.

Dies gilt namentlich für Störungen, die mit Blutdruckerhöhung einhergehen. Dieser Erfolg beruht auf mehreren Einzelvorgängen. Durch Entwässerung der Gewebe werden die vom Blutstrom zu überwindenden Widerstände vermindert. Die den Blutdruck gestaltenden feinsten Arterien (Arteriolen) entspannen sich, so daß erhöhte Druckwerte gesenkt werden. Dazu verbessert sich die Ökonomie der Herztätigkeit durch Abnahme der Pulsfrequenz. Man hat deshalb die Wirkung des Fastens auf das Herz mit der des wichtigen Herzmittels Strophanthin verglichen. Die Abbildung 7 zeigt die Entwicklung der Blutdruckmittelwerte bei einer Gruppe von 100 Hochdruckkranken während einer Saftdiät. Die anfangs auf 220 mm Hg erhöhten Werte sinken zum Normbereich um 120 mm Hg ab.
Die angeführten Beispiele zeigten, daß durch naturgemäße Lebensreize unterschiedliche Antworten des Körpers hervorgerufen werden. Wenn diese Reaktionen Vorgängen entsprechen, deren sich der menschliche Organismus bedient, um akuten gesundheitlichen Störungen oder einem degenerativen Geschehen zu begegnen, so kann mit diesen Mitteln eine wesentliche Hilfestellung gegeben werden.

2. Physiotherapeutische Verfahren zur Gesunderhaltung

Die Gesundheit, und somit ein wesentlicher Teil unseres Lebens, wird von drei Faktoren bestimmt: der von der Natur gegebenen Anlage, den Einflüssen, die aus unserer Umwelt auf uns wirken und der Art, wie wir mit diesen Gegebenheiten umzugehen verstehen, also unserem Verhalten im Alltag.
In neuerer Zeit haben sich Krankheitsgruppen in den Vordergrund geschoben, bei deren Entstehung das individuelle Verhalten im Alltag eine überragende Bedeutung hat.
Es sind Stoffwechselleiden (Diabetes mellitus, Übergewicht, Störungen des Harnsäure- und Fettstoffwechsels), Regulationsstörungen des Herz-Kreislaufsystems, Herzinfarkt, Rheuma und psychisch bedingte Leiden.
Das Beispiel der Stoffwechselleiden läßt die Ursachenbeziehungen besonders deutlich erkennen.
Wir wissen, daß solche Stoffwechselstörungen das Entstehen einer Reihe von Folgekrankheiten begünstigen, die schwerer wiegen als die mit einem Übergewicht unmittelbar verknüpften Belästigungen im Alltag. Dies gilt namentlich für Degenerativleiden am Herz-Kreislaufsystem mit den chronischen Folgen allgemeiner Leistungsminderung oder auch akuten Zwischenfällen wie dem Herz- und/oder Hirninfarkt.
Neben der Fehlernährung ist am Entstehen der genannten Stoffwechselleiden oft der Mangel an körperlicher Bewegung beteiligt.
Wir sollten somit unser gesundheitliches Befinden als Ergebnis anlage- und umweltbedingter Wirkungen sehen. Scharfe Trennungen sind nicht immer möglich. Die Feststellung anlagebedingter Eigenheiten in den Funktionen unseres Körpers sollte in uns keine fatalistische Stimmung wecken. Sie verdient unsere volle Aufmerksamkeit, weil sich aus ihr oft nützliche Hinweise für das Verhalten im Alltag ableiten lassen.
Die Industrialisierung schuf Verhältnisse, in denen wir uns richtig zu verhalten haben, wollen wir nicht auf diese oder jene Weise Schaden nehmen; sie hat uns aber zugleich ökonomische und technische Möglichkeiten gegeben, mit deren Hilfe wir Erfordernisse der Gesunderhaltung besser bewältigen können als je zuvor. Hier haben die Verfahren der Physiotherapie besondere Bedeutung. Mit ihrer Hilfe können oft Gegengewichte gesetzt oder ein Ausgleich geschaffen werden, wenn die Verhältnisse des Alltags einzelne Funktionsbereiche unseres Organismus überfordern oder durch Übungsmangel Schwächen verursachen.
Die Anhebung der ökonomischen Möglichkeiten brachte für viele eine früher

nicht gegebene Entscheidungsfreiheit bei der individuellen Lebensgestaltung. Damit erhöhte sich zugleich die Verantwortung gegenüber dem eigenen Leben. Es gilt, die uns mitgegebenen Möglichkeiten zur vollen Entwicklung zu bringen und durch ein sinnvolles Verhalten im Alltag zu bewahren.
Nutznießer einer sinnvollen, den körperlichen und psychischen Bedürfnissen angepaßten Körperkultur sind wir selbst und damit zugleich die Menschen unseres engeren Umkreises, wie die Gesellschaft schlechthin. Diese so selbstverständliche Feststellung steht in einem merkwürdigen Kontrast zum Verhalten, dem oft jene begegnen, die sich folgerichtig um möglichst gesunde Lebensformen bemühen. Sie stoßen in ihrer Umgebung auf Unverständnis oder spöttelnde Ablehnung.
Manch einer läßt sich hierdurch abhalten, den eingeschlagenen Weg weiter zu gehen. Sofern man diese Reaktion nicht durch allzu demonstratives oder durch unangenehm belehrend wirkendes Verhalten selbst provoziert hat, wird man beobachten können, daß das Ablehnen des Sich-anders-Verhaltens nur eine Selbstentschuldigung derer ist, die im Grunde ahnen, daß dies auch ihr Weg sein sollte. Man wird es also mit Gelassenheit, vielleicht auch etwas Humor hinnehmen.
Bestehen Zweifel bezüglich des Nutzens diesen oder jenen Verfahrens, so experimentiere man kritisch z. B. durch Einschalten von Pausen oder – wo es in Frage kommt – mit einer Verbesserung der angewandten Methoden.
Wenn wir die Möglichkeiten physiotherapeutischer Maßnahmen voll ausschöpfen wollen, so wird sich dies in der Lebenspraxis des einzelnen sehr unterschiedlich gestalten.
Wer sich – als Geschenk der Natur – durch ein Höchstmaß an stabiler Gesundheit und Leistungsfähigkeit auszeichnet, käme mit einem „Minimalprogramm" aus, soviel wie erforderlich, um den guten Stand seines Befindens zu erhalten.
Anders bei dem, der aus weniger ergiebigen Kraftreserven schöpft, der bei sich diese oder jene Funktionsschwäche kennt oder unter speziellen Beschwerden leidet. Bei ihm wird es erforderlich sein, in wohlüberlegter Auswahl, mehr physiotherapeutische Anwendungsformen in seinen Alltag aufzunehmen. Während es dem einen gelingen mag, durch ein konzentriertes Anwendungsprogramm in kurzer Zeit die Stabilisierung seines Befindens zu erreichen, wird ein anderer darauf angewiesen sein, gewisse Maßnahmen zum festen Bestand seiner täglichen Körperkultur zu machen.
Die Frage, welche speziellen Methoden der Physiotherapie in unseren Alltag aufgenommen werden sollten und können, hängt zunächst von einigen ganz praktischen Voraussetzungen ab.
In diesem Buch werden die mit einfachen Mitteln durchführbaren Verfahren in den Vordergrund gestellt. Bestimmte Erfolge können oft auf mehreren Wegen erreicht werden. Die Physiotherapie zu Hause braucht daher fast nie an äußeren Schwierigkeiten zu scheitern.
Die Gestaltung einer individuell angemessenen Körperkultur setzt im einzelnen folgende Klärungen bzw. Entscheidungen voraus:
– Die Information, welche Verfahren aus dem Bereich der Physiotherapie in Frage kommen, wie sie durchgeführt werden und wirken sollen,
– das Erproben, wie man selbst auf diese Maßnahmen anspricht, gegebenenfalls die Klärung, wodurch irgend welche Unstimmigkeiten verursacht werden,

- die Prüfung, was sich nach den äußeren Lebensumständen (Wohnung, Zeitfonds usw.) durchführen läßt,
- die Entscheidung, welche Auswahl aus der Fülle der Verfahren getroffen werden soll, wobei die anlagebedingte Konstitution, Alter, Beruf, dispositionelle Schwächen eine bestimmende Rolle spielen können. Gerade bei diesen Fragen sollte der Rat eines erfahrenen Arztes eingeholt werden.

Ein Grundkonzept für Physiotherapie im Alltag

Überlegungen zu einem Grundkonzept der Physiotherapie im Alltag sind auch für den am Platz, der sich beschwerdefrei fühlt und der „besten Gesundheit erfreut". Menschen im Zustand absoluter Gesundheit, also ohne irgendwelche Krankheitszeichen oder subjektive Störungen des Befindens, sind freilich in der Minderzahl. Nach sorgfältigen Langzeituntersuchungen in mehreren Industrieländern machen sie weniger als 10 % der Bevölkerung aus.
Im Hinblick auf die durchschnittlichen Lebensverhältnisse der Industriestaaten erscheinen vor allem zwei Gesichtspunkte auch für den – zur Zeit – völlig Gesunden beherzigenswert: die Pflege der wichtigsten Lebensrhythmen als Voraussetzung der Gesunderhaltung und die Sorge für eine Harmonisierung der Lebensreize. Letzteres sei verstanden als Bemühen, bewußt Anregungen zu geben, wo der Alltag diese vorenthält und, wo erforderlich, etwas zu tun, um Schäden aus Reizüberflutungen im Alltag abzuwenden.
Zahlreiche Lebensvorgänge vollziehen sich in bestimmten rhythmischen Abläufen. Zumeist ist es ein Wechsel von intensiver Leistung und kraftspeichernder Erholungsphase.
Für unsere Lebensgestaltung sind vor allem die Abläufe im Tages-Nachtrhythmus von besonderer Tragweite. Manch einer ist sich dieser Einflüsse gar nicht bewußt und entdeckt sie vielleicht erst beim Erleben einer längeren Flugreise mit ihren Zeitverschiebungen im Sonnengang.
Bei der Tagesgestaltung des einzelnen stellt sich die Frage, ob die Art, wie allzu viele den rhythmischen Ablauf in eigene Regie zu nehmen versuchen, verträglich ist oder nicht sogar zur Ursache von Störungen vegetativ gesteuerter Lebensvorgänge werden kann.
Die immense Zunahme des Gebrauchs von Anregungsmitteln (Kaffee, Tabak und aufpeitschend wirkende Arzneimittel), andererseits von Beruhigungs- und Schlafmitteln muß bedenklich stimmen.
Die Ausgleichsmöglichkeiten der Physiotherapie sind grundsätzlich anders geartet. Bei ihnen ist die Wirksamkeit an die Reaktionsbereitschaft gebunden. Diese ist wie ein Filter zwischen Reiz und Reizerfolg geschaltet und bildet gleichsam eine Sicherung vor schädlicher Überforderung.
Wenn wir morgens eine Starthilfe haben möchten, so bietet die Physiotherapie hierzu beste Möglichkeiten. Es ist die Gruppe der betont anregend wirkenden Reize aus der kleinen und mittleren Hydrotherapie wie Trockenbürstungen, Naßbürsten, Kaltreize (Waschungen, Duschen, Reibeschenkelbad, Flachgüsse) und die Gruppe der Wechselreize in Form der Regenbrause und Wechsel-Flachgüsse.
Der Übergang von der intensiv tätigen zur Erholungspause im Tagesablauf, der Zeit für Entspannung und Schlaf kann durch einige Atemübungen, ein kurzes

Zimmerluftbad bei geöffnetem Fenster oder andere Formen der Entspannungsübungen unterstützt werden.

Disharmonie der funktionsordnenden Reize
Die Entwicklung und Erhaltung der einzelnen Funktionen unseres Körpers ist an die ständige Übung der Funktionsabläufe gebunden. In welchem Maße die funktionelle Beanspruchung erfolgt, hängt von den Verhältnissen ab, unter denen wir leben müssen, aber oft auch ganz von unserem willkürlichen Verhalten. Es gibt Grenzen der Funktionsbeanspruchung, die nicht unterschritten werden können, ohne daß es zu einer Funktionsschwächung, vielleicht sogar zur Erkrankung kommt. „Krankheiten aus Bewegungsmangel" sind ein Beispiel hierfür (s. Kap. 3).
Andererseits gibt es Reizüberflutungen aus der Umwelt oder Grade willkürlicher Überbeanspruchung, die das Anpassungsvermögen überschreiten und dadurch schädigend wirken. So: Lärmschäden in Industriebetrieben oder Diskotheken, die Schwerhörigkeit und nervöse Störungen zur Folge haben, oder aber die Summe nervlicher Überbelastungen, wie sie unter dem Termindruck der Verantwortungsbeladenen entstehen.
Die von den Verfahren der Physiotherapie zu erwartende Hilfestellung ist bei der Verarmung unseres Lebens an thermischen und an Bewegungsreizen besonders deutlich. Die „Vollklimatisierung" der Wohn- und Arbeitsräume wie der Verkehrsmittel gefährdet nahezu zwangsläufig die Anpassungsfähigkeit unseres Wärmehaushaltes. In den Kapiteln 3 und 9 wird über die Erhaltung bzw. den Wiedergewinn dieser Fähigkeiten berichtet.
Die Bewegungsverarmung betrifft nicht nur das Gesamtmaß an Bewegung, das durch die Motorisierung am Arbeitsplatz und im Verkehr stark eingeschränkt wurde. Auch Einseitigkeit der statischen und Bewegungsbeanspruchung im Alltag macht oft gezielte Maßnahmen erforderlich, um einen Ausgleich zu schaffen und damit Dauerschäden zu verhüten (s. Kap. 3).

3. Physiotherapie bei funktionellen Störungen

Zu dem Minimalprogramm, einem Grundstock der Körperkultur, werden oft Maßnahmen kommen, die sich aus dem individuellen gesundheitlichen Befinden ergeben. Nach 12 wichtigen Funktionsbereichen des menschlichen Organismus und kritischen Lebensphasen geordnet, wird über die physiologischen Verhältnisse, über Störungen der Funktionen und Möglichkeiten berichtet, diesen mit physiotherapeutischen Mitteln zu begegnen.

Die Störungen, von denen an dieser Stelle gesprochen wird, gehören in den Bereich des „noch Gesunden" bzw. in das breite Feld zwischen Gesund- und Kranksein, die „prämorbide Phase" der Krankheitsentwicklung. Die Beratung darüber wäre die dankenswerte Aufgabe einer ärztlichen „Sprechstunde für Gesunde" oder für „vorbeugende Gesundheitspflege". Da der systematische Ausbau solcher Möglichkeiten noch aussteht, werden einige Hinweise zur Selbstorientierung gegeben. Es ist oft nicht leicht, Symptome, vor allem wenn man selbst von ihnen betroffen ist, zu deuten. In Zweifelsfällen sollte man sich daher eines ärztlichen Urteils versichern. Es steht andererseits einem bewußt lebenden Menschen gut an, nicht nur weite Einsichten in allgemeine Lebenszusammenhänge zu gewinnen, sondern auch die individuellen Lebensäußerungen zu verstehen und richtig zu werten.

Die Stellung der Physiotherapie bei der Behandlung von Funktionsstörungen ergibt sich aus den im Kapitel 1 geschilderten Wirkungen. Neben die unmittelbare Beschwerdelinderung etwa durch Entlastung eines überforderten Funktionsbereiches oder durch Beseitigung von Schmerzen tritt das funktionstrainierende Prinzip. Die Physiotherapie kann so wesentlich zur Ordnung gestörter Regulationen, zur Festigung der Widerstandskräfte und zur Erhöhung des Lebensgefühls beitragen.

Die Behandlung funktioneller Beschwerden erfolgt z. Z. in zunehmendem Maße durch großzügigen Gebrauch von Medikamenten. Manche von diesen schaffen erhebliche Probleme, sei es durch Gewöhnung, sei es durch sogenannte Nebenwirkungen. Hierzu gehört das Dämpfen oder Außer-Kraft-Setzen von Impulsen in den regulierenden Systemen. Die Gefahr, etwas „gegen die Natur" zu erzwingen, ist bei den physiotherapeutischen Maßnahmen geringer, weil sich hier die Reaktionsbereitschaft des Organismus wie ein Sicherungsmechanismus zwischen den gesetzten Reiz und die Antwort des Körpers schaltet.

Störungen im Wärmehaushalt

Im Gegensatz zu den „Wechselwarmblütern“ ist der Mensch darauf angewiesen, auch bei extremen Außentemperaturen seine Körperwärme annähernd gleich zu halten. Nur so sind die auf eine bestimmte Temperatur eingestellten biochemischen Lebensvorgänge gewährleistet. Die auch bei sehr unterschiedlichen Umweltbedingungen zäh aufrechterhaltene Körpertemperatur beruht auf einem Regelsystem, dem die Möglichkeiten unterschiedlicher Wärmeabgabe an die Umgebung, andererseits eine Steuerung der Wärmebildung durch Anpassen des Energieumsatzes zur Verfügung steht. Orte der Wärmebildung sind bei körperlicher Ruhe vor allem die inneren Organe, bei stärkerer körperlicher Betätigung liefern dagegen die arbeitenden Muskeln den Hauptanteil der Körperwärme. Geben in Ruhe Muskulatur und Haut ca. 18 % der Gesamtwärme, so steigt die Quote bei Muskelarbeit auf ca. 75 % an.

Der Wärmehaushalt ist ein sehr dynamisch flutendes System, bei dem die zentralen Teile des Körpers, der „Wärmekern“, eine weitgehende Konstanz zeigen, während sich die äußeren, der Umwelt stärker ausgesetzten Bezirke, der „Wärmeman-

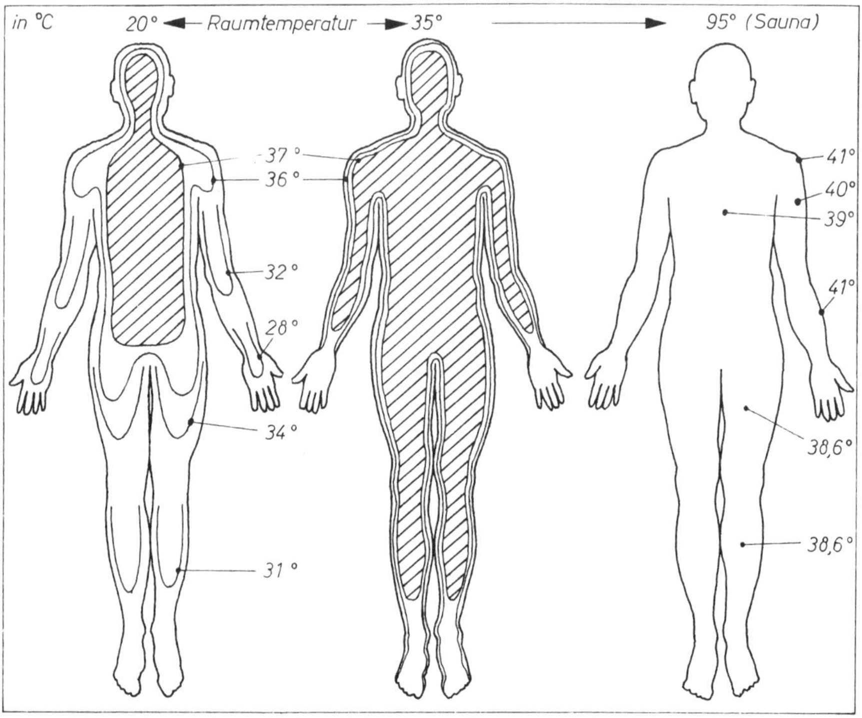

Abb. 8 Verhalten der Körpertemperatur in Ruhe bei unterschiedlich temperierter Umgebung (20, 35, 95°C).

tel“, als deutlich abhängiger von der Umgebungstemperatur erweisen. Am stärksten gilt dies für die Gliederspitzen (Finger, Zehen).
Die Abbildung 8 zeigt das Temperaturverhalten bei körperlicher Ruhe in unterschiedlichen Situationen. Bei einer Umgebung von 20 °C beschränkt sich der gleichmäßig um 37 °C temperierte Wärmekern auf das Innere von Rumpf und Kopf. Im Bereich des viel labileren Wärmemantels sinkt sie mit der Entfernung von der Körpermitte ab. Die Unterschenkeltemperatur von 28 °C entspricht noch dem Normalverhalten.
Bei der Umgebungstemperatur von 35 °C rückt der Bereich des auf 37 °C eingestellten Wärmekerns sehr weit an die Peripherie, so daß nur Hände und Füße geringer temperiert sind.
Eine Umkehr des bei normalen Umgebungstemperaturen vorhandenen Wärmegefälles vom Innern des Körpers nach außen ergibt sich in der Sauna. Bei unserem Beispiel einer Lufttemperatur von 95 °C wird die Hauttemperatur auf 41,3 °C angehoben, die im Innern des Rumpfes auf 38,8 °C. Das Temperaturgefälle verläuft somit von außen nach innen, wobei die Ausgleichsmöglichkeiten des Regelungssystems zum Teil außer Kraft gesetzt werden. Es kommt zur Gesamtüberwärmung mit den Höchstwerten auf der Haut.

Zeichen eines funktionstüchtigen Wärmehaushaltes
Eine harmonische Wärmeverteilung in allen Bezirken des Körpers ist Vorbedingung für ungestörtes Wohlgefühl. Man spricht daher gern von Behaglichkeitssituation, wenn auch Hände und Füße an der allgemeinen Durchwärmung weitgehend teilhaben. Das Fehlen allgemeinen Kältegefühls (Frösteln) und spontanen Empfindens von Fuß- oder Handkälte sind noch kein Beweis für ein gut geordnetes Wärmeverhalten. Überraschend viele Menschen haben chronisch unterkühlte Füße, ohne es zu bemerken. Erst wenn sie die Fußtemperatur mit den Händen oder dem Thermometer prüfen, bemerken sie die Unterkühlung.
Zu den Zeichen eines funktionstüchtigen Wärmehaushaltes gehört das genaue Ansprechen bei besonderen thermischen Beanspruchungen. Die Leistungsfähigkeit ist danach zu beurteilen, wie rasch und wie weitgehend das nach einer umschriebenen oder allgemeinen Kälteeinwirkung aufgetretene Wärmedefizit ausgeglichen werden kann. Vorübergehende Frostschauer sind dabei nicht als Versagenszeichen, vielmehr als normale Reaktion auf Wärmeverluste zu sehen. Im Auftreten der „Gänsehaut“ und im Frostzittern kommen wärmebildende Aktivitäten der Haut- und Skelettmuskeln zum Ausdruck. Als Versagen ist dagegen andauerndes Frösteln ohne Erwärmungserfolg zu werten.

Zeichen gestörter Wärmeregulation
Nach ihren Mißempfindungen aus einem allgemein gestörten Wärmehaushalt stehen sich 2 Typen gegenüber.
Die einen neigen zum Frösteln auch bei Außentemperaturen, die von der Mehrzahl der Menschen als behaglich empfunden wird. Diese Unterbilanz kann konstitutionell verankert oder Begleitzeichen eines inneren Leidens, auch einer noch nicht abgeschlossenen Rekonvaleszenz nach einer schweren Krankheit sein. Nicht selten wird die Störung von Untergewicht begleitet.
Die anderen – es sind oft Übergewichtige – leiden unter Zeichen des Wärmeüber-

schusses. Sie schwitzen mehr als andere und haben das Bedürfnis, sich wärmender Kleidungsstücke zu entledigen.
Demgegenüber stehen Unterkühlungen begrenzter Körperabschnitte. Eine oft übersehene und doch wichtige Erscheinung sind Untertemperaturen der Haut mit einer „segmentalen“ Begrenzung. Gemeint sind hier Senkungen der Hauttemperatur im Ausbreitungsgebiet eines oder mehrerer Rückenmarknerven. Man findet diese Zeichen bei chronischen oder zu häufigen Wiederholungen neigenden inneren Organerkrankungen, etwa Nieren- oder Nierenbeckenentzündungen. Solches reflektorisches Gestörtsein wichtiger Regelvorgänge bietet dankbare Angriffspunkte für die Beeinflussung des Grundleidens.
Auch Untertemperaturen in der Umgebung großer Gelenke, insbesondere der Knie, verdienen Beachtung. Die Unterkühlung geht oft degenerativen Gelenkleiden voraus und begleitet diese, solange sich nicht entzündliche Komplikationen einstellen.
Die häufigste Form gestörter Wärmeregelung sind die Unterkühlung der Füße und/oder Hände. Die kritische Temperaturgrenze, bei der wir vom „Kaltfuß“ sprechen können, liegt etwa bei 25 °C (gemessen bei Zimmerwärme). Die Temperierung der Zehen ist dabei oft um 2–3 °C niedriger.
Menschen mit solcher habituellen Fußkälte sind statistisch mit mehr Krankheiten belastet als „Warmfüßler“. Ursächliche Zusammenhänge zwischen Fußkälte und inneren Organerkrankungen lassen sich durch reflektorische Zusammenhänge zwischen der Körperoberfläche und inneren Organen erklären.
Auch dem Zustand der Füße selbst bekommt die anhaltende Unterkühlung nicht. Die Bindung des zirkulierenden Sauerstoffs an sein Transportmittel, die roten Blutkörperchen, ist temperaturabhängig. Die Abgabe des mit dem Blut herangeführten Sauerstoffs an die Gewebe ist bei Temperaturerniedrigung erschwert. Somit kann durch chronische Unterkühlung ein Sauerstoffmangel der betroffenen Gewebe entstehen.

Pflege und Training der Wärmeregulation

Der in seinem Wärmehaushalt Labile oder grob Gestörte hat zwei Möglichkeiten, seinen Mißempfindungen und der allgemeinen Beeinträchtigung der Gesundheit zu begegnen: richtiges Alltagsverhalten in allem, was unmittelbaren Einfluß auf den Wärmehaushalt hat und Verbesserung der Regulationsfähigkeit durch ein individuell zu gestaltendes Trainingsprogramm. Die Abbildung 9 gibt einen schematischen Überblick über die den Wärmehaushalt beeinflussenden Faktoren.
Wärmeüberschuß bei Übergewicht wird durch Reduktionskost bis zum Erreichen des konstitutionellen Normalgewichts gemildert. Daneben ist ein Übermaß im Verzehr von Eiweiß – dem Hauptwärmebildner unter den drei Nährstoffen – zu vermeiden.
Wer unter den Empfindungen eines Wärmedefizits leidet, etwa indem er fröstelt bei Temperaturen, die andere als behaglich empfinden, sollte versuchen, ein etwa bestehendes Untergewicht auszugleichen. Er verbessert damit die körperbaulichen Bedingungen für die Wärmehaltung. Für ihn gilt, eher etwas mehr Eiweiß zu sich zu nehmen.
Ein wichtiges Erfordernis für uns alle, besonders aber für den Wärmelabilen, ist die Wahl der richtigen Kleidung. Letztlich ist diese ein wichtiger Teil im Regelsy-

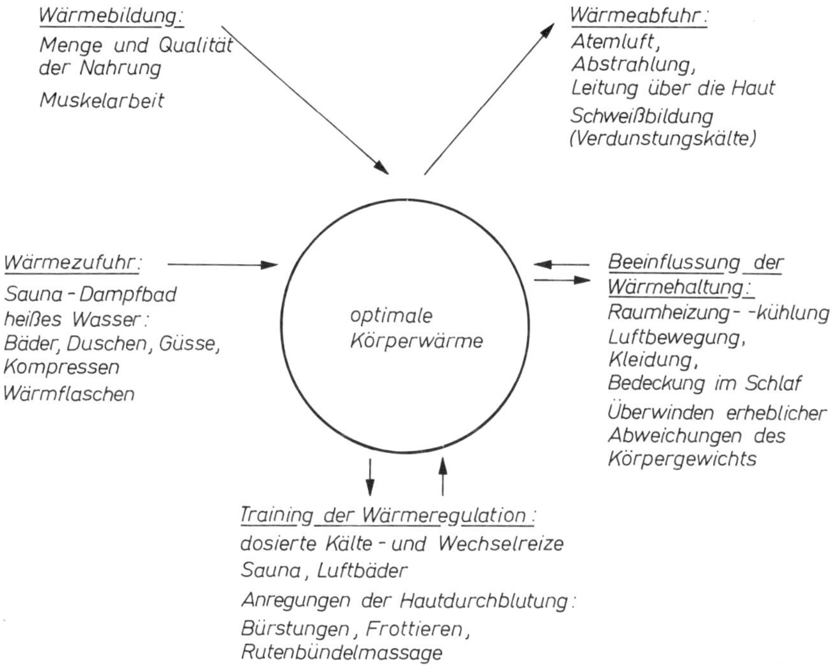

Abb. 9 Einwirkungsmöglichkeiten auf den menschlichen Wärmehaushalt.

stem des menschlichen Wärmehaushaltes. Der Forderung, die Wärmeregelung zu unterstützen, werden die Textilien gerecht, wenn sie uns vor unangemessenen Wärmeverlusten wie vor Wärmestauungen schützen. Sie sollen zudem helfen, die von der Haut unspürbar oder als Schweiß abgesonderte Flüssigkeit zu verteilen und deren Verdunstung zu ermöglichen. Die im Laufe eines Tages von der Haut abgesonderte Flüssigkeitsmenge schwankt zwischen 250 ml und mehreren Litern. Die unter diesem Aspekt gewerteten Eigenschaften der Kleidung hängen von der Feinstruktur der Textilfasern, deren spinn- und webtechnischen Verarbeitung und der Machart der Kleidung ab. Solange wir uns ganz mit natürlichen Produkten bekleideten, waren die Eigenschaften der verarbeiteten Fasern relativ übersichtlich: Wolle = warm und besonders saugfähig, Seide = warm, Leinen = kühl.

Heute, im Zeitalter der Kunstfasern, sind die Verhältnisse komplizierter geworden. Man ist darauf angewiesen, eigene Erfahrungen bezüglich der individuellen Bekömmlichkeit der Textilarten zu sammeln. Neben den Einflüssen auf den Wärmehaushalt spielt hierbei die unterschiedliche elektrostatische Aufladung der Textilarten eine wichtige Rolle.

Alle wasser- und/oder luftundurchlässigen Kleidungsstücke verursachen eine sehr feuchte Dunstschicht zwischen Haut und Kleidung. Sie begünstigen Wärmestauungen und rufen – wie bei schwülem Sommerwetter – Unwohlgefühl hervor.

Zur Unterkühlung neigende Körperpartien bedürfen warmhaltender Bekleidung. Man sollte sich davon nicht durch den „Zwang“ der Mode abbringen lassen.
Starke Belastungen des Wärmehaushaltes verursachen oft Reisen in Gegenden mit ungewohntem Klima: Hochgebirge, See, kontinentales Klima mit starken Tag-Nachtschwankungen der Temperaturen. Der Erfahrene stellt sich in seiner Kleiderausstattung auf diese Situation ein.
Wer nachts unter Störungen der Wärmeführung leidet, sollte sich auf den Rhythmus im Tagesgang der Wärmebildung einrichten. Es wird uns nicht gelingen, wie den Ureinwohnern Australiens, beim Schlaf im Freien die Körpertemperatur um einige Grad absinken zu lassen, ohne dabei zu frieren. Solcher Anpassungsvorgang dürfte sich erst innerhalb von Jahrtausenden entwickeln. Wir müssen vielmehr darauf bedacht sein, uns in den Phasen unterschiedlicher Wärmebildung während der Nacht situationsgerecht zu bedecken. Die Zeit der geringsten Wärmebildung liegt zwischen 24 und 2 Uhr nachts. Danach steigt die Intensität des Stoffumsatzes an. Es beginnt die Aufheizphase im 24-Stundengang.
Wer Unstimmigkeiten zwischen diesem rhythmischen Geschehen im Wärmehaushalt und den Eigenschaften seines Bettzeugs empfindet, sollte sich an die Regel halten: „Die Bettwärme sei beweglich.“ Praktisch bedeutet dies, daß wir neben der Zudecke von mittlerer Wärmehaltung eine zweite leichte Decke (Schlafdecke, leichtes Kissen) bereithalten, die wir bei ungenügender Durchwärmung darüberlegen.

Kreislaufstörungen

Unter dem Begriff Kreislauf wird der ständige Umlauf des Blutes innerhalb des verzweigten Röhrensystems der Blutgefäße verstanden. Das Blut hat vor allem Transportfunktionen mit dem Ziel, alle Teile des Körpers mit den erforderlichen Stoffen zu versorgen und die Endprodukte der Stoffumsetzungen zu entfernen. Das Leben jedes Organs, ja jeder einzelnen Zelle ist somit davon abhängig, daß es an dieses Kreislaufsystem angeschlossen ist.
So transportiert das Blut den Sauerstoff, der teils locker an die roten Blutkörperchen gebunden, teils physikalisch gelöst in der Blutflüssigkeit enthalten ist. Er wird beim Durchströmen der Lungen aus der eingeatmeten Luft der Lungenbläschen aufgenommen und nach dem Passieren der linken Herzkammer im „Großen Kreislauf“ allen Geweben des Körpers zugeführt. Hier bildet er die wichtigste Grundlage der inneren Atmung.
Die bei diesen Stoffumsetzungen anfallende Kohlensäure wird vom Blut aufgenommen und wiederum am Ort der engsten Berührung mit der Atemluft, in den Lungenbläschen, ausgeschieden. In ähnlicher Weise transportiert das Blut die mit der Nahrung aufgenommenen Stoffe vom Ort der Resorption, dem Darm, zu den Stellen der Verarbeitung, des Verbrauchs oder der Speicherung. Vom Blut wird andererseits den Depots entnommen, was für den aktuellen Bedarf irgend eines Organbezirks benötigt wird. Die körpereigenen Wirkstoffe, Sendboten oder Hormone, mit ihren oft sehr spezifischen Wirkeigenschaften werden vom Ort ihrer Entstehung auf der Blutbahn dem Gesamtkörper mitgeteilt.

Viele Zwischen- und Endprodukte des Zellstoffwechsels gelangen auf dem Blutweg zu den weiterverarbeitenden, entgiftenden oder ausscheidenden Organen.
Das zirkulierende Blut verrichtet daneben mit Hilfe seiner weißen Blutzellen und bestimmter Eiweißstoffe wichtige Schutzfunktionen, insbesondere der Infektabwehr.
Schließlich dient der Blutstrom dem Wärmetransport. Er verbindet die Orte der Wärmebildung mit der Haut, von der die Wärmeabstrahlung und -leitung erfolgen kann.
So wird letztlich durch den Blutkreislauf das vielfältige Gefüge einzelner Zellen und Organe zu einem Funktionssystem, einem Organismus, zusammengeschlossen. Die treibende Kraft für den Körperkreislauf (großer Kreislauf) geht von der muskelkräftigen linken Herzkammer aus. Diese setzt den Blutstrom unter einen Druck, der bei körperlicher Ruhe dem einer Quecksilbersäule von 120 mm (160 kPa) entspricht. Mit der sich immer weiter verzweigenden Blutbahn sinkt der Druck ab, so daß er jenseits der feinsten Aufteilung in die Haargefäße auf wenige mm zurückgegangen ist. Für die Rückführung des Blutes in den Venen sind daher außer der Herzkraft weitere dynamische Einwirkungen von Bedeutung: das Bewegungsspiel der Muskulatur und die von den Atembewegungen ausgehenden rhythmischen Druckschwankungen im Brust- und Bauchraum. In der rechten Herzhöhle angekommen, wird das venöse Blut von der muskelschwächeren rechten Kammer in den Lungenkreislauf (kleiner Kreislauf), getrieben, um hier den Gasaustausch zu vollziehen.
Der Durchblutungsbedarf jedes einzelnen Organs ist in hohem Maße abhängig von seiner jeweiligen Arbeitsleistung. So benötigt ein schwer arbeitender Muskel die 5fache Durchblutung oder noch darüber hinaus wie in seinem Ruhestand. Dem Kreislauf steht jedoch bekanntlich nur eine bestimmte Blutmenge (5–6 l) zur Verfügung. Um die in unserem Alltagsverhalten ständig wechselnden Erfordernisse zu erfüllen, müssen sich die Förderleistungen des Herzens (und der Atemorgane) immer wieder anpassen. Außerdem ist die Blutverteilung im Gesamtsystem durch Weitstellung oder Drosselung einzelner Gefäßabschnitte auf den momentanen Bedarf in ihrem Versorgungsgebiet einzustellen. Dieser außerordentlich dynamische Vorgang erfolgt mit Hilfe der Kreislaufregulation, an der zahlreiche blutchemische und mechanische Reizeinwirkungen beteiligt sind. Die Kreislaufregulation ist umso vollkommener, je besser das einzelne Organ seinen jeweiligen Bedürfnissen entsprechend versorgt wird und je sparsamer dabei der Energieaufwand für die Arbeit der zentralen Organe (Herz und Atemapparat) ist.
Zeichen der Normalfunktion. Bei der Bewertung der Kreislauffunktionen interessieren vor allem die Leistungsgrenzen des Herzens bei längerfristigen Belastungen. Ein aufschlußreicher Test, der von jedem allein oder mit der Unterstützung eines Helfers durchgeführt werden kann, wurde von K. H. Cooper erarbeitet. Nach vielen Überprüfungen durch exakte Meßgeräte zur Bestimmung der geleisteten Arbeit, des Sauerstoffverbrauchs, Pulsverhaltens und des EKG entwickelte er ein Verfahren, dessen Aussage kaum hinter den mit viel apparativen und Personalaufwand durchgeführten Messungen zurücksteht. Er schlug einen 12minütigen Dauerlauf vor, wobei die in dieser Zeit zurückgelegte Strecke als Maß genommen wird. Aus seinen vergleichenden Messungen konnte er angeben, wieviel Sauerstoff (bezogen auf 1 kg Körpergewicht der Versuchsperson) bei den einzel-

nen Teststufen verbraucht wird. Die Tatsache, daß hier der Sauerstoffumsatz als Maß für die Leistung genommen wird, zeigt, daß in diese Prüfung auch die Leistungen der Atmung und der biochemischen Vorgänge im Dienste des Energiestoffwechsels eingehen.

Schließlich spielt dabei die Kondition der beim Lauf beanspruchten Muskeln eine Rolle. Es handelt sich somit um einen komplexen, sehr praxisbezogenen Leistungstest, bei dem aber das Verhalten des Herzens eine hervorragende Rolle spielt.

Die folgende Aufstellung gibt die 5 Leistungsgruppen wieder:

Leistungsgruppe	Zurückgelegte Entfernung in km	Entspricht einem Sauerstoffverbrauch von ml/kg/min
I = sehr schlecht	weniger als 1,61	28 oder weniger
II = schlecht	1,61–2	28,1–34
III = mäßig	2–2,4*)	34,1–42
IV = gut	2,4–2,8	42,1–52
V = sehr gut	mehr als 2,8	52,1 oder mehr

*) Männer über 35 Jahre sind bei einer Leistung von 2,25 km in 12 Minuten noch zur Kategorie „gut" zu rechnen, bei Frauen dürfte der Mindestleistungswert für diese Klasse („gut") 2,1 km betragen.

Die Prüfung wird am besten auf einem Sportplatz mit Laufstreckeneinteilung oder auf einer mit Kilometersteinen markierten Straße vorgenommen. In leichter Kleidung beginnt man die Prüfung im Dauerlauf. Falls man in Atemnot gerät und das Tempo nicht durchhalten kann, bleibe man nicht stehen, sondern gehe im Schrittempo weiter bis es wieder möglich ist, das Tempo zu beschleunigen. Eine Uhr mit zentralem Sekundenzeiger oder eine Stoppuhr gestattet es, die genaue Laufzeit einzuhalten. Will man sich helfen lassen, so fährt der Begleiter im Auto oder mit dem Fahrrad nebenher und gibt die Zeitzeichen beim Start und am Ende der 12 min.

Dieser zur Ermittlung der äußersten Leistungsgrenze bestimmte Test ist nicht für jeden geeignet. Wenn wir uns willentlich zu einer körperlichen Höchstleistung zwingen, kann eine gefährliche Situation heraufbeschworen werden, wenn wir das Leistungsvermögen eines geschädigten Herzmuskels oder Kranzgefäßsystems grob überfordern. Dies gilt selbstverständlich ganz allgemein für unser Verhalten im Alltag. Die willkürlich erzwungene Hochleistung des Herzmuskels unter zurückbleibender Sauerstoffversorgung kann zu einem bedenklichen Versagen führen. Beim klinisch Gesunden wird bis zu 35 Jahren der genannte Test ganz unbedenklich möglich sein. Der Herz-Kreislauf-Gestörte und der ältere Mensch sollte seinen Arzt wegen der Unbedenklichkeit des Leistungstests befragen.

Jedenfalls ist der Lauf abzubrechen, wenn Herzschmerzen oder Unregelmäßigkeiten der Herztätigkeit spürbar werden. Im Rahmen eines regelmäßigen Ausdauertrainings (s. S. 150) eignet sich der Test gut, die erzielten Fortschritte festzustellen.

Bei allgemein Geschwächten, Kreislaufgestörten und Menschen im höheren Alter bedient man sich zur Überprüfung der Leistungsfähigkeit weit geringerer Belastungsgrade, so das Steigen einer angemessenen Zahl von Treppenstufen. Weniger geeignet sind Kniebeugen. Die dabei zu gewinnenden Aussagen über die Leistungsfähigkeit des Kreislaufs sind allerdings begrenzt. Die gern als Kenngröße genommene Veränderung der Pulszahl ist nur bedingt zu verwenden, da es hier – namentlich im höheren Alter – einen „Bremseffekt" gibt, der dazu führen kann, aus einem relativ geringen Ansteigen der Pulszahl falsche Schlüsse zu ziehen hinsichtlich des wirklichen Anstrengungsgrades von Herz und Atemorganen. Und doch sollte man von Zeit zu Zeit solchen Treppentest machen, um zu beobachten, wie sich bei einer individuell erprobten Stufenzahl und gleichbleibendem Tempo die Zeichen des Angestrengtseins (Schweratmigkeit, Herzklopfen, Pulszahl) verhalten. Aus Veränderungen der Leistungsfähigkeit zum Guten oder Schlechten kann man wertvolle Schlüsse ziehen für das Verhalten im täglichen Leben.

Die Einstellfähigkeit des Gefäßsystems kann zumeist nach den Beobachtungen, die der Alltag mit sich bringt, beurteilt werden. Das Versacken größerer Blutmengen bei längerem Stehen führt zu Zeichen der Blutleere im Kopf. Schwindel, Müdigkeit (Gähnen), Ohnmachtsneigung sind die Folge. Bei dieser Form des Kreislaufversagens liegt in der Regel eine niedrige oder stark wechselnde Blutdrucklage vor.

Andere Anpassungsstörungen zeigen sich bei rasch erfolgendem Lagewechsel, wie bei Aufrichten aus der Waagerechten, beim Bücken oder auch bei Drehbewegungen des Kopfes. Am häufigsten verlaufen diese Blutverteilungsstörungen unter dem Symptom des Schwindels oder der Haltungsunsicherheit. Allen, die mit einem gut regulierenden Kreislaufsystem ausgestattet sind, bleiben diese Zeichen aus eigener Erfahrung fremd.

Zeichen des Gestörtseins. Die Funktionen des Kreislaufs können auf jeder Teilstrecke des Funktionsablaufs gestört sein. Es seien hier nur genannt:

- Versagen der Herzleistung infolge konstitutioneller Leistungsschwäche, toxischer oder entzündlicher Schädigung des Herzmuskels oder als Folge eines angeborenen bzw. erworbenen Herzfehlers.
- Durchblutungsmangel des Herzmuskels infolge funktionellen Versagens oder organischer Erkrankung der versorgenden Kranzgefäße.
- Gestörtsein der nervösen Regulation des Herzens mit Veränderungen in der Frequenz und/oder der Rhythmik des Herzschlages.
- Veränderungen der durchschnittlichen Blutdrucklage, sei es als Hochdruck oder Erniedrigung des Gesamtdruckes.
- Unregelmäßigkeiten in der Durchblutung begrenzter Gefäßabschnitte mit entsprechenden Folgeerscheinungen an den betroffenen Organen, etwa Kopfschmerzen, Angina pectoris oder Durchblutungsstörungen an den Gliedmaßen.
- Versagen des Stoffaustauschs in den Geweben infolge Gestörtseins in den Bereichen der Endstrombahn (Mikrozirkulation).
- Versagen des Rückstroms durch funktionelle Störungen oder organische Veränderungen der Venen.
- Schließlich kommen ähnliche Vorgänge (Druckerhöhung, Stauungen) im Lungenkreislauf vor.

Wie im Kapitel 1 angedeutet, sind die Wirkungen der physikalischen Therapie wie auch gewisser diätetischer Maßnahmen bevorzugt über die Beeinflussung von Kreislaufvorgängen zu sehen. Die Physiotherapie kann durch ihre so gut dosierbaren Reize den Kreislauf sowohl entlastend wie trainierend beeinflussen. In anderen Fällen lassen sich reflextherapeutische Methoden einsetzen, um eine „Entstörung“ in der nervlichen Steuerung an den Kreislauforganen zu erreichen.
So haben die physiotherapeutischen Methoden hier ein weites Feld, das von einer unterstützenden Basistherapie bis zur allein angewandten Behandlung reicht. Dazu sind die Verfahren oft in einer besonderen Weise ursachenorientiert.
Bekanntlich stehen Herz-Kreislaufleiden auf der Krankheitsliste unserer Zeit an erster Stelle. Es soll im folgenden nur auf wenige Kreislaufstörungen eingegangen werden, die entweder durch ihre weite Verbreitung herausragen, oder für die eine Versorgung mit häuslicher Physiotherapie besonders in Frage kommt.
Unter den organbezogenen Kreislaufstörungen treffen beide Gesichtspunkte zu für den vasomotorischen Kopfschmerz und die Angina pectoris.
Der Kopfschmerz, keine Krankheit, sondern eine vieldeutige Beschwerde, gilt als das verbreitetste Symptom überhaupt. Hinter dem Schmerz können sich schwerwiegende Erkrankungen an den Kopforganen, insbesondere an den Augen, Nasennebenhöhlen oder im Schädelinneren verbergen. In mehr als 95 % der Fälle sind jedoch Unregelmäßigkeiten der Kopfdurchblutung die Hauptursache. Man spricht daher von der großen Gruppe vasomotorisch bedingter Kopfschmerzen, die in sich freilich unterschiedliche Züge trägt. Auch die anfallsartig verlaufende Migräne ist letztlich bei dieser Gruppe einzuordnen. Nach dem äußeren Anblick des Kopfschmerzleidenden lassen sich 2 Gruppen von Gefäßstörungen unterscheiden, der mit einer Drosselung der Blutzufuhr verbundene Blaßgesichtige und der unter erschwertem Blutrückfluß Leidende mit seiner bläulichen Kopffarbe.
Die Möglichkeiten der häuslichen Physiotherapie bestehen einmal in der Anwendung reflextherapeutischer Verfahren, wie der Periostbehandlung und Akupressur. Mit ihrer Hilfe gelingt es oft, den arteriellen Gefäßkrampf zu lösen. Die Aussichten sind – namentlich bei der Migräne – umso besser, je frühzeitiger die Methoden beim beginnenden Schmerz angewandt werden.
Das zweite wichtige Prinzip betrifft die Funktionsverbesserung des Gefäßspiels im Kopfbereich. Hier bietet die Hydrotherapie gute Möglichkeiten für ein langfristig durchzuführendes Übungsprogramm (Gesichts- und Nackengüsse, Gesichtsanschwemmungen, auch Andampfungen des Kopfes mit nachfolgendem kalten Gesichtsguß). Wo das Kopfschmerzleiden in ein weitreichendes Gestörtsein des nervlichen Tonus eingebettet ist, wird zumeist ein umfassenderes Programm mit Hydrotherapie, Sauna und Bewegungsbehandlung erforderlich sein. Stichworte für solch weiterreichendes Gestörtsein sind: chronische Übermüdung, Streßüberlastung, Wochenendkopfschmerz als Ausdruck starken Tonusabfalls.
Die Angina pectoris (Brustenge, Brustkrampf) ist eine nicht nur lästige, sondern oft „beängstigend“ wirkende Beschwerde. Auch sie bedarf, wie der Kopfschmerz, einer genaueren Deutung. Neben dem auf echte Durchblutungsnot des Herzmuskels zurückzuführenden Brustschmerz gibt es Formen, die weit weniger schwer wiegen. Ja, es gibt ganz ähnliche Mißempfindungen, die scherzend als „Herzbeschwerden, die keine sind“ bezeichnet werden. Es sind in die Herzgegend proji-

zierte Mißempfindungen bei völlig gesundem und leistungsfähigem Herzen. Auch die zufällig in der Herzregion lokalisierten Ausstrahlungen wirbelsäulenbedingter Schmerzen gilt es hier abzugrenzen. Es versteht sich, daß die Mehrdeutigkeit in der Herzgegend empfundener Beschwerden eine genauere Differenzierung durch entsprechende ärztliche Untersuchung erfordern.
Bei der akuten Beschwerde haben sich reflextherapeutische Maßnahmen gut bewährt. Die Periostbehandlung hat bei der Angina pectoris wohl ihre zuverlässigsten Erfolge. Eine gute hydrotherapeutische Kombination ist das ansteigende Armbad mit dem nachfolgenden Brustwickel von etwa 1stündiger Liegedauer. Hier verbindet sich ein durchblutungsfördernder Reiz für das Kranzgefäßsystem mit der milden Wärmewirkung des Wickels, durch die Reizzustände in den betroffenen Nervensegmenten zum Abklingen gebracht werden können.
Es lohnt zu beobachten, unter welchen Umständen die beklemmenden Brustbeschwerden aufzutreten pflegen. Bei zwei häufig vorkommenden Auslösungen können entsprechende Maßnahmen verhütend wirken.
Die durch ein eingespieltes Reflexgeschehen vom Bauchraum ausgehenden Beschwerdeformen, auf die Römheld immer wieder hingewiesen hat, lenken die Aufmerksamkeit auf das richtige Ernährungsverhalten. Auslösend wirken vor allem Überdehnungen der Magen- oder Darmwand. Es gilt hier, jede Überfüllung des Magens, auch Gasansammlungen im Magen durch Luftschlucken sowie die Bildung von Gasstauungen im Darm zu vermeiden. Daher die Regel: Kleine Mahlzeiten – Vorverlegen der Abendmahlzeit – Vermeiden blähender Speisen und Sorge für regelmäßigen Stuhlgang.
Ist ein Ursachenzusammenhang mit Streßsituationen offensichtlich, so gilt es, zwei Möglichkeiten der Verhütung zu betreiben: durch regelmäßiges Üben eines der Entspannungsverfahren weniger erregbar zu werden und durch ausreichende körperliche Betätigung zur rechten Zeit für den raschen Abbau der durch die Anregung von den Nebennieren eingeschleusten Hormone (Katecholamine) zu sorgen. Diese können die Bedingungen für die Sauerstoffversorgung des Herzens ungünstig verändern, sie werden aber unter dem Einfluß von Muskelarbeit (Gehen, Laufen, Radfahren) beschleunigt inaktiviert.
Auch an die großen Möglichkeiten der Sauna, von der Leistungs- auf die Erholungsphase umzuschalten, sei hier erinnert.
Der Bluthochdruck ist eine der verbreitetsten Regulationsstörungen. Jeder 10. von uns leidet in der 2. Lebenshälfte darunter. In der nicht fixierten Form, dies sind etwa $^9/_{10}$ der Fälle, ist der Hochdruck durch die Mittel der diätetischen und physikalischen Therapie gut zu beeinflussen.
Die Richtlinien für die Dauerernährung besagen: Die Gesamtmenge soll das Erforderliche keinesfalls überschreiten. Die Kost sei sehr kochsalzarm und im Eiweißgehalt knapp bemessen. Sehr bewährt sind eingeschaltete strenge Perioden etwa in Form von Safttagen.
Über die blutdrucksenkende Wirkung ansteigender Bäder und auf Entspannung orientierte Formen der Atemtherapie wurde im Kapitel I berichtet.
Stehen Terminnot und unbewältigte persönliche Probleme im Vordergrund, so ist eine sinnvolle Lebensordnung oft das wichtigste Anliegen, um einem immer neuen Aufbau der Spannungen zu entgehen.
Rückflußstauungen infolge Krampfaderbildung gehören zu den chronischen Le-

bensbelastungen, die den Betroffenen oft zwingen, ständig darauf Rücksicht zu nehmen. Neben einer anlagebedingten Bindegewebeschwäche gehören Drucksteigerungen im Bauchraum und Bewegungsmangel zu den häufigsten Ursachen der Venenerweiterung. Übergewichtige mit reichlich Fettansammlungen im Bauchraum sind daher besonders gefährdet. Auch durch Abflachung der Zwerchfellatmung wird ein wichtiger rückflußfördernder Impuls abgeschwächt. Das verlängerte Verweilen venösen Blutes führt zu Ernährungsstörungen der Gewebe in den Beinen, die bis zur Zerstörung der Strukturen und zur Geschwürbildung führen können. Der Heilungsvorgang ist infolge der schlechten Ernährung der Gewebe oft sehr verzögert.
Die Verfahren der Physiotherapie haben bei diesen Komplikationen des Krampfaderleidens eines ihrer dankbarsten Anwendungsgebiete.
Der Tonus erweiterter Venen läßt sich durch Wassertreten, kalte und wechselwarme Beingüsse und Bäder verbessern. Der schmierige Belag alter Geschwüre reinigt sich unter Heilerdepackungen und Auflagen, die mit Schachtelhalmtee getränkt sind. In besonders veralteten Fällen wirkt sich der Wechsel dieser Behandlung mit Besonnungen günstig aus.

Atemstörungen

Die Reaktion auf Leistungsschwächen und fehlerhafte Funktionsabläufe der Atmung ist individuell sehr unterschiedlich. Muß der eine von seiner Umgebung erst darauf aufmerksam gemacht werden, daß ein beachtlicher Leistungsabfall seiner Atemfunktion eingetreten ist, leidet ein anderer subjektiv stark unter einer Unstimmigkeit im Atemablauf, die – gemessen an der Bewältigung der eigentlichen Atemarbeit – bedeutungslos ist.
Man kann sich selbst weitgehend Rechenschaft geben über die Richtigkeit des eigenen Atemverhaltens, wenn man es mit den Zeichen ungestörten Atmens vergleicht. Daher die folgende Charakteristik richtigen Atmens:

- Die Atmung sei mühelos. Es fehlen die Zeichen des Angestrengtseins oder gar der Atemnot in Ruhe wie bei mittleren körperlichen Beanspruchungen, wie Treppensteigen. Die Atemhilfsmuskeln an Hals, Nacken und oberem Brustkorb sind nicht spürbar eingeschaltet, die Atemfrequenz liegt in Ruhe nicht höher als 10–16/min und steigt bei mittleren Anstrengungsgraden nicht mehr als auf 20–22/min, ohne daß dabei der Eindruck des Angestrengtseins entsteht, die Atmung bleibt unhörbar.

  Die Grenzen mühelosen Atmens, also der Übergang in Schweratmigkeit oder Atemnot wird am besten an den Belastungen des Alltags geprüft: Gehen, Schnellauf, Treppensteigen, jeweils in bestimmtem Tempo und unter Beachtung der Zeitdauer.

  Auch manche Sondersituationen, bei denen sich Schweratmigkeit einstellt, sind von praktischem Interesse. Atemschwierigkeiten, die beim Sprechen auftreten, sollten als Hinweis genommen werden, ob der Betroffene nicht einfach vergißt, in sinnvoll gegliederten Absätzen zu sprechen, die ihm Zeit geben, genügend einzuatmen. Atembedrängung beim Bücken muß den Verdacht wekken, daß durch übermäßige Leibfülle die Bewegungen des Zwerchfells als Hauptatemmuskel behindert werden.

- Die Atmung sei fließend. Zeichnet man die Brustkorbbewegungen eines Atmenden auf, so ergibt sich ein harmonisch gestaltetes Kurvenbild (Abb. 10). Abweichungen von diesem Idealverlauf können ganz unterschiedliche Ursachen haben. Im Gehemmtsein des Bewegungsflusses können schmerzhafte oder schmerzunterschwellige Reizzustände zum Ausdruck kommen. Auch Muskelveränderungen spiegeln sich hier wider. Oder aber neurotisches Gehemmtsein verändert den Bewegungsablauf. Interessanterweise gehört auch zu jeder psychischen Grundstimmung ein kennzeichnender Bewegungstyp der Atemorgane. Aus diesem Sachverhalt ergeben sich wichtige Möglichkeiten, mit Atemübungen solche Verstimmungen anzugehen. Hierdurch läßt sich oft der Kreis mit einer Depression gekoppelter Organstörungen aufbrechen und zu einer neuen Ordnung führen.
- Die Atmung sei rhythmisch. Rhythmik wird hier verstanden als Häufigkeit der Atemzüge in der Zeit, als Gleichmaß der Abstände zwischen den einzelnen Atemzügen. Aber auch die Dauer der einzelnen Phasen eines Atemzuges ist von Interesse, das Verhältnis von Ein-Aus-Pause zueinander. In der Regel ist die Proportion der Ein- zur Ausatemphase 1 : 1. Erhebliche zeitliche Verschiebungen bedürfen der Klärung. Vor allem Engpässe in den Bronchien können das Ausatmen verlängern.
- Die Atmung sei ergiebig. Gemeint ist das Verhältnis der aufgewandten Atemarbeit zu deren Nutzeffekt. Was man gefühlsmäßig als Mißverhältnis von Arbeitsanstrengung der Atemmuskeln und Erfolg empfindet, läßt sich, mit freilich sehr komplizierten, Methoden, genau messen. Aus mancherlei Gründen kann die Atmung unergiebig sein. Neben fehlerhaften Gewohnheiten beim Atmen (zu schnell, zu wenig tief) können Veränderungen des äußeren Atemapparates (Brustkorb, Wirbelsäule, Atemmuskeln) daran schuld sein. Auch übermäßige Leibfülle erschwert dem Zwerchfell die Arbeit.
- Die Atmung sei anpassungsfähig. Diese Forderung betrifft vor allem die Frage, ob die Atmung in Abhängigkeit von der Körperhaltung bemerkenswerte Unterschiede aufweist. Schwächen der Bauchmuskeln (die Gegenspieler des Zwerchfells) verraten sich besonders im Stehen. Atembehinderungen in flacher Rückenlage können durch Hochdrängen des Zwerchfells bei vermehrtem Bauchinhalt bedingt sein. Unterschiede in rechter und linker Seitenlage bedürfen der Klärung. Schließlich betrifft Anpassungsfähigkeit das Umschaltenkönnen von Ruhe- auf Hochleistungsatmung. Wird bei körperlichen Hochleistungen der Luftbedarf gegenüber dem Verhalten in Ruhe um das 5- oder 6fache erhöht, so erfordert dies einen Atemtyp, bei dem die sogenannten Atemhilfs-

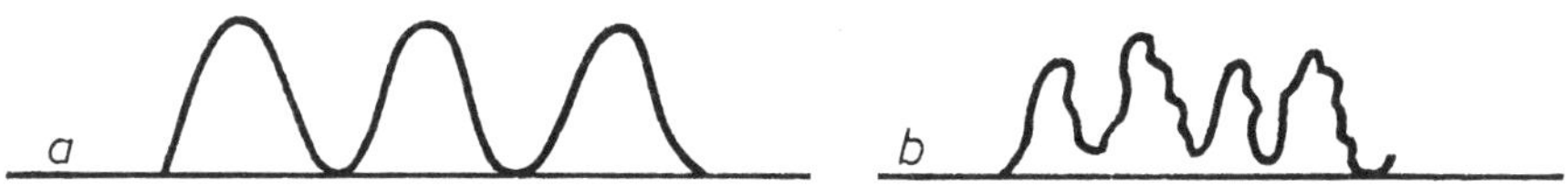

Abb. 10 Kurve vom rhythmischen Ablauf der Atembewegungen des Brustkorbes.
a) Harmonischer Verlauf
b) in psychisch bedrängter Situation.

muskeln weitgehend eingeschaltet werden müssen. Manch einer, der in Ruhe ausgeglichen und beschwerdefrei atmet, versagt bei diesem Versuch dieses Atemtypwechsels.

- Die Atmung beteilige in ausgeglichener Weise die Räume des Brustkorbs, des Leibes und des kleinen Beckens. Die Wirksamkeit der Atmung ist in hohem Maße davon abhängig, daß die Atemräume der Lungen möglichst gleichmäßig in den Gaswechsel einbezogen werden. Nur so ist zu erwarten, daß das durch alle Teile der Lungen strömende Blut Gelegenheit zur vollen Sauerstoffsättigung findet. Ungleichmäßigkeiten in der Beteiligung am Atemablauf werden beim Beobachten der Atembewegungen des Rumpfes (also Brustkorb und Leib) deutlich.
- Die Atemruhelage sei weder in Richtung der Ein- noch der Ausatemstellung des Zwerchfells und des äußeren Atemapparates verlagert. Die volle Schwingungsbreite von Zwerchfell und Brustkorb beim Ein- und Ausatmen ist nur von einer mittleren Einstellung zwischen den Atempausen aus gegeben.

Bei Überblähung der Lungen, dem Emphysem, steht das Zwerchfell zu tief, wie bei einer tiefen Einatmung, das Brustbein ist angehoben, die Rippen verlaufen daher mehr waagerecht statt schräg nach unten gerichtet. Umgekehrt wirkt die erwähnte Hochdrängung vom Bauchraum her.

Spirometrische Normwerte. Diese Werte der Atemleistung werden in der Regel in ihrer Abhängigkeit von Körpergröße, Alter und Geschlecht geordnet.

Die vor allem durch Veränderungen der Bronchialwege hervorgerufenen Leistungsminderungen beim Atemstoßtest lassen sich hinsichtlich ihrer Verursachung noch weiter differenzieren. Durch Einatmen eines Mittels, das entzündliche Schwellungen der Schleimhäute und Verkrampfungen der Bronchialmuskeln zum Abklingen bringt (Novodrin o. ä.), kann man den ursächlichen Charakter der Bronchialengpässe noch weiter klären.

Umgekehrt lassen sich durch Inhalieren von Schleimhautreizstoffen (Azetylcholin) Anfangsstadien der Schleimhautreizungen erkennen.

Die Luftmengen, die nach maximalem Einatmen insgesamt ausgeatmet werden können, werden als „Vitalkapazität“ bezeichnet. Sie geben Hinweise auf das Fassungsvermögen der Lungen bzw. die Dehnungsfähigkeit des Brustkorbs insgesamt.

Auch das wichtigste Ergebnis der Atmung, die Sauerstoffversorgung des Körpers, läßt sich in dazu eingerichteten Laboratorien einfach messen. Die durchschnittlichen Befunde liegen im höheren Lebensalter niedriger als in der Jugend.

Schwierigkeiten bei der Atmung können Begleitsymptom eines Krankheitsprozesses sein. Oft stellen sie sich sogar erst als Späterscheinung im Krankheitsablauf ein. Das Symptom kann aber auch ein Zeichen für sich und von sehr unterschiedlichem klinischen Wert sein. Nicht selten werden Atemfehler zum Anlaß eines sich daraus entwickelnden organischen Leidens. Gerade wegen dieser Möglichkeit verdienen manche Zeichen von Atemstörung unsere Aufmerksamkeit. Durch frühzeitiges Behandeln läßt sich der Fehler oft genug völlig überwinden.

Es seien einige der wichtigsten Zeichen von Atemstörung aufgeführt:

Das Nachlassen der Leistungsfähigkeit der Atmung bei Beanspruchungen, die ohne Schwierigkeiten möglich sein sollten. Der höhere Grad dieser Leistungsminderung ist Schweratmigkeit bereits in Ruhe. Im einzelnen werden Angestrengtsein

der beteiligten Atemmuskeln, übermäßige Beschleunigung der Atemzüge, Lufthunger und deutliches Hörbarwerden der Atmung bemerkt. Die Ursachen solchen Atemversagens können sehr vielfältig sein, so daß sie einer sorgfältigen Klärung bedürfen. Neben dem Versagen der Luftwege, der Lungen oder des äußeren Atemapparates können Herz-Kreislauf-Störungen ganz ähnliche Zeichen verursachen.
Mangelnde Dehnungsfähigkeit der Atemräume mit einer Vitalkapazität von weniger als 90% der individuellen Norm sind oft ein dankbares Anwendungsgebiet der Physiotherapie. Nicht nur Atemübungen, auch zahlreiche Wasseranwendungen können hier entscheidend helfen, die Weitungsfähigkeit des Brust- und Bauchraums bei den Atembewegungen zu verbessern. Oft kann auch die Dehnbarkeit schrumpfender Lungengewebe selbst angesprochen werden.
Ein besonders wichtiges Feld für die Physiotherapie zu Hause sind die Atemstörungen aus nervöser Ursache. Ihre Erscheinungsbilder können vielfältig sein: Störungen im Rhythmus der Atmung, Gefühle der Brustbeklemmung, die nicht weichen wollen, Gehemmtsein in einer bestimmten Atempause oder einem Bezirk des Brustkorbs.
Ebenso vielfältig wie die Beschwerden, können die Ursachen sein. Die chronische Übermüdung als Folge nicht bewältigter Streßbelastung spielt eine wichtige Rolle. Psychische Belastungen sind eine häufige Mit-Ursache. Auch das plötzliche Gefordertsein eines bisher ganz Untrainierten kann zu solchen Entgleisungen in der Regulation der Atmung führen.
Bei drei weiteren Formen von Atemstörungen können physiotherapeutische Maßnahmen als erfolgversprechender Weg gesehen werden. Es sind: Störungen, die als Folge körperlicher Fehlhaltung aufgetreten sind, reflektorische Hemmungen der Atembewegungen, namentlich wenn sie von der Wirbelsäule ausgehen und Atembehinderungen durch Übergewicht.
Die Behandlung mit den Mitteln der physikalisch-diätetischen Therapie kann hier durch einen erfahrenen Arzt eingeleitet und zu Hause fortgeführt werden.

Fehlverhalten in der Bewegung

Die Bewegung hat teils direkte, teils indirekte Einflüsse auf zahlreiche Funktionsbereiche unseres Körpers. Da wir zudem unsere Bewegung nach Umfang, Dauer und vielen ihrer speziellen Eigenarten willkürlich gestalten können, kommt der Pflege dieser Körperfunktion eine Schlüsselstellung bei der gesundheitlichen Orientierung unseres Lebensstils zu.
Die Art unserer Bewegung ist der wichtigste gestaltende Faktor für die Ausbildung und Erhaltung unseres „Bewegungsapparates“. Hierunter wird das Knochensystem mit seinen zahlreichen gelenkigen Verbindungen verstanden, dazu die Skelettmuskulatur, von der die bewegende Kraft ausgeht.
Die Beanspruchung durch Druck und Zug sind die funktionellen Reize, von denen die Gestaltung und die Festigkeit der geweblichen Strukturen an den Knochen, Sehnen und den Bindegeweben an den Gelenken abhängt. Richtige Ernährung vorausgesetzt, ist die Entwicklung eines leistungsfähigen und belastbaren

Knochen- und Gelenkapparates somit von einer quantitativ ausreichenden und in ihrem Ablauf richtigen Bewegung abhängig.
Bei der Muskulatur ist uns diese Abhängigkeit vom Üben wohl am geläufigsten. Durch geschicktes Üben läßt sich die Muskelkraft erheblich verbessern. Man hat festgestellt, daß mit Hilfe „isometrischen" Übens, einem mit starkem Anspannen der Muskeln arbeitenden Training, die maximale Kraftentfaltung eines Muskels während einer Woche um 4 % gesteigert werden kann. Hierzu bedarf es für die einzelne Muskelgruppe nur weniger Übungsminuten am Tag. Durch ein geschicktes Konditionstraining läßt sich sogar wesentlich mehr erreichen. So zeigt die Abbildung 11, wie bei einer Gruppe von je 12 Frauen und Männern, die in ihrem Beruf körperlich wenig gefordert waren, innerhalb von 3 Wochen eine Zunahme der maximalen Kraft in den geprüften Muskelgruppen von 15–50 % erzielt wurde. Interessanterweise konnte dies sogar in Verbindung mit einer bei dieser Gruppe von Übergewichtigen angezeigten erheblichen Gewichtsverminde-

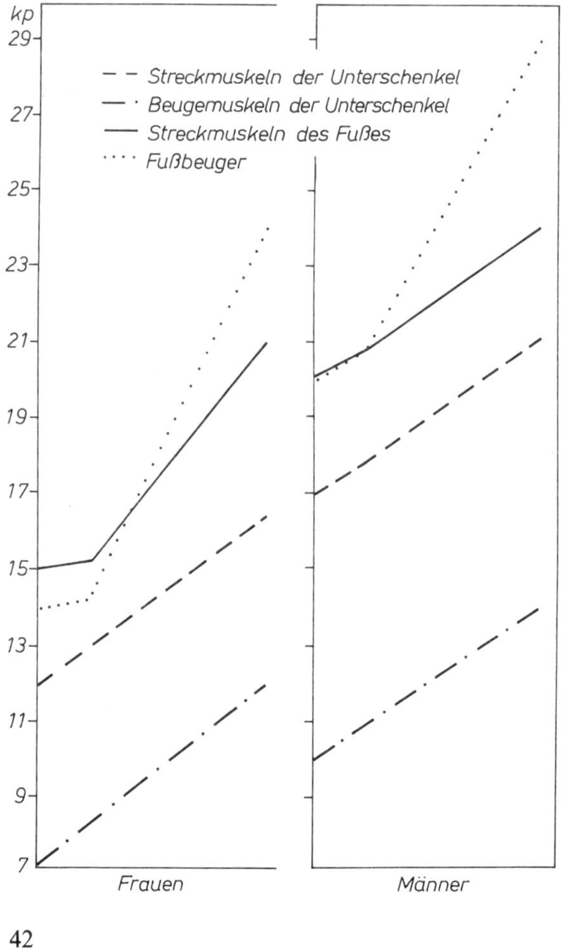

Abb. 11 Zunahme der maximalen Muskelkraft während einer 3wöchigen Trainingsbehandlung in Verbindung mit Gewichtsreduktion.

rung erreicht werden. Um dieses Ergebnis zu erzielen, war es freilich nötig, unter ärztlicher Anleitung mehrere Stunden am Tag kräftigende Gymnastik und Bewegungsspiele durchzuführen. Außerdem fuhren die Männer während dieser Zeit täglich etwa 40 km mit dem Fahrrad.
In vergleichbarer Weise lassen sich viele andere Qualitäten des Bewegungsablaufs durch Übung verbessern. Die Dringlichkeit der Probleme, die aus dem Unterschreiten des zur Gesunderhaltung erforderlichen Bewegungsmaßes entstanden sind, ergibt sich daraus, daß sich ein zusammenfassender Begriff „Krankheiten aus Bewegungsmangel" weltweit eingeführt hat.
Jede Leistungssteigerung der Muskulatur ist zwangsläufig mit einer solchen des Herz-Kreislaufsystems und der Atmung verbunden. Nur so können die erhöhten Bedürfnisse der arbeitenden Muskeln an Energiematerial und Sauerstoff erfüllt werden. Parallel hierzu wird der Umfang der biochemischen Umsetzungen im Zwischenstoffwechsel oft um das Mehrfache der Ruheleistung erhöht. Man hat es somit in der Hand, die Intensität der Lebensabläufe schlechthin durch ein höheres oder niederes Bewegungsmaß zu gestalten. In diesem Zusammenhang wundert es nicht, daß bei Menschen, die auch im Alter auf ein angepaßtes körperliches Üben bedacht waren, eine höhere Sauerstoffspannung im arteriellen Blut gefunden wird als beim Durchschnitt ihrer Altersgenossen.
Die genannten Funktionsbeziehungen betreffen vorwiegend die der Bewegung dienenden „dynamischen" Muskelgruppen. Für das aktuelle Befinden und die Gesunderhaltung auf Dauer spielt jedoch auch das Funktionsverhalten der „tonischen" Muskulatur eine erhebliche Rolle. Sie gewährleistet vorwiegend die Aufrechterhaltung der Statik.
Von einer aufrechten ungezwungenen Haltung hängen nun wiederum andere Funktionen, wie der ungehinderte Ablauf der Atembewegungen, ab. Aber auch der Gesamteindruck, den ein Mensch durch seine Haltung und die Art sich zu bewegen erweckt, ist für die Stellung in seinem Lebenskreis wichtig. Spiegeln sich doch hier Eigenschaften wie Tatkraft, Selbstvertrauen, Gelassenheit und andererseits Depression, Verspanntsein und Inaktivität wider.
Zurecht nimmt man daher den Weg über die Korrektur des fehlerhaften Bewegungsverhaltens und des Aufbaus einer besseren Körperstatik, um einen Menschen im weiteren Sinne, nämlich seiner Haltung dem Leben gegenüber, zu unterstützen. Es versteht sich, daß die Korrektur einer fehlerhaft belastenden Statik zugleich Vorbeugung vor vorzeitigen Verschleißerscheinungen am Stützapparat, insbesondere der Wirbelsäule, bedeutet.
Zeichen der Normalfunktion. Die nach Alter, Geschlecht, körperlichen Verhältnissen und beruflicher Beanspruchung billigerweise zu erwartenden Leistungen der Bewegungsorgane müssen ohne Schwierigkeiten möglich sein. Dies betrifft sowohl die Kraftentfaltung wie Ausdauer und Schmerzfreiheit der Bewegungen.
Bei der Überprüfung der Muskelfunktionen interessieren vor allem zwei Eigenschaften: die höchstmögliche Kraftentfaltung und die Frage, ob eine Verkürzung von Muskeln vorliegt, durch die der Bewegungsumfang eingeengt wird. Letzteres spielt vor allem bei der „tonischen" Muskulatur eine Rolle, also den Muskelgruppen, die vorwiegend der Bewahrung der Körperhaltung dienen.
Obwohl bei den Testmethoden nicht Einzelmuskeln, sondern Gruppen zusammen wirkender Muskeln geprüft werden, wären für einen kompletten klinischen

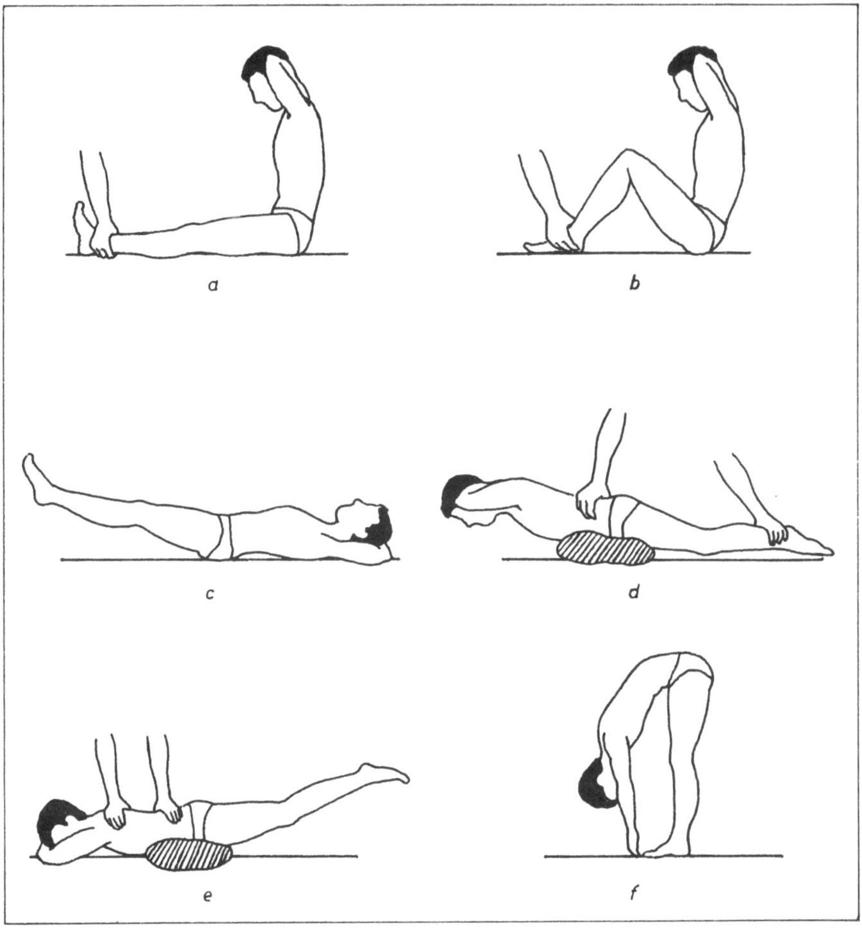

Abb. 12 Test zur Prüfung von Muskelkraft und -elastizität im Bereich des Körperstamms. Die Durchführung entspricht einer ausreichenden Kraft der geprüften Muskelgruppen (nach Kraus und Weber).

a) Rückenlage, Hände im Nacken. Ein Helfer fixiert die Füße. Ausführung: Langsames Aufrichten mit den Händen im Nacken. Eine Steigerung bedeutet das Aufrichten mit gestreckten Armen.

b) Rückenlage mit aufgestellten Beinen, Hände im Nacken. Ein Helfer fixiert die Füße. Langsames Aufrichten.

c) Rückenlage, Arme unter dem Kopf verschränkt. Bei gestreckten Knien die Füße für 10 s 30 cm über den Boden heben.

d) Bauchlage mit Polster oder gerollter Decke unter dem Bauch. Der Helfer fixiert an den Füßen und am Beckenkamm. Oberkörper heben und 10 s halten.

e) Bauchlage mit Polster unter dem Bauch, Stirn ruht auf den verschränkten Unterarmen. Ein Helfer fixiert den Brustkorb und das Becken. Anheben der gestreckten Beine für 10 s.

f) Stehen ohne Schuhe, Füße geschlossen, Armhochhalte. Bei gestreckten Knien vorbeugen. Berühren des Bodens mit den Fingerspitzen bzw. Feststellung des Finger-Boden-Abstandes (Elastizitätsprüfung der Rückenmuskeln).

Muskelfunktionsbefund mehr als 2 Dutzend Einzelprüfungen erforderlich. Wir wollen uns für die Selbstorientierung ganz weniger Einzeltests bedienen; sie betreffen Funktionen, die für unser praktisches Bewegungsverhalten besonders Wichtiges aussagen.
Eine international weite Verbreitung haben die vereinfachten Vorschläge zur Prüfung der geringsten Leistung von Rumpfmuskeln erlangt, wie sie von Kraus – Weber angegeben wurden. (Abb. 12). Das Verfahren bestimmt nicht die Muskelkraft in absoluten Werten (Kilopond) wie die üblichen Meßgeräte (Dynamometer), sondern arbeitet sehr praxisnahe mit den individuellen Hebelverhältnissen bei bestimmten Körperbewegungen. Die Methode hat somit den Vorzug, auf die Proportionen des Einzelnen hinsichtlich der Längenmaße und Körpermasse (= Gewicht) bezogen zu sein.
Das Absinken der Testgrenze bei den Rumpfmuskeln ist oft gleichbedeutend mit einer erhöhten Anfälligkeit gegenüber Rückenbeschwerden. Neben mehr oder weniger starken Schmerzen in der Rücken-Lenden- und Kreuzregion soll hierunter auch das lästige Gefühl der Rückenmüdigkeit nach statischen Belastungen verstanden sein. Mit einer muskelkräftigenden Regie können diese Beschwerden in den meisten Fällen behoben werden.
Neben der Muskelkraft und den tonischen Muskeleigenschaften interessiert die Ausdauer bei der Muskelarbeit. Wir pflegen uns bei der Bewertung unserer Ausdauer an der Leistungsfähigkeit der Menschen unseres Umkreises zu orientieren. Prüfungsmöglichkeiten mit verhältnismäßig hohen Anstrengungsgraden sind Übungen wie Kniebeugen oder ein Stufentest, bei dem wir mit einem Bein immer wieder 2 Treppenstufen steigen. Natürlich kommt auch die Prüfung mit dem Fahrradergometer in Frage. Daneben interessieren die Dauerleistungen bei geringerem Kräfteaufwand, vor allem bei längeren Wanderungen.
Die Ergebnisse der Dauerleistungen sind nur zum Teil auf die jeweils beanspruchten Muskeln direkt zu beziehen. Oft sind hier die leistungsbestimmenden Faktoren beim Herzen, dem Gefäßsystem, der Atmung und bei Vorgängen des Zwischenstoffwechsels zu sehen, die bei der Bereitstellung des Energiematerials für die Muskelarbeit maßgebend sind. Durch sorgfältiges Beobachten spüren wir oft selbst, wo der Engpaß unserer Leistungsfähigkeit liegt.
Die Geschicklichkeit unserer Bewegungen und die Reaktionsfähigkeit im Bewegungsverhalten verdienen unsere Aufmerksamkeit, sind sie doch ebensosehr Schutzfaktor vor Unfällen wie allgemeine Persönlichkeitsmerkmale, die es zu pflegen gilt.
Wenn wir beim Einölen der Haut oder bei einer Selbstmassage die Gewebe der Körperoberfläche durchtasten, sollten wir die Muskeln und ihre Sehnenansätze frei von schmerzhaften und verhärteten Bezirken finden.
Schließlich wäre zu prüfen, ob es nach einer muskulären Belastung oder einem psychischen Streß, gelingt, durch bewußt entspannendes Ruhen alle aufgetretenen Muskelverspannungen zu lösen.
Zeichen gestörten Bewegungsverhaltens. Bei dieser Betrachtung müssen begreiflicherweise alle organisch verursachten Störungen außer Acht bleiben. Schwäche der Muskelkraft kann neben dem Übungsverlust eine Fülle anderer Ursachen haben, etwa die Schädigung eines den Muskel versorgenden motorischen Nerven.
Die wichtigsten unmittelbaren Zeichen des Versagens in den Bewegungsfunktio-

nen sind Schwächung der Muskelkraft, der Ausdauer bei muskulärer Belastung, Einschränkungen des Bewegungsumfanges, Minderung der Reaktionsgeschwindigkeit und Geschicklichkeit und schließlich schmerzhafte Verspannungen oder Verhärtungen in den Muskeln.
Der Kreis der mit Störungen der Bewegungsfunktion ursächlich in Zusammenhang gebrachten Leiden ist jedoch weiter zu fassen. Die Bezeichnung „Krankheiten aus Bewegungsmangel" ist zu einem stehenden Begriff geworden. Man pflegt hierzu neben den Veränderungen an den Bewegungsorganen selbst auch gewisse Herz-Kreislaufstörungen, Entgleisungen des Hormonhaushaltes oder des Stoffwechsels zu rechnen.
Ein Mensch mit primär unterentwickelter oder durch körperliche Inaktivität geschwächter Muskulatur ist im Verlaufe seines Lebens durch Haltungsverfall und seine Folgen für Skelett und innere Organe mehr bedroht als der Muskelkräftige.
Durch mancherlei Beschwerden werden oft Menschen mit einem Verspannungssyndrom geplagt. Die hier gefundenen Verkürzungen, Verhärtungen und Schmerzhaftigkeiten der Muskeln und ihrer Sehnenansätze sind letztlich Folge des in der Aktionspause Nicht-Entspannen-Könnens. Bei längerem Bestehen entwickeln sich tastbare Verhärtungen (Gelosen), die zumeist beim Berühren oder auch spontan schmerzen. Auch die Elastizität dieser Muskeln vermindert sich.
Eine besondere Folge der Dauerspannung kann sich an den sehnigen Enden der Muskeln entwickeln. Durch anhaltende Straffung der Sehnenfasern werden die zwischen diesen derben Bindegewebssträngen laufenden Blutgefäße eingeengt. Die dabei entstehende Drosselung des Blutstroms beeinträchtigt die Versorgung der Sehnen selbst, so daß sich schmerzhafte degenerative Gewebeschäden (Tendopathie) entwickeln.
Durch das Ausbleiben ausgewogener Entspannungsphasen zwischen den Aktivitäten der Muskulatur können in entsprechender Weise Gelenkkapseln und die Knorpelumkleidung der gelenkig verbundenen Knochenflächen geschädigt werden.
Die Entstehungsbedingungen muskulärer Verspannungen sind vielfältig. Bei einer großen Gruppe der Belasteten stehen berufliche Dauerbeanspruchungen im Vordergrund (Autofahrer, die das Lenkrad allzu fest umspannen, Maschinenschreiber und viele andere, die beruflich ebenfalls Nacken- und Schultermuskeln in einer Dauerspannung halten).
Die zu einem wichtigen sozialhygienischen Anliegen gewordene weite Verbreitung der Verspannungsfolgen muß jedoch auch in ihren Beziehungen zum psychisch-vegetativen Verhalten und zu hormonellen Vorgängen gesehen werden. Das Nicht-Entspannen-Können kennzeichnet den Menschen in der Streß-Situation. Es tritt umso stärker in Erscheinung, je mehr ein Angstkomplex ständige Abwehrbereitschaft unterhält.
Die Beziehungen zum hormonellen Geschehen betreffen vor allem die Ausschüttung des Adrenalins und seiner chemischen Verwandten. Diese Produkte der Nebennieren bewirken in vielen Funktionsbereichen unseres Organismus eine Leistungssteigerung, so auch in der Muskulatur des Bewegungsapparates wie der des Herzens. Unter körperlicher Bewegung werden die in die Blutbahn eingeschleusten Hormone abgebaut. Bleibt der Abbau dieser leistungsaktivierenden

Stoffe aus, so entsteht eine unangemessene Stimulierung für Herz, Kreislauf (Blutdruckanstieg) und Skelettmuskeln. Darüber hinaus können sich folgenschwere Störungen der biologischen Rhythmik von Leistung und Erholung einstellen.
Die körperliche Bewegung beeinflußt entscheidend den Energiebedarf des Menschen. Kommt ein Schreibtischarbeiter mit 2000 kcal (8960 kJ) je Tag aus, so kann ein Schwerarbeiter das Doppelte benötigen. Die Schrumpfung der täglichen Bewegung, etwa durch Übergang von einer Werkstattarbeit zur Bürotätigkeit oder durch Erwerb eines Kraftwagens, bedeutet oft die entscheidende Stufe zur Entwicklung eines Übergewichtes.

Häusliche Physiotherapie bei gestörtem Bewegungsverhalten
Bei den hier anstehenden Aufgaben sind die Erfolge zumeist nur durch regelmäßiges und langfristiges Anwenden der einschlägigen Methoden zu erwarten. Dies gilt sowohl für die primäre Entwicklung von Fähigkeiten der Bewegungsorgane wie für die Rekonditionierung nach Übungsverlust oder die Rehabilitation nach besonderen Ereignissen. Den zu Hause durchzuführenden Maßnahmen kommt daher besondere Bedeutung zu.
Das Ausdauertraining, der beste Weg zur Konditionsanhebung für den Gesamtorganismus, kann – behelfsmäßig – auch daheim durchgeführt werden. Um die gegebenen Möglichkeiten voll auszuschöpfen, sollte das häusliche Trainieren jedoch in der ansprechenderen und erholsamen Form des Übens im Freien ergänzt werden. Auf Seite 150 wird dieses wichtige Thema näher behandelt.
Das Üben zur Steigerung der Muskelkraft wie auch dehnende und lockernde Maßnahmen lassen sich daheim gut durchführen. Gleiches gilt für Verfahren einer konzentrativen Entspannung, mit deren Hilfe wir zugleich unsere Sinne für das Wahrnehmen von Muskelspannung und Bewegungsverhalten schärfen können. Das Üben zur Steigerung der Geschicklichkeit läßt sich weitgehend in eigener Regie durchführen.
Ist das Ziel auf Harmonisierung im Bewegungsverhalten und damit zumeist auch in der psychisch-vegetativen Tonuslage zu sehen, so empfiehlt sich der Anschluß an einen entsprechend orientierten und unter sachverständiger Anleitung arbeitenden Gymnastikzirkel. In manchen Fällen geht jedoch die Aufgabe „Bewegungsmuster" des Alltags umzugestalten, über die Möglichkeiten des Übens in eigener Regie oder im interessierten Kreis hinaus. Es ist vielmehr als eine therapeutische Aufgabe zu sehen, die nur unter der sorgsam korrigierenden Anleitung eines Bewegungstherapeuten erfolgen kann.
Für die örtlichen Beschwerden, wie Muskelverspannungen und -verhärtungen, Schmerzen in den Muskeln und überbeanspruchten Sehnen hält die häusliche Physiotherapie eine Fülle wirksamer Möglichkeiten bereit.

Schlafstörungen

Der Schlaf steht in enger Beziehung zu den biologischen Rhythmen, denen nahezu alle Lebewesen der Erde unterworfen sind. Die in einem etwa 24stündigen Turnus wechselnden Funktionsintensitäten vieler Bereiche unseres Organismus werden von einem selbsttätigen Zeitgeber, einer „inneren Uhr“, gesteuert. Diese Tagesperiodik betrifft z. B. die Höhe des Stoffumsatzes, also den Energiegewinn, die Leistungen des Kreislaufs mit den Kennzeichen der Pulszahl und des Blutdrucks, die Atmung und das Verhalten der Körpertemperatur.

Unter gleichbleibenden äußeren Lebensbedingungen verlaufen diese Funktionsschwankungen etwa nach dem in der Abbildung 13 wiedergegebenen Tagesrhythmus.

Der Gang der inneren Uhr hat in einem gewissen Umfang individuelle Merkmale. So gibt es Menschen, die von der Anlage her Frühaufsteher sind, und solche, die ihre besonders produktive Zeit in den Abendstunden haben. Auch die Fähigkeit, die naturgegebene innere Periodik schadlos an von außen diktierte Rhythmen des Lebensablaufs anzupassen, ist von Mensch zu Mensch unterschiedlich. Zweifellos kann im Nichtgelingen der Koordinierung solcher rhythmusgestaltenden Faktoren eine Ursache für Schlafstörungen liegen.

Der Schlaf ist eine Lebensphase eigenartig veränderter, aber keineswegs etwa aufgehobener Hirntätigkeit. Alle Beobachtungen sprechen dafür, daß Funktionen des zentralen Nervensystems in gleicher Fülle ablaufen, wie im Wachzustand. Wir erleben es selbst an der Lebhaftigkeit von Träumen, manch einer wohl auch an der Lösung ihn bewegender Probleme, die ihm „im Schlaf gegeben“ wurde.

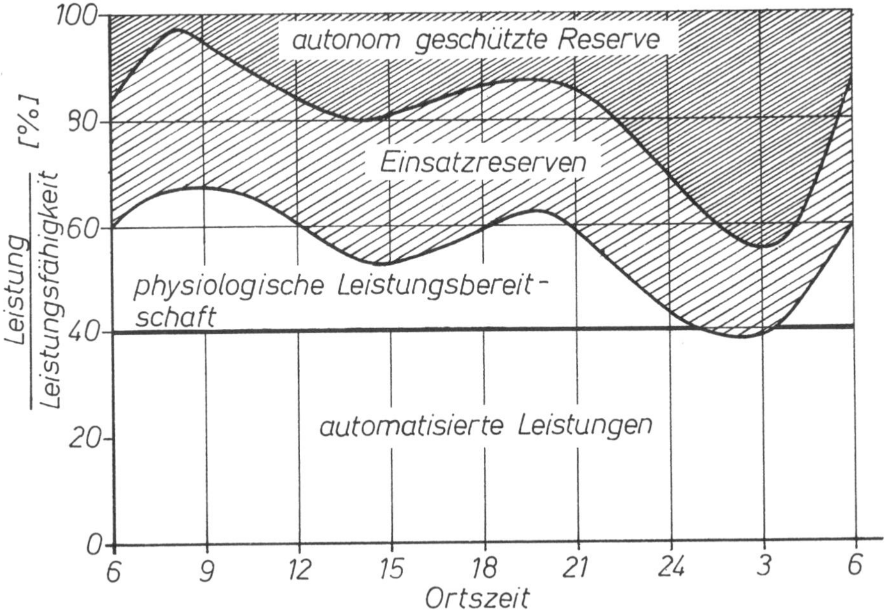

Abb. 13 Periodik der Leistungsbereitschaft im Tageslauf (nach Graf). Die automatisierten Leistungen umfassen die selbsttätig ablaufenden Lebensvorgänge. Für die willkürlichen Leistungen stehen neben der physiologischen Leistungsbereitschaft die Einsatzreserven zur Verfügung, während die „autonom geschützten Reserven“ oft erst in Zuständen besonderer Erregung bzw. Enthemmung verfügbar sind.

Viele sind in der Lage, sich selbst Aufträge zu geben oder von anderen entgegen zu nehmen, die im Schlaf erfüllt werden, z. B. das Aufwachen zu einer genannten Zeit oder das Reagieren auf ein bestimmtes, vielleicht kaum wahrnehmbares Geräusch.
Die ausführlichen Untersuchungen über das Verhalten von Aktionsströmen mehrerer Organe bei Tier und Mensch sprechen in gleicher Richtung.
Während des Schlafs ist jedoch der Kontakt mit der Umwelt eingeschränkt. Der Grad dieses Abgekoppeltseins ist von Mensch zu Mensch unterschiedlich. Er wechselt aber auch während der Dauer des Schlafs. In den Morgenstunden pflegt die Verbindung mit der Umwelt leichter zu fallen.
Es besteht ein mehr oder weniger zwingendes Schlafbedürfnis, ohne daß wir bisher sagen können, auf welchen Wegen es zustande kommt. Wir tun gut, dieses Signal ernst zu nehmen. Wenn wir durch Genußmittel oder Drogen vom Charakter der Weckmittel das Müdigkeitsgefühl unterdrücken, so beseitigen wir nicht seine Ursache, wir überspielen vielmehr ein naturgegebenes Zeichen, das Teil des Regelsystems ist, welches das Verhältnis von Wachsein und Schlaf ordnet.
Die zur Erhaltung der Leistungsfähigkeit und Gesundheit erforderliche Schlafdauer verändert sich im Laufe des Lebens. Sie ist zudem individuell unterschiedlich.
Es gibt viele urteilsfähige Beobachter, die immer wieder erfahren haben, daß sie etwas mehr Schlaf benötigen als andere, um sich wohl und ausdauernd leistungsfähig zu fühlen. Auch bei vielen Krankheiten gehört ein gesteigertes Schlafbedürfnis zu den führenden Zeichen.
Zeichen eines gesunden Schlafs. Die wohl wichtigste Feststellung ist, daß der Schlaf erholsam wirkt. Man fühlt sich nach dem Erwachen ganz „ausgeschlafen". Der Schlaf ist zuverlässig. Er stellt sich rechtzeitig ein und es gelingt, ihn mit den Erfordernissen des Alltags zu koordinieren.
Der Schlaf ist tief genug und wird nicht durch die für den Schlafort „normalen" Geräusche gestört.
Der Schlaf verläuft ohne Mißempfindungen wie Schmerzen, Beklemmungen, innere Unruhe, quälende Träume.
Formen der Schlafstörung. Der äußere Ablauf des Schlafs gibt nur bedingt Aufschlüsse über Ursache und spezielle Behandlung der Störung. Trotzdem sind die Einzelheiten aufmerksam zu beobachten, weil sie der Ausgang für weitere Klärungen sein können. Die häufigsten Formen sind: Nicht einschlafen zu können – zu früh und evtl. mehrfach wieder aufwachen – Unruhe während des Schlafs – erhöhte Störbarkeit – ungenügendes Erholungsergebnis.
Die Schlafstörung ist zumeist nur ein Symptom neben anderen Zeichen gesundheitlichen Gestörtseins. Der Versuch, organische (gemeint sind hirnorganische) von funktionellen Formen der Schlafstörung zu unterscheiden, ist nur bedingt möglich. Am ehesten können wir zurecht vom organischen Bedingtsein sprechen, wenn die Schlafschwierigkeiten erstmals im Anschluß an einen Schlaganfall aufgetreten sind. Die Hirnbezirke, in denen die komplizierten Vorgänge bei der Regelung von Schlaf und Wachsein geregelt werden, wurden hier durch das Ereignis geschädigt. Ähnliche Folgen können in anderen Fällen durch entzündliche Reizung bzw. schleichend oder periodisch auftretenden Sauerstoffmangel der Hirnzellen ausgelöst werden.

Bei manchen Psychosen, insbesondere den depressiven Verstimmungen, gehören Schlafstörungen fast immer zum Krankheitsbild.
Die mit Abstand häufigsten Formen der Schlafstörung sind die sogenannten „nervösen“ und die durch das Umfeld des Betroffenen hervorgerufenen Beeinträchtigungen.
Bei den nervösen Schlafstörungen sind es vor allem unbewältigte Lebensprobleme, die nachts quälender empfunden werden als unter den Ablenkungen des Tages.
Wenn Schlafstörungen in den letzten Jahrzehnten so außerordentlich zugenommen haben, so liegt dies ganz vorwiegend an den wenig schlaffreundlichen Umweltbedingungen, unter denen wir z. T. leben. An äußeren Faktoren sind vor allem Lärm aus unterschiedlichen Quellen und irritierende Lichteinwirkungen zu nennen. Auch der mit den natürlichen Lebensrhythmen oft schwer zu vereinbarende Terminkalender stellt in dieser Sicht schwierige sozialhygienische Probleme.
Unabhängig von den jeweils im Vordergrund stehenden speziellen Schlafbelastungen bleibt die Herstellung einer schlaffreundlichen Umgebung, wie es im folgenden ausgeführt wird, stets eine wichtige Voraussetzung für das Wiedergewinnen eines gesunden Schlafs.
Neben dem Bemühen, durch äußere Maßnahmen Abhilfe zu schaffen, führt manchmal der Versuch weiter, die innere Einstellung zu irgendwelchen Störungen zu ändern. Oft ist viel weniger die Lautstärke für die Beeinträchtigung des Schlafs entscheidend als die Frage, ob wir innerlich gegen das Geräusch protestieren, es akzeptieren oder gar sympathisch finden können, also etwa das Schlagen einer nahen Turmuhr, das Rauschen eines Baches oder das Atmen eines schlafenden Kindes.
Ein anhaltendes Schlafdefizit ist mit dem Aufrechterhalten voller Gesundheit nicht vereinbar. Daher bedarf jede schwere Schlafstörung der Abhilfe.
Schlafpflege. Zum Wiedererlangen eines gesunden Schlafs sollte man darüber nachdenken, welche Ursachen für das Gestörtsein in Frage kommen. Oft sind es Probleme einer wirklichen – oder vermeintlichen Lebenskrise, die Abhilfe verlangen und ohne die alles übrige, was es zu tun gibt, zweitrangig bleibt.
Beim Überprüfen der Lebensverhältnisse ist auch an Fehler in der Diätetik und im Genuß anregender Getränke zu denken. Durch Kleinhalten und Vorverlegen der Abendmahlzeit werden oft Einschlafhindernisse beseitigt. Zu spät im Laufe des Tages genossener Kaffee, mehr noch Tee, stören den Schlaf oft empfindlich.
Zur allgemeinen Regel für Schlafgestörte gehört es, störende Faktoren so gut wie möglich auszuschalten. Hinzu können schlaffördernde Maßnahmen, namentlich aus dem Bereich der Physiotherapie kommen. Vielleicht ist für manchen auch das autogene Training der Weg, die Schlafbereitschaft wieder herzustellen.
Beim Wiedereinspielen eines gestörten Lebensrhythmus ist es wichtig, gewisse allgemeine Regeln zu beachten: Gleichmäßigkeit in der Wahl der Zeitpunkte und in allen Einzelheiten bei der Durchführung schlaffördernder Maßnahmen bieten die Aussicht, das Prinzip der bedingten Reflexe nutzbar zu machen. Es handelt sich somit um ein regulationsförderndes Vorgehen, das sich deutlich abhebt von dem gewohnheitsmäßigen Gebrauch der Schlafmittel. Besonders wichtig und wirksam ist diese Regel für die Betreuung von Kindern, deren Schlaf leicht störbar ist. Ein

gleichbleibendes abendliches Einschlafritual leistet hier viel, die Schlafbereitschaft herbeizuführen.
Für Menschen, deren Beruf und sonstige Lebensgewohnheit zur Bewegungsverarmung geführt hat, oder die vielleicht das Bedürfnis haben, über unaufgearbeitete Erlebnisse des Tages noch einmal mit dem Partner zu sprechen, ist ein abendlicher Spaziergang eine gute Art, den Tag abzuschließen und Bereitschaft zum Schlaf herzustellen. Voraussetzung ist freilich eine hierfür geeignete Wohnlage.
Wenn die im folgenden gegebenen Empfehlungen nicht in einer angemessenen Zeit zum Erfolg führen sollten, darf nicht ein resignierender Schluß gezogen werden, ein regelmäßiger Schlafmittelgebrauch sei nicht zu umgehen. Es ist hier vielmehr zu überlegen, ob nicht eine langfristig angebahnte allgemeine Störung der Lebensrhythmen das übergeordnete Problem darstellt. Hier kann es sein, daß umfänglichere Anwendungen, etwa wie sie im Kapitel „Eine Kur zu Hause“ dargestellt wurden, notwendig geworden sind.
Lärmbelästigungen während der Schlafzeit können – falls es nicht gelingt, ihnen auszuweichen – durch Schaumstoff-Ohrtampons gemildert werden. Die in neuerer Zeit entwickelten Formen sind verhältnismäßig angenehm zu tragen.
Über die Beschaffenheit der Luft im Schlafraum ist sorgsam zu wachen. Sie sei kühl und frisch, nicht zu trocken. Das Lüften des Raums vorm Schlafengehen genügt oft nicht, um optimale Luftverhältnisse für die ganze Nacht zu schaffen. Wer das Schlafen bei offenem Fenster wegen unbekömmlichen Luftzuges fürchtet, sollte sich nicht scheuen, zu einer schützenden Haube aus Seide oder Wolle zu greifen. Für manchen hat sie über den Wärmeschutz hinaus schlaffördernde Wirkungen.
Die richtige Beschaffenheit der Matratze kann für die Ausschaltung schlafstörender Mißempfindungen entscheidend sein. Wer zu Wirbelsäulenbeschwerden, welcher Art auch immer, neigt, ist von der Art der Lagerung während der Nacht besonders abhängig. Oft sagt das Wohlgefühl während einer kurzen Lageprobe zu wenig darüber aus, ob sich die Unterlage auch beim mehrstündigen Liegen bewähren wird. Im Schlaf wandeln sich die Spannungsverhältnisse der Rumpf- und Schultermuskulatur, wodurch sich die gegenseitigen Lagebeziehungen der gelenkig verbundenen Teile des Knochensystems verändern können.
Die Untermatratze (der Federboden) soll von mittlerer Elastizität sein. Keinesfalls darf er sich bei Belastung zu stark kuhlenartig durchbiegen. Die Matratzenauflage soll weder zu starken Wärmeverlusten noch zu Wärmestauungen führen und nicht durch eine wasserundurchlässige Oberschicht die Kondensation von Schweißfeuchtigkeit fördern.
Die Neigung des Kopfteils und der Gebrauch von Kopfkissen sind individuell zu erproben. Insbesondere bei Neigung zu Aufwachkopfschmerzen sollte man prüfen, ob diese Leiden nicht durch eine individuell falsche Lagerung des Kopfes bedingt ist. In vielen Fällen hilft ein etwas höheres Kopfpolster.
Einige Vorschläge für physiotherapeutische Hilfen zur Schlafförderung. Das abendliche wechselwarme Fußbad hilft bei der Umstellung der vom sympathischen Nervensystem bestimmten Leistungsphase auf Entspannung und Erholung. Es hilft zugleich, im Kopf und den übrigen Oberkörperorganen gestaute Blutmengen zu verlagern und bewährt sich daher bei Schreibtischarbeitern, de-

nen es nicht gelingen will, Folgen intensiver und/oder psychisch erregender Tagesarbeit rechtzeitig abklingen zu lassen. Menschen mit Neigung zu Hochdruck sind hier besonders angesprochen.
Das ansteigende Fußbad läßt die Wirkung noch etwas milder gestalten, wirkt im übrigen ähnlich.
Eine schöne Übergangshilfe vom angeregten Tageswachzustand zur Schlafphase ist das Zimmerluftbad. Man steht dabei nackt am geöffneten Fenster, macht einige vertiefte Atemzüge und führt mit der flachen Hand langsam und rhythmisch Streichungen des ganzen Körpers durch. Das gleiche empfiehlt sich auch bei vorzeitiger Schlafunterbrechung mit dem Gefühl der Herzunruhe.
Die entspannende Wirkung des über Nacht angelegten Prießnitzschen Leibwickels (S. 119) wirkt sich auch als Hilfe zum Vertiefen des Schlafs aus. Man wird hierzu besonders gern greifen, wenn Mißempfindungen (Spasmen) an den Bauchorganen oder wirbelsäulenbedingte Schmerzen in der behandelten Region die Schlafstörung verursachen.
Empfindet der Schlafgestörte unangenehmes Verspanntsein der Schultermuskeln als Hindernis bald einzuschlafen, so können einige weiche Knetungen und Streichungen hilfreich sein. Der Partner umgreift von vorn mit den Händen die Schultern, indem er mit den Handflächen breiten Kontakt sucht und führt – quer zum Muskelverlauf – weiche Knetbewegungen aus. Dauer etwa 1 min.
Abschließend ein Wort zu dem in der Praxis leider am häufigsten gesuchten Ausweg aus der Schlafstörung, dem Gebrauch von Schlafmitteln. Es versteht sich, daß narkotisch wirkende Drogen nicht geeignet sind, in Unordnung geratene Lebensrhythmen wieder herzustellen. Es sollten daher zunächst alle Möglichkeiten ausgeschöpft werden, an den Ursachen des Leidens anzugreifen und durch Pflege eines schlaffreundlichen Milieus zum Erfolg zu kommen. Hierzu gehört auch, daß man sich – nicht willensbetont – ganz dem Schlaf zuwendet. Würde man versuchen, den Schlaf willentlich herbei zu zwingen, so dürfte sich auch hier die allgemeine psychologische Erfahrung von der das Gegenteil bewirkenden Anstrengung erweisen. Entspannungshilfen, wie das autogene Training, können herangezogen werden. Erst wenn es nicht gelingt, zum Erfolg zu kommen, sollte überlegt werden, ob ein zusätzliches Medikament als Starthilfe in Frage kommt. Es ist Aufgabe des Arztes zu entscheiden, ob jeweils ein Mittel zur Erhöhung der Schlafbereitschaft, ein Einschlaf- oder ein Durchschlafmittel angezeigt ist.

Störungen der Schleimhautfunktionen

Wie die Haut unseres Körpers, sind auch die Schleimhäute als Grenzschicht zwischen dem Körperinneren und dem Außen zu sehen. Das Körperinnere ist dabei als der geschlossene Raum verstanden, dessen Teile vom Blut und der Lymphe durchströmt werden. Das Außen betrifft die Mundhöhle, die Atemwege, Hohlräume der Verdauungsorgane, einen Teil der Geschlechtsorgane und Harnwege, somit alle Hohlräume des Körpers, die an der Körperoberfläche münden.
Die Schleimhäute sind durch die Eigenschaft gekennzeichnet, durch abgesonderte Sekrete feucht gehalten zu werden. Man wird die Frage stellen müssen, wie-

weit es begründet ist, von „den" Schleimhäuten des Körpers als einheitlichem Organsystem zu sprechen. Gemeinsam ist offenbar der Bedarf an gewissen lebenswichtigen Schutzstoffen, deren Fehlen in der Nahrung Auffälligkeiten der Schleimhäute oft an mehreren Organsystemen zugleich verursacht. So gehören Schleimhautschäden zu den typischen Zeichen der ungenügenden Zufuhr der Vitamine A, C, B_2, B_6. Die Symptome betreffen im einzelnen ein Nachlassen der ständigen Zellerneuerung. Das Entstehen von Rissen und Blutungsneigung sind die Folgen. Auch die Abwehrfähigkeit gegenüber Krankheitserregern ist an diesen Grenzflächen zwischen Außenwelt und Körperinneren herabgesetzt. Dies führt zu erhöhter Infektanfälligkeit und der Neigung zu örtlichen Entzündungen.

Neben Gemeinsamkeiten der Eigenschaften und Bedürfnisse aller Schleimhäute gibt es zahlreiche Besonderheiten in den einzelnen Organsystemen; sie ergeben sich aus dem anatomischen Bau wie den speziellen physiologischen Funktionen. Aber auch die natürlichen Beanspruchungen und Gefährdungen durch Einflüsse der Umwelt und/oder unser fehlerhaftes Verhalten sind von Organ zu Organ verschieden.

Die Schleimhäute der Luftwege. Den Schleimhäuten der oberen Luftwege (Nase, Rachenraum) kommt hohe Bedeutung bei der Klimatisierung der Einatmungsluft zu. Durch den engen Kontakt der einströmenden Luft mit den vielgestaltigen Oberflächen der Nasenschleimhäute wird die Atemluft innerhalb eines erstaunlich weiten Außentemperaturbereichs der Körperwärme angeglichen und zugleich mit Wasser gesättigt. Die Temperaturanpassung gelingt sowohl bei Außentemperaturen von −30 °C wie bei 100 °C. Diese Klimatisierungsleistung der oberen Luftwege ist die Voraussetzung dafür, daß so empfindliche Teile wie die feinsten Bronchien und die Lungenbläschen vor unverträglichen Temperaturen oder vor Austrocknungsschäden geschützt werden. Das Funktionieren dieses Vorgangs hängt von einer sehr elastischen Anpassung der Schleimhautdurchblutung ab, erfolgt doch auf diesem Wege jeweils die erforderliche Wärmezu- oder -abfuhr. Auch die Einstellung des Sekretstroms zur Feuchtesättigung der Luft ist u. a. von der Zuführung des Wassers über das Gefäßsystem abhängig.

Eine weitere wichtige Schleimhautfunktion ist die Luftfilterung. Die Befreiung der Atemluft von festen und flüssigen Schwebstoffen schützt die feinen Endaufzweigungen des Bronchialbaumes. Nach einer Arbeit in staubiger Luft können wir uns an der Markierung unseres Taschentuchs und der Farbe des abgeräusperten Bronchialsekrets drastisch von diesem Luftreinigungsvorgang überzeugen.

Eng verknüpft mit der Verhaftung der Schwebstoffe an den Schleimhautoberflächen ist deren Abtransport. Er erfolgt vor allem durch die Arbeit der Flimmerzellen. Kleine haarförmige Fortsätze dieser Zellen sind ständig in einer schwingenden Bewegung, die in der Richtung auf den Rachen erfolgt und den abgesonderten Schleim mitsamt den darauf haftenden Fremdkörpern transportiert. So wird ein Schleimfilm wie ein Fließband mit einer Geschwindigkeit von 20 mm in der Minute zu den Ausführungsgängen des Bronchialsystems bewegt.

Eine dritte wichtige Funktion sind die Abwehrleistungen der Schleimhäute. Ausgestattet mit der Eigenschaft einer „gerichteten Durchlässigkeit" können die Nasenschleimhäute zwar Stoffe passieren lassen, sie können aber auch als schädlich erkannte Substanzen (Bakterien, Viren) „unschädlich" machen, das heißt ver-

nichten, bevor sie in das Blut gelangen und etwa eine Allgemeininfektion hervorrufen.
Als Träger zahlreicher Nervenfühler (Rezeptoren) vermitteln die Schleimhäute nicht nur Geruchsempfindungen, sie sind auch beim Ingangsetzen zahlreicher Reflexvorgänge beteiligt. Es seien nur genannt: der dem Sekretabwurf dienende Hustenreflex, atemfördernde und hemmende Reflexabläufe, den Sekretstrom beeinflussende Steuerungsvorgänge. Zum Teil handelt es sich um Schutzvorgänge für den Organismus, die bei bestimmten Gefährdungen von außen in Gang gesetzt werden.
Beim Erörtern der Störungsmöglichkeiten für diese vielfältigen Funktionsabläufe müssen wir an das Unausgewogensein schonender und belastender Prinzipien denken. Eine „Ver"schonung, d. h. ein unverträglicher Mangel an funktionstrainierenden Temperaturreizen entsteht für viele Menschen im Blick auf die Klimatisierungsleistung der oberen Luftwege. Beim Leben ausschließlich in vollklimatisierten Wohn-, Arbeitsräumen und Verkehrsmitteln reicht der funktionsunterhaltende Temperaturwechsel im Alltag nicht aus. Eine Neigung zu Erkältungskrankheiten ist die Folge.
Möglichkeiten der Abhilfe werden in einem eigenen Kapitel behandelt (S. 185).
Die Überlastung der Schleimhäute an den Atemwegen durch Verunreinigungen der Luft ist vor allem in den Industriestaaten zu einem dringlichen Problem geworden. Die Häufung von Staublungenerkrankungen und chronischen Katarrhen der Luftwege mit ihren Folgeleiden (Emphysem, Herzversagen) werden dadurch hervorgerufen. Ein entscheidender Teilvorgang bei der Krankheitsentstehung ist die Lähmung der Zellfortsätze, auf deren Bewegung der Abtransport des Schleims und der auf ihm haftenden Schadstoffe beruht. Das verlängerte Verweilen vor allem krankhaft veränderter Sekrete führt oft zu Zersetzungsvorgängen innerhalb der Bronchialwege und so zu zusätzlichen toxischen Reizungen. Repräsentative Untersuchungen haben ergeben, daß chronische Katarrherkrankungen bzw. die erhöhte Anfälligkeit der Schleimhäute an den Luftwegen in industriellen Ballungsgebieten häufiger vorkommen als in vorwiegend ländlichen Bezirken.
Die Überlastung der Schleimhäute kann jedoch auch infektbedingt sein. Vor allem im Kindesalter kann eine überhöhte Ansteckungsmöglichkeit mit viralen oder bakteriellen Katarrherregern zur Häufung akuter Infekte führen. Die vollkommene gewebliche Wiederherstellung der Schleimhäute nach den einzelnen Infektschüben wird verhindert. Darüber hinaus kann es zur Erschöpfung des gesamten Abwehrsystems kommen. Über die sinnvolle Anwendung physiotherapeutischer Verfahren beim akuten Infekt bzw. bei der vorbeugenden Behandlung wurde gesondert berichtet (S. 187 u. 59). Die erforderlichen Maßnahmen sind im einzelnen: Vermeiden der Ansteckungsmöglichkeiten – richtige Behandlung im akuten Krankheitsfall – pflegerische Maßnahmen für die versagenden Schleimhäute und schließlich Anheben der allgemeinen Infektabwehr durch vernünftigen Gebrauch von Mitteln der Physiotherapie.

Störungen der Verdauungsfunktionen

Die Verdauung dient der Aufschließung der Speisen bis zu den Ausbaustufen, die von der Darmschleimhaut aufgenommen werden können, um von dort über die Blut- und Lymphbahnen den einzelnen Organen zugeführt zu werden. Auf dem Wege in den Großen Kreislauf passiert das mit den Nährstoffen beladene Pfortaderblut die Leber. Hier erfolgt – wie in einem großen biochemischen Labor – der Umbau der Nahrung entsprechend den speziellen Energie- und Baustoffbedürfnissen des Gesamtorganismus.

Zum Verdauungsgang gehören im einzelnen die Zerkleinerung der Speisen, ihre Durchmischung und der fermentative Abbau mit Hilfe der Verdauungssäfte. Diese werden teils von den großen Verdauungsdrüsen (Speicheldrüsen, Pankreas, Leber), teils von Zellen der Magen- und Darmschleimhäute abgesondert. Der nicht aufschließbare Rest der Nahrung wird beim Stuhlgang abgesetzt.

Zu einem geregelten Ablauf der Verdauung gehört ein den Bedürfnissen des Körpers und dem Leistungsvermögen der Verdauungsorgane entsprechendes Verhalten des Appetits. Dieser kann bekanntlich akut wie langfristig „verdorben" werden; er läßt sich aber auch zu einem sehr zuverlässigen Anzeiger für richtiges Essenverhalten entwickeln.

Eine aufgenommene Speise entzieht sich unserer Wahrnehmung, sobald sie nach dem Schluckakt die Speiseröhre passiert hat. Erst wenn der unverdauliche Rest im Enddarm angelangt ist, tritt sie mit der Auslösung von Stuhldrang wieder in unser Bewußtsein. Dieser stille Ablauf, frei von allen Mißempfindungen an irgendeinem Teil des Verdauungsapparates kennzeichnet am besten die geregelte Verdauung.

Einer besonderen Charakteristik bedarf jedoch die Stuhlfunktion:

- Der Stuhlgang sei regelmäßig, möglichst um die gleiche Tageszeit, etwa morgens kurz nach dem Aufstehen.
- Die Entleerung erfolge 1–2mal amTage. Für die Stuhlhäufigkeit ist der Gehalt der Kost an unverdaulicher Rohfaser von entscheidender Bedeutung. Diese bestimmt durch ihre Menge und ihre Wasserbindungsfähigkeit weitgehend Volumen und Konsistenz des Stuhls. Je reicher die Kost an pflanzlicher Rohfaser, also Obst, Gemüse, Salaten, Vollkornprodukten, desto häufiger werden physiologischerweise die Stuhlentleerungen sein.
- Die Stuhlentleerung wird als ausreichend empfunden.
- Der Stuhlgang erfolge spontan, also ohne besondere Hilfsmittel, insbesondere Abführmittel.
- Nach Menge, Form, Farbe, Geruch und optisch erkennbaren Bestandteilen sei der Stuhl unauffällig.

Die Passagedauer der Speisen läßt sich unschwer ermitteln. Man nimmt während einer Mahlzeit eine sich farblich markierende Speise (Blaubeeren) oder 2 Teelöffel voll rohe Reis- bzw. Weizenkörner und stellt die Stundenzahl fest, bis die Markierungen im Stuhl sichtbar werden. Die normale Passagezeit liegt zwischen 20 und 40 Stunden.

Der Verdauungsgang setzt auf dem langen Weg von der Mundhöhle bis zum Enddarm das Zusammenspiel einer Fülle von sehr unterschiedlichen Teilfunktionen voraus. Er erhält eine besondere Note durch die hohe Abhängigkeit von bewußten oder unbewußten psychischen Vorgängen. Es ist kein Zufall, daß Pawlow für seine klassischen Studien über den Einfluß der „höheren Nerventätigkeit“ auf Funktionen innerer Organe besonders gern das Modellbeispiel der Magensaftabsonderung wählte. Hier konnte er zeigen, wie Wut- oder Angstreaktionen prompt zum Versiegen des Saftflusses führten, während die frohe Erwartung einer Mahlzeit die sezernierenden Drüsen anregten.

Wenn wir den Ursachen irgendwelcher Schwächen oder Störungen unserer Verdauung nachgehen wollen, so müssen wir auch an Zusammenhänge mit unseren Stimmungen und/oder Erlebnissen denken.

Oft gehen die Prägungen solcher Reaktionsweisen bis in die Kindheit zurück und sind uns selbst nicht bewußt. In manchen Fällen bedarf es der sorgfältig analysierenden Arbeit eines Psychotherapeuten, um ursächliche Erlebniszusammenhänge aufzudecken.

Zur Ermittlung der Ursachen von Verdauungsschwierigkeiten oder auch nur der individuellen Belastbarkeit der Verdauungsorgane kann die sorgfältige Selbstbeobachtung viel beitragen. Es stellen sich dabei Fragen, deren Beantwortung oft schon die entscheidenden Hinweise auf ein zweckmäßigeres diätetisches Verhalten gibt. Nachfolgend einige Feststellungen zu den wichtigsten Zeichen bei gestörtem Ablauf der Verdauung:

- Appetitlosigkeit. Der Appetit, das lustbetonte Nahrungsverlangen, ist ein besonders empfindlicher Anzeiger für Bereitschaft und Leistungsfähigkeit der Verdauungsorgane. Im Appetitverlust können sich körperliche wie seelische Ursachen ausdrücken; er kann sich zum Widerwillen gegenüber einzelnen oder allen Speisen steigern. Seine Bewertung ist ganz unterschiedlich.

  Das spontane Ablehnen der Nahrung kann ein sehr nützliches instinktives Verhalten bedeuten. Dies gilt vor allem bei akuten, z. B. fieberhaften Erkrankungen. Kinder beweisen dabei oft einen sichereren Instinkt als Erwachsene. Die Zweckmäßigkeit der Nahrungsenthaltung liegt hier nicht nur in der Entlastung von Verdauungsorganen. Durch eine Ernährungspause werden auch die Abwehrleistungen des Körpers gegenüber Krankheitserregern meßbar gesteigert.

  Anders ist der Appetitverlust bei manchen chronischen Leiden und bei psychischer Verursachung, etwa durch eine depressive Verstimmung, zu bewerten. Hier kann es angezeigt sein, durch anregende Speisen und Kräutertees die Funktionsbereitschaft der Verdauungsorgane anzuregen. Betrifft die Ablehnung jedoch ganz spezielle Speisen, so sollte man auch in diesem Fall sorgfältig prüfen, ob sich in dieser Abneigung nicht ein durchaus zweckmäßiges Entlastungsbedürfnis für eine spezielle Verdauungsleistung verbirgt.
- Belegte Zunge. Zungenbelag kann Begleitzeichen einer akuten Magenverstimmung wie auch eines chronischen Magenkatarrhs sein. In der Regel ist in diesem Fall auch die Absonderung der Verdauungssäfte beeinträchtigt. Normalerweise wird die Zunge während einer längeren Essenspause belegt, um sich bei Wiederaufnahme von Nahrung rasch zu reinigen.
- Bauchschmerzen. Schmerzen im Bereich des Leibes gehören zu den vieldeutigsten Beschwerden überhaupt. Ihre Abklärung erfordert zumeist eine sorgfältige ärztliche Untersuchung, die in vielen Fällen durch spezielle diagnostische Maßnahmen, wie Röntgenuntersuchung einzelner Organe, zu ergänzen ist. Der

vom Schmerz Betroffene kann durch genaue Beobachtung der Eigenschaften „seines" Schmerzes Entscheidendes zur Klärung der Ursachen beitragen. Die Lokalisation: ständig gleichbleibend oder wandernd bzw. ausstrahlend, oder ganz unbestimmbar; der Schmerzcharakter: dumpf, bohrend, krampfartig; Abhängigkeit vom Essen: ein „Nüchternschmerz", ob sofort nach dem Essen auftretend oder erst nach längerer Zeit; abhängig von der Qualität der Speisen: z. B. auftretend nach fetten Mahlzeiten, nach konzentrierten Süßigkeiten, nach grober Kost, wie Kohl und Hülsenfrüchte, nach Alkohol. Gibt es Provokationen anderer Art, die immer wieder beobachtet werden, bestimmte Bewegungen, Tiefatmen, Unterkühlung der Füße. Tritt der Bauchschmerz zusammen mit anderen Störungszeichen auf, wie Sodbrennen – Brechreiz – Dunkelwerden des Harns oder besonders reichliche Absonderung sehr hellen Urins – Durchfall – helle Verfärbung des Stuhls – Blut- oder Schleimbeimengungen im Stuhl?

Diese und manche andere Beobachtungen können wichtige Mosaiksteine zum Gesamtbild des Bauchschmerzes sein und zu seiner Klärung beitragen.

Die genannten Zeichen haben ihr Gewicht einmal durch die unmittelbare Belästigung, die sie bedeuten. Störungen im Verdauungsgang können jedoch darüber hinaus zu Lebensbelastungen werden. Es sei hier nur auf eine solcher Möglichkeiten der Störung hingewiesen:

Die Fehlresorption. Der zu rasche Transport des Speisebreis durch den Dünndarm oder auch Schäden an der Darmschleimhaut können Ausfälle im Aufsaugen von Nährstoffen, Vitaminen und Mineralsalzen zur Folge haben, so daß – selbst bei richtig zusammengesetzter Kost – Mangelzustände entstehen. Eine besonders häufige Ursache hierfür ist die Schleimhautreizung durch chronischen Abführmittelmißbrauch. Aber auch belastende Eß- und Trinkgewohnheiten können dazu führen.

Die Folgeerscheinungen ungenügender Verwertung sind unterschiedlich, je nachdem welche Anteile der Nahrung vorwiegend betroffen sind. Steht eine Verwertungsstörung der Fette im Vordergrund, so droht ein Mangel an den fettlöslichen Vitaminen (A, D, K) aufzutreten. Die daraus entstehenden Funktionsausfälle zeigen sich in Sehstörungen (Nachtblindheit), Störungen des Knochenstoffwechsels mit Erweichungsfolge (Osteomalazie) und schließlich in Blutungsneigungen. Die im Darm unresorbiert bleibenden freien Fettsäuren verbinden sich mit den Kalziumsalzen der Nahrung zu unlöslichen Kalkseifen und können so einen Kalziummangel hervorrufen.

Wird die Aufsaugung der wasserlöslichen Vitamine, insbesondere des Vitamin-B-Komplexes, gehemmt, so pflegen vor allem die Funktion des Nervensystems und der Blutbildung betroffen zu sein. Verwertungsstörungen des Eisens in der Nahrung rufen spezielle Formen der Blutarmut (Eisenmangelanämie) hervor.

Das Beispiel der Resorptionsstörungen zeigt, wie eine anfangs vielleicht nicht ernstgenommene funktionelle Störung durchaus zur Ursache schwerwiegender Krankheitsentwicklungen werden kann.

Physiotherapie bei Verdauungsstörungen

Mit einer entsprechend angepaßten Ernährung lassen sich Störungen im Verdauungsgang verständlicherweise entscheidend beeinflussen. Wo erforderlich, ist mit

Hilfe der Kost das Prinzip der Schonung entlastungsbedürftiger Verdauungsorgane ideal zu verwirklichen, aber auch das Wiedereinspielen gestörter Funktionsabläufe ist Aufgabe einer kunstgerecht nach dem Prinzip des Funktionstrainings aufgebauten Diät.
Mit Hilfe eines entsprechenden Kostplans lassen sich die durch Allergie oder durch Lücken in der Bildung von Verdauungsfermenten entstehenden Störungen vermeiden. Schließlich ist es durch eine gerichtete Ernährung möglich, Entgleisungen im inneren Darmmilieu vorzubeugen, seien diese mit verstärkten Fäulnis- oder Gärungsvorgängen verbunden.
Die physikalischen Verfahren der Physiotherapie haben ihr Anwendungsgebiet dort, wo es Schmerzen, Unregelmäßigkeiten in der Spannungslage und im Bewegungsablauf der Verdauungsorgane zu beeinflussen gilt.
So kann die in einer Serie angewandte Dampfkompresse den zur Kolik gesteigerten Krampf der Gallenblase lösen, der langliegende Leibwickel den entzündlich oder nervös bedingten Reizzustand des Magen-Darmorgans zum Abklingen bringen.
An dem wichtigen Beispiel der chronischen Stuhlträgheit wurde eine physiotherapeutische Behandlungsregie ausführlicher dargestellt (s. Kap. 16).

Nervliche Überforderungen

Manch einer empfindet es unbefriedigend, von diesen vielfältigen Funktionsstörungen im Vorfeld des Krankseins oder vielleicht schon „Krankheit“ selbst zu sprechen. Es erscheint ihm alles zu wenig konkret. Er möchte viel lieber eine Krankheit mit wohl abgrenzbaren Symptomen, gewissermaßen ein geschlossenes Krankheitsbild wie die Lungenentzündung gelten lassen.
Die Vielfalt der hier in Frage kommenden Störungen erklärt sich zwanglos daraus, daß es sich um ein Funktionsversagen in Teilen des Nervensystems, vor allem im vegetativen Bereich, handelt. Da alle Funktionskreise unseres Körpers nervlich gesteuert werden, sind Funktionsbeeinträchtigungen jedes einzelnen Organs und fast unendlicher Kombinationen solcher Störungen möglich.
Bedeutungsvoll ist jedoch die Frage, durch welche Bedingungen die Störungen ausgelöst werden können und welche ursächlichen Zusammenhänge im konkreten Fall zu sehen sind. Nur so ergeben sich Leitlinien für ein erfolgversprechendes, an den Ursachen angreifendes Vorgehen.
Oft gebrauchte Bezeichnungen, die den Inhalt dessen, von dem hier gesprochen werden soll, ausdrücken, deuten die Art des Gestörtseins an, so z. B. die Diagnose „Vegetative Dystonie“, andere verallgemeinern einen der in Frage kommenden Ursachenfaktoren oft allzusehr, indem sie vom „nervösen Überforderungssyndrom“ sprechen. Nicht deckungsgleich mit unserem Thema, doch dessen Inhalte oft berührend, ist der Begriff des „psychosomatischen Leidens“. Dieser betont die untrennbaren Zusammenhänge von Erleben, körperlichen Funktionsabläufen nahezu aller Art und dem Gestörtwerden dieser Vorgänge.
Zwei Bemerkungen über die Einstellung zu den subjektiv empfundenen und/oder objektiv nachgewiesenen Symptomen: Diese Zeichen sind oft durch die Flüchtig-

keit ihres Auftretens gekennzeichnet. Sie kommen und gehen, ohne daß der Betroffene weiß, warum. Oft hat er aber die Auslöser genau erfahren: „Ich kann in dieser oder jener Situation geradezu darauf warten, daß die Beschwerde eintritt."
Die Vorgänge, um die es sich handelt, spielen sich zum Teil an den Muskeln ab: Spasmen oder Erschlaffen der glatten Muskeln an den Verdauungsorganen, an den Bronchien, oder in den Wänden der Blutgefäße; oder es ist ein lästiges Gespanntsein in den Halte- und Bewegungsmuskeln. Es werden Schmerzen empfunden im Kopf oder an irgendwelchen inneren Organen. Rhythmische Abläufe können gestört sein: Unregelmäßigkeiten des Herzschlages, der Atmung oder des Schlaf-Wachrhythmus.
Wenn man selbst etwas tun will, um sich aus einer solchen Bedrängnis zu befreien, wird es ohne Nachdenken über sich selbst und die eigenen Lebensverhältnisse nicht gehen. Des weiteren werden wir Entschlossenheit und Ausdauer aufbringen müssen, um das Erforderliche gründlich zu tun.
Zu nervlicher Überforderung führende Lebensumstände hat es immer gegeben. Die Häufigkeit dieser Störungen hat jedoch unverkennbar zugenommen.
Auf uns ist daher die Aufgabe zugekommen, durch bewußte Lebensführung, wo erforderlich Ausgleich zu schaffen gegenüber Ungleichgewichten der funktionellen Lebensreize. Dies kann die Förderung von Aktivitäten bedeuten, wo Reizverarmungen vorliegen (z. B. Bewegung oder Anpassung an unterschiedliche Temperaturverhältnisse). Es erfordert Erlernen und Anwenden von Verfahrensweisen, durch die das Übererregtsein gedämpft und das Erholungsgeschehen gefördert wird. Der reiche Schatz physiotherapeutischer Verfahren hat hier viel anzubieten. Es sei daran erinnert, daß die psychische und vegetative Belastbarkeit unseres Organismus umso größer ist, je mehr wir in unserer allgemeinen Körperverfassung „fit" sind.

Abwehrschwäche

Bei der Beobachtung vieler Menschen fällt in ihren gesunden und kranken Tagen das durchaus individuelle Verhalten gegenüber Infekten auf. Während der eine in hohem Grad anfällig ist gegenüber Ansteckungsmöglichkeiten, gibt es andere, die sich in vergleichbaren Verhältnissen nie infizieren, zum mindesten über viele Jahre nie erkennbar an einem Infekt erkranken.
In der Tat sind die Fähigkeiten, Infekte abzuwehren und die Art eingedrungener Krankheitserreger zu begegnen, von Mensch zu Mensch unterschiedlich.
Der Widerstandsfähigkeit, der „Immunlage", liegen verwickelte Vorgänge zugrunde. Wir sprechen von einer erworbenen, spezifischen Feiung, oder Immunität, wenn der menschliche Organismus durch Überstehen einer Infektionskrankheit die Eigenschaft erworben hat, eine weitere Infektion gleicher Art abzuwehren. Diese erworbene Fähigkeit dauert oft zeitlebens. So erkrankt ein Mensch in der Regel nur einmal an Masern, Röteln oder Scharlach.
Die Fähigkeit, gegen einen bestimmten Krankheitserreger gerichtete Abwehrmechanismen entwickeln zu können, macht man sich bei der vorbeugenden Impfung

zunutze, indem man den Menschen mit Wirkstoffen der Erreger oder abgeschwächten Erregern selbst in Berührung bringt und so die Bildung spezifischer, also gegen den betreffenden Erreger wirksamen „Antikörper“ anregt, ohne daß es zu einer eigentlichen Erkrankung kommt. Nicht selten entwickelt sich auch eine spezifische Immunität über den Vorgang der „stillen Feiung“. Man versteht hierunter die Berührung mit den betreffenden Erregern im täglichen Leben, ohne daß eine spürbare Erkrankung entsteht. Vielleicht verlief hier der Vorgang der Immunisierung nur mit Zeichen einer kleinen Unpäßlichkeit, die nicht weiter vermerkt wurde.

Neben dieser erworbenen spezifischen Immunisierung gibt es jedoch eine „unspezifische Immunität“, die in unserem Zusammenhang vor allem interessiert. Menschen mit so guten Abwehreigenschaften ragen nicht nur durch ihre geringe Neigung hervor, sich bei gegebener Möglichkeit anzustecken. Der Verlauf eines erfolgten Infektes ist bei ihnen besonders günstig, ohne Komplikationen und nicht lebensbedrohend.

So gesichert dieses individuell unterschiedliche Verhalten ist, so wenig können wir die zugrunde liegenden Vorgänge im einzelnen erklären. Selbst die Frage, wie weit vererbte Faktoren an diesem unterschiedlichen Verhalten der Menschen teilhaben, ist noch offen. Es lassen sich jedoch sowohl aus klinischen Krankheitsverläufen wie aus experimentellen Beobachtungen Hinweise für das praktische Verhalten bei Infektabwehrschwäche ableiten. Liegt eine Infektabwehrschwäche vor, so sollte zunächst die Frage gestellt werden, ob Unzulänglichkeiten der Ernährung schuld sein können. Die Prüfung muß sich sowohl auf die Zusammensetzung der Dauerernährung, wie auf das diätetische Verhalten während eines akuten Infektes beziehen. Die Verhältnisse in manchen Entwicklungsländern beweisen uns täglich, daß Mangel an Eiweiß und anderen lebenswichtigen Nahrungsbestandteilen die Bildung von Abwehrstoffen beeinträchtigt und dadurch sowohl die Ansteckungsgefahr erhöht, wie den Krankheitsablauf sehr ungünstig beeinflußt. Vollwertigkeit der Nahrung im Sinne eines optimalen Gehaltes aller lebenswichtigen Vitamine, Mineralien und Eiweißbestandteile (Aminosäuren) ist daher das wichtigste Gebot. Leider wird dieses – wie uns die repräsentativen Ernährungsbilanzen zeigen, keineswegs ausreichend erfüllt.

Nach dem letzten Weltkrieg konnten wir an unserer eigenen Bevölkerung besonders deutlich die ungünstige Beeinflussung der Infektabwehr durch die Mangelernährung beobachten. Es traten nicht nur um ein Vielfaches häufiger als zuvor Hilustuberkulosen, insbesondere bei Kindern, auf. Auch seit 4 oder 6 Jahrzehnten inaktive und als völlig abgeheilt geltende Drüsentuberkulosen flammten oft bei alten Menschen wieder auf, ein in Zeiten normaler Ernährung ganz ungewohnter Vorgang.

In der Situation eines akuten Infektablaufs stellt sich beim normal Ernährten die Frage nach dem optimalen Ernährungsverhalten ganz anders. Die spontane Nahrungsablehnung des Fiebernden veranlaßte der Frage nachzugehen, ob diesem instinktiven Verhalten vielleicht ein biologisch wichtiges Geschehen zugrunde liegt. In der Tat konnte festgestellt werden, daß sich während einiger Fastentage die Fähigkeit, Bakterien abzutöten, in erstaunlicher Weise steigern ließ.

Die auf diesem diätetischen Wege erzielbare kurzfristige Abwehrsteigerung betrifft sowohl die zellgebundenen wie die im Blutplasma enthaltenen „humoralen“

Abwehrstoffe. Es gibt daneben manche andere Gründe anzunehmen, daß unter der Saftdiät akute Infekte mit einer geringen Komplikationsneigung verlaufen.
Eine zweite Möglichkeit, die Abwehrleistungen des Körpers zu verbessern, liegt in der Überwärmungsbehandlung. Das Prinzip, die überhöhte Körpertemperatur als Heilmittel einzusetzen, bewährt sich sowohl bei örtlich begrenzter Anwendung, wie als Überwärmung des Körpers in der Gesamtheit. So läßt sich die sehr lästige Nagelbettentzündung oft durch die Anwendung sehr heißer Tauchbäder zu einem guten Heilungsergebnis führen. Hierbei wird der Finger mehrmals am Tage und jeweils so lange wie zu ertragen, in sehr heißes Wasser getaucht.
Wenn Saunabesucher berichten, daß sie nach dem Übergang zum allwöchentlichen Saunabad ihre frühere Katarrhanfälligkeit verloren haben, so liegt es nahe anzunehmen, daß dieser Erfolg der periodischen Anhebung der Körpertemperatur zu verdanken ist. Besonders intensiv wird hierbei zudem die Schleimhaut an den oberen Luftwegen berührt, also der Eintrittspforte der Katarrherreger.
Durch neue experimentelle Ergebnisse wurden die schon alten Erfahrungen bestätigt, daß durch gute Sauerstoffversorgung des Körpers auch die Abwehrleistungen verbessert werden.
Die Lymphzellen des Blutes sind Träger zellgebundener Abwehrleistungen gegenüber eingedrungenen Krankheitserregern bzw. der als „Fremdkörper" vom Organismus erkannten Stoffe. Im Laborversuch zeigt sich nun, daß diese Fähigkeiten der Lymphzellen deutlich zunehmen, wenn man für gute Sauerstoffverhältnisse in dem Kulturmedium sorgt. Für eine gute Sauerstoffversorgung des Menschen sind mancherlei Faktoren verantwortlich. Neben der Qualität der Atemluft sind die Vollkommenheit der Atemtechnik, das optimale Funktionieren des Blutkreislaufs als Transportmittel bei der Sauerstoffverteilung hervorzuheben. Vor allem das Ausdauertraining mit der besonderen Note, auf gute Atemführung zu achten, ist hier ein Weg (s. S. 157).
Auf die beachtlichen Möglichkeiten, durch systematisches Sonnenbaden die Abwehrleistungen zu steigern, wurde an anderer Stelle hingewiesen.
Es bleibt noch eine alte Erfahrung der Physiotherapie zu erwähnen: Durch das hinreichend langdauernde Einwirken auf große Flächen der Haut ist es möglich, das Verhalten des Abwehrsystems des Körpers positiv zu beeinflussen. Man versucht diese Wirkung durch eine Funktionsanregung der großen Massen weichen Bindegewebes (Mesenchym) zu erklären, mit denen die Haut und das Unterhautzellgewebe ausgestattet ist. Diesen Geweben kommen wichtige Funktionen bei der Infektabwehr und -überwindung zu.
Unter den vielen methodischen Möglichkeiten der Physiotherapie, solche Funktionsanregungen zu geben, möchten wir zwei hervorheben: die langliegenden feuchten Packungen und die intensive, über etwa 30 min vorgenommene Bürstenmassage. Während die Packungen in Form der feuchten ¾-Packung, der „Kurzwickel" und Rumpfwickel, die Methoden der Wahl beim aktuellen Infektgeschehen sind, kommen die Bürstenmassagen vorwiegend zur langfristigen Beeinflussung einer Abwehrschwäche in Frage. Es handelt sich somit mehr um die Methode für die Zeit zwischen den akuten Infektereignissen.
Ungünstiges Reagieren bei der Auseinandersetzung mit einem Infekt läßt sich nicht ausschließlich mit dem Begriff einer Abwehrschwäche oder des Fehlens von Antikörpern umreißen. Es gibt auch abartige Verlaufsformen eines Infektes, bei

der die Entwicklung von Überempfindlichkeitsreaktionen zur Ursache eines ungünstigen Krankheitsverlaufs werden. Die Ursache liegt in einer vom Infekt verursachten Änderung gewisser Zelleigenschaften, insbesondere des Lymphsystems. Die Folge sind oft entzündliche Vorgänge an inneren Organen: Herz, Lungen, Rippenfell oder Gelenke. Auch hier hat sich seitens der Physiotherapie die konsequente Anwendung der feuchten Packungen außerordentlich bewährt.

Wenn man den von außen kommenden Ursachen einer Abwehrschwäche nachgeht, stößt man nicht selten auf das Problem chemisch-toxischer Einwirkungen. Eine Vielzahl chemischer Stoffe, von denen wir heute umgeben sind, kann die Fähigkeit des Infektabwehrsystems beeinträchtigen. Hierzu gehören auch Medikamente, die bei kurzfristigem Gebrauch sehr hilfreich sein können, jedoch nicht geeignet sind, andauernd eingenommen zu werden.

4. Physiotherapie im Krankheitsfall

Die tragenden Säulen der Therapie in der Gesamtmedizin sind die Arzneibehandlung, der chirurgische oder radiologische Eingriff, physikalische Therapie, und Psychotherapie. Jede der genannten Therapiearten ist gekennzeichnet durch besondere Merkmale ihrer Wirkungsweise. Dabei gibt es durchaus Überschneidungen, die bedeuten, daß man ein gestecktes Behandlungsziel oft auf unterschiedlichen Wegen erreichen kann. In anderen Fällen gibt es solche Freiheit der Wahl nicht, weil hier, wegen der besonderen Wirkungsmöglichkeiten nur eine der genannten Therapien zum Erfolg führen kann.
An Hand einiger Beispiele sollen diese Zusammenhänge verdeutlicht werden.
Ein Knochenbruch infolge Unfallverletzung. Die Hauptaufgabe der Behandlung ist hier, den gebrochenen Knochen in die richtige Lage zu bringen und durch fixierende Maßnahmen so ruhig zu stellen, daß der natürliche Heilungsprozeß ungestört verlaufen kann. Diese Versorgung ist eine chirurgische Aufgabe. Der eigentliche Heilungsvorgang verläuft in der Regel spontan und besteht im Zusammenwachsen der gewaltsam zertrennten Gewebe.
Die Physiotherapie kann hier mit ihren Mitteln dazu beitragen, diesen Heilungsvorgang möglichst vollkommen, zeitgerecht und ohne Komplikationen ablaufen zu lassen.
Eine besonders vollwertige Ernährung kann dafür sorgen, daß ein optimales Angebot aller Nahrungsteile gewährleistet ist, die im Baustoffwechsel benötigt werden. Angesichts der Tatsache, daß die Ernährung vieler Menschen den ernährungsphysiologischen Erfordernissen nicht gerecht wird, handelt es sich hier um einen wichtigen Teil der Heilungsförderung.
Nehmen wir an, ein Bein- oder Beckenbruch ist mit einem mehrmonatigen Bettlager bei sehr weitgehender Ruhigstellung der unteren Körperhälfte verbunden. Hier können Methoden der Physiotherapie eingesetzt werden, um durch den Übungsmangel drohende Komplikationen zu vermeiden. Atemübungen sorgen für das Intaktbleiben der Sauerstoffversorgung und die Rückflußförderung des venösen Blutes und der Lymphe. Gymnastische Übungen mit den nicht ruhiggestellten Gliedmaßen erhalten deren Muskelkraft und üben die Kreislauffunktionen. Besondere diätetische Maßnahmen und, falls erforderlich, Darmmassagen erhalten die unter der Ruhigstellung gefährdete Verdauungsfunktion. Durch kalte Abreibungen und Bürstungen des Rückens wird das Auftreten von Lungenstauungen vermieden. Verläuft die Heilung zögernd, etwa aus Altersgründen oder wegen ungenügender Blutzirkulation, so kann durch entsprechende Wasseran-

wendungen auf reflektorischen Wegen die Durchblutung der Gewebe auch unter dem Gipsverband angeregt werden. So führt ein im Bett oder im Sitzen vorgenommenes ansteigendes Unterarmbad zu einer Steigerung der Durchblutung auch an den Beinen.

Ist die Phase der Ruhigstellung des gebrochenen Gliedes überstanden, so gilt es, die Folgen des Bruches und der erzwungenen Ruhigstellung zu überwinden. Hier sind passive und aktive Bewegungsübungen, Maßnahmen der Wasserbehandlung und oft auch spezielle Massagen erforderlich, alles Verfahren der Physiotherapie.

Bluthochdruck. Das Hochdruckleiden ist in den Industrieländern zu einer der häufigsten Krankheiten geworden. Die statistischen Untersuchungen geben Erkrankungshäufigkeiten zwischen 15–28 % der Bevölkerung an. Aus dem raschen Ansteigen der Häufigkeitskurve während der letzten Jahrzehnte kann geschlossen werden, daß Unzuträglichkeiten in der Lebensweise der Bevölkerung beim Entstehen des Hochdrucks eine wichtige Rolle spielen.

Die Erhöhung des Druckes in den Arterien bedeutet für das Herz eine ständige Mehrarbeit. Zugleich wird aus kreislaufdynamischen Gründen die Innenschicht des Herzmuskels schlechter mit Blut versorgt als unter normalen Blutdruckverhältnissen. Zu den häufigsten Folgen des Hochdrucks gehört daher eine Leistungsminderung des Herzens. Symptome, die als Folge einer Leistungsschuld des Herz-Kreislaufsystems auftreten, können in einer Minderung der Ausdauer, in Atemnot oder der Neigung zur Oedembildung Ausdruck finden.

Die in solchem Falle am häufigsten geübte Behandlung besteht in der Verordnung von blutdrucksenkenden Medikamenten und einem Digitalispräparat zur Stärkung des Herzmuskels. Da es sich beim Hochdruck um ein chronisches Leiden handelt, oder zum mindesten mit einer Neigung, auf viele Lebensbelastungen durch Blutdrucksteigerungen zu reagieren, gerechnet werden muß, wird den Patienten in der Regel geraten, die eingeschlagene Arzneibehandlung dauernd beizubehalten. Zumeist bessern sich Befinden und Leistungsfähigkeit des Patienten unter dieser Therapie.

Wie im Kapitel 1 beschrieben, sind auch mit physikalisch-diätetischen Mitteln blutdrucksenkende und auf anderen Wegen kreislaufentlastende Wirkungen zu erreichen. Bei vielen Patienten dieser Krankheitsgruppe wäre es möglich, auf zwei Wegen zu einem gleich guten Behandlungsergebnis zu kommen.

Es gibt Kranke, die mehr auf die eine oder andere Behandlungsart ansprechen. Bemerkenswert ist, daß dies nicht nur vom Schweregrad des Leidens abhängt. Es betrifft oft vielmehr individuelle Eigenschaften der Ansprechbarkeit auf das eine oder andere Behandlungsprinzip.

Es versteht sich, daß in der Situation einer unmittelbaren Lebensbedrohung infolge einer Komplikation des Leidens, etwa durch Herzinfarkt oder Lungenembolie, nach der Möglichkeit der raschesten Hilfeleistung entschieden werden muß.

Die eingesetzten Mittel aus der Diätetik, Wasserbehandlung, aber auch der Verhaltensschulung mit Hilfe von Entspannungsmethoden greifen vielseitig an; sie bieten dadurch Aussicht, auf mehrere der für die Hochdruckentstehung in Frage kommenden Faktoren einzuwirken. Mancher wird sich dafür entscheiden, zunächst diesen Weg der Hochdruckbehandlung an sich zu erproben, indem er eine sinnvolle Auswahl geeigneter Verfahren zu einem Teil seiner Körperkultur macht.

Nach einiger Zeit sollte er dann eine Bilanz ziehen lassen, um das Ergebnis seiner neuen Lebensregie zu bewerten. Bei solcher Einstellung hat er einmal die Aussicht, sein Leiden ursächlich orientiert anzugehen, zugleich aber eine Anhebung seines Befindens zu erleben, die weit über das gestellte Ziel hinausgeht.

Akute und chronisch gewordene Infekte. Durch ein ausgewogenes Rahmenprogramm mit physiotherapeutischen Mitteln können viele Funktionskreise des erkrankten Organismus gestützt werden. Zugleich wird hierdurch das Allgemeinbefinden, etwa des Fiebernden, angehoben und manche infektbedingte Belästigung sehr spürbar gelindert. Aber auch die Leistungsfähigkeit des körpereigenen Abwehrapparates kann durch Maßnahmen der Physiotherapie erheblich verbessert werden. Dies gilt sowohl für die allgemeinen Abwehrleistungen, die sich in den Eigenschaften des strömenden Blutes messen lassen, wie für die örtlichen, an Brennpunkten eines entzündlichen Geschehens wirksamen Vorgänge.

Die Möglichkeiten, mit physikalisch-diätetischen Mitteln die Abwehrleistungen unseres Organismus zu verbessern, sind bei akuten wie chronischen, insbesondere den häufig wiederkehrenden Infekten, aktuell. Oft sind Kinder wie Erwachsene durch eine rasche Folge von Infektionsschüben an den Luftwegen gefährdet. Neben anderen Störungen des Befindens bzw. der körperlichen Entwicklung droht hier die Erschöpfung des überforderten Infekt-Abwehr-Apparates. So kann ein Zirkelschluß immer häufiger werdender Infektschübe entstehen.

Die Physiotherapie fühlt sich hier noch aus einem besonderen Grunde angesprochen. Obwohl die Erkrankung in der Regel durch eine Virusinfektion hervorgerufen wird, nehmen Katarrhgefährdete oft geradezu gewohnheitsmäßig Antibiotika, Sulfonamide und zugleich fieberunterdrückende Mittel. Das sich dabei häufig stellende Problem betrifft neben der Unwirksamkeit gegenüber den verursachenden Erregern die Tatsache, daß 70 % der genannten Medikamente Hemmungen der natürlichen Infektabwehr des Organismus verursachen. Die wahllose und viel zu häufige Anwendung der Mittel erhöht somit die Infektanfälligkeit.

Die Aussichten, mit Hilfe einer kunstgerecht angewandten Physiotherapie aus dieser bedrängten Lage herauszukommen, sind gut. Es beginnt bei der physiotherapeutischen Versorgung des Fieberkranken. Diesem Thema wurde deshalb ein eigener Abschnitt gewidmet. Man wird erleben, daß die dabei aufgewandte geringe Mühe reichlich belohnt wird. Hierüber hinaus wird es erforderlich sein, einige Maßnahmen, die das Abwehrsystem besonders anregen, in das Programm der individuellen Körperkultur aufzunehmen (S. 59).

Funktionelles Wirbelsäulenleiden mit gehäuft auftretenden Schmerzattacken. Von der Wirbelsäule können auf mancherlei Weise Beschwerden ausgelöst werden, die Lebensfreude und Leistungsfähigkeit stark beeinträchtigen. Ein Wirbelsäulenleiden, von dem oft schon junge Menschen befallen werden, ist die Neigung zu funktionellen Blockierungen in Zwischenwirbel- oder Rippenwirbelgelenken. Die belästigenden Folgen sind dabei weniger die unmittelbaren Einschränkungen des Bewegungsumfanges in den betroffenen Gelenken. Viel häufiger treten heftige „hexenschußartige“ Schmerzattacken auf, die reflektorisch durch Muskelverspannungen weitgehende Bewegungsunfähigkeit verursachen. In anderen Fällen werden langanhaltende Schmerzen oder spezielle Funktionsstörungen an inneren Organen empfunden. Ausgangspunkt sind vor allem die gereizten Nervenfühler in den betroffenen Wirbelgelenken.

Die Zusammenhänge mit den primären Wirbelsäulenstörungen sind nicht immer augenfällig und können oft nur durch eine sorgfältige Untersuchung aufgedeckt werden. Nicht selten werden die Schmerzereignisse durch eine anlagebedingte Gefügelockerung im Aufbau der Wirbelsäule, durch körperliche Fehlhaltung oder einseitige körperliche Überlastung im Berufsalltag ausgelöst. Unausgeglichensein im Tonus der Haltemuskulatur des Rückens kann die Anfälligkeit vermehren.

Die medikamentöse Behandlung kann durch Verordnung schmerzlindernder Mittel Beschwerdepausen erreichen. Durch Einspritzen schmerzbetäubender Medikamente kann auch in gezielter Weise vorübergehende Schmerzlinderung erreicht werden. Die eigentliche Behandlung des Leidens ist jedoch Sache der Physiotherapie. In Anbetracht der Wirkungsweise der hier zur Verfügung stehenden Mittel kann die Behandlung als weitgehend ursachenorientiert bezeichnet werden. So lassen sich mit Hilfe der manuellen Therapie in der Regel Bewegungshemmungen in den blockierten Gelenken sofort lösen. Damit verlieren sich oft „wie durch ein Wunder" die Schmerzen. Aber auch zur Bekämpfung der Rückfallneigung kommen fast ausschließlich physiotherapeutische Verfahren in Frage: Spezielle Übungen zur Kräftigung abgeschwächter Muskeln, dehnende Maßnahmen, um auf verkürzte Muskeln und Bindegewebe einzuwirken, gymnastische Schulung zur Überwindung fehlerhaften Bewegungsverhaltens. Auch die Unterweisung in Methoden der muskulären Entspannung kann die gestörte Statik der Wirbelsäule stabilisieren helfen.

In anderen Fällen wird man durch Spezialmassageverfahren wie die Periostbehandlung auf die Bindegewebestrukturen und auf andauernd schmerzhafte Bezirke der Wirbelsäule einwirken.

Bei dem geschilderten Krankheitsvorgang steht die Physiotherapie wegen der ihr eigentümlichen Einwirkungsmöglichkeiten ganz im Mittelpunkt der Behandlung. Der Arzneibehandlung kommt demgegenüber die Rolle einer momentanen Schmerzlinderung zu.

An den vier willkürlich herausgegriffenen Krankheitsfällen wurden Gedanken zur sinnvollen Einordnung physiotherapeutischer Verfahren in einem Gesamttherapieplan entwickelt. Verallgemeinernd seien folgende Feststellungen angefügt.

Durch ihre Möglichkeiten, auf bedrohte, bereits versagende oder durch das Krankheitsgeschehen besonders geforderte Funktionskreise unterstützend einzuwirken, finden physiotherapeutische Verfahren weite Anwendungsbereiche, in denen sie den Krankheitsablauf verbessern und subjektive Erleichterungen bringen können.

Fällt der Physiotherapie im einen Fall die Rolle eines funktionspflegenden Rahmenprogramms („Basistherapie") zu, so rückt ihre Bedeutung umso mehr in den Mittelpunkt der Behandlung, je mehr sich dies nach der Art der jeweiligen Heilungsvorgänge ergibt.

Oft können Arzneibehandlung, chirurgischer Eingriff, Psychotherapie und Physiotherapie in gegenseitiger Ergänzung miteinander verbunden werden. Freilich gibt es auch Kombinationen z. B. von nervenwirksamen Medikamenten und Physiotherapie, wo das eine die Wirkung des anderen stört. In solchen Fällen muß der Arzt die erforderliche Wahl treffen.

5. Physiotherapie in Einklang mit der ärztlichen Behandlung

Das Verhältnis zwischen Patient und Arzt gleicht einem Vertrag, der auf der Grundlage gegenseitigen Vertrauens geschlossen wurde. Der Patient vertraut sich, seine Gesundheit, vielleicht auch sein Leben, dem Arzt an. Dieser bemüht sich, im Bewußtsein dieses auf ihn gesetzten Vertrauens die ihm übertragenen Aufgaben verantwortungsbewußt mit aller Sorgfalt und nach bestem Wissen zu erfüllen.

In der Sicht des Arztes gibt es „gute" und „weniger gute" Patienten. Dies soll im Blick auf die Bereitschaft gesagt sein, Ratschläge oder „Verordnungen", die im Interesse der Gesundung gegeben wurden, zu befolgen. Dieser Weg zur Gesundung ist oft nicht einfach. Das Einnehmen eines verschriebenen Medikamentes reicht häufig nicht aus. Es kann sein, daß es notwendig ist, auf liebgewordene Gewohnheiten zu verzichten, weil sie die Gesundheit schädigen oder aber gewisse Unbequemlichkeiten auf sich zu nehmen. Die Einsicht, daß Unverträglichkeiten im Alltagsverhalten die eigentliche Ursache des Krankwerdens sind, will nicht jedem gelingen. Der Arzt muß oft weit mehr Zeit und Mühe als für die Diagnosestellung darauf verwenden, den Patienten von den Sachzusammenhängen zu überzeugen und ihn zu bewegen, entsprechende Folgerungen daraus zu ziehen.

Oft liegt für den Arzt das Problem nicht darin, Einsicht zu wecken, sondern dem Patienten die Beständigkeit zu vermitteln, eine gesundheitlich orientierte Lebensregie durchzuhalten.

Aus der Sicht des Patienten werden natürlich auch kritische Ansichten gegenüber dem Partner im Arzt-Patienten-Verhältnis geäußert. Nicht jeder findet sofort den Arzt, der seinen Vorstellungen entspricht und der es ihm leicht macht, das erforderliche Vertrauen entgegenzubringen. Die vom Patienten an den Arzt gestellten Erwartungen sind dabei sehr unterschiedlich. Der eine möchte die Konsultation rasch mit der Verordnung des Medikamentes hinter sich bringen und erwartet ausschließlich dies vom Arzt. Ein anderer sucht das klärende Gespräch über Fragen, die ihn bedrücken und ist enttäuscht, wenn er die Gelegenheit hierzu nicht findet. Einem anderen kommt es vor allem darauf an, die Erörterung seiner Lebensgewohnheiten bei der Begegnung mit dem Arzt zu umgehen. Er glaubt – oder spiegelt sich vor – dies sei seine „Privatsache", die mit seiner Krankheit nichts zu tun habe und den Arzt ohnehin nichts anginge.

Will man von einer Partnerschaft Patient – Arzt sprechen, so bedeutet dies Verantwortung, Gewissenhaftigkeit und guten Willen auf beiden Seiten. Der Arzt bringt bei der Lösung der gestellten Aufgaben seine Sachkenntnis und den Vorzug ein, schwierige Verhältnisse oder Erlebnisinhalte aus der Distanz klarer deuten zu können. Der Patient kennt die vielen Besonderheiten „seines Falles", die zu bewerten ihm freilich oft schwerfällt, deren Mitteilung aber notwendig ist. Nur mit Hilfe aller Einzelheiten kann oft die Gesamtsituation geklärt und ein sinnvoller Behandlungsplan aufgebaut werden.

Die Frage, wie im Besonderen unsere physiotherapeutischen Aktivitäten mit der ärztlichen Behandlung in Einklang zu bringen sind, muß auf verschiedenen Ebenen betrachtet werden.

Die sinnvolle Anwendung physiotherapeutischer Maßnahmen reicht von der täglichen Körperpflege des Gesunden bis zur Behandlung Schwerstkranker. Es ist für den Arzt oft wertvoll zu erfahren, welche Maßnahmen der Patient in seiner täglichen Körperpflege durchzuführen gewohnt ist. Außer dem Speziellen wird der Arzt daraus entnehmen können, wie ernst es seinem Patienten darum ist, etwas „für seine Gesundheit" zu tun. Zugleich kann er erfahren, wie versiert dieser in der Handhabung der Methoden ist, vielleicht auch, ob er eine schriftliche Anleitung zur Verfügung hat, in der Einzelheiten in Ruhe nachgelesen werden können.

Da die individuelle Ansprechbarkeit auf physiotherapeutische Maßnahmen einen wichtigen Gesichtspunkt bei der Verordnung der Physiotherapie darstellt, sollte auch hierüber gesprochen werden. In dem Bericht sind für den Arzt oft Beobachtungen wertvoll, die der Patient früher einmal bei vergleichbaren Krankheitssituationen mit der Physiotherapie gemacht hat.

Dringlich wird die Abstimmung für den Arzt, wenn in schwierigen akuten wie chronischen Krankheitslagen über die richtige Reizdosierung zu entscheiden ist. So z. B. ob hier die Sauna, ein ansteigendes Halbbad oder Bürstenbad in Frage kommt oder ob nur Mittel der Kleinen Hydrotherapie bekömmlich sind?

Ist der Patient wegen seiner hohen vegetativen Reizbarkeit nicht in der Lage, eine Bürstenmassage reaktiv richtig zu verarbeiten, so daß nur mit kalten Waschungen bzw. Abreibungen gearbeitet werden muß?

Wie ist die diätetische Schonungsbedürftigkeit eines Kranken einzuschätzen?

Mit welchen Belastungsgraden kann ein Ausdauertraining begonnen werden, ohne eine Überlastung zu riskieren?

Die gegenseitige Unterrichtung sollte sich auch darauf beziehen, welche Medikamente vom Patienten eingenommen werden. Wegen der Wechselbeziehungen zwischen manchen Arzneimitteln und Physiotherapie ist die Unterrichtung des Arztes hierüber wichtig. So kann die Ansprechbarkeit auf Reize physiotherapeutischer Maßnahmen durch nervenwirksame Arzneimittel, wie „Rezeptorenblocker" verändert werden. Ähnliches gilt für das Anpassungsvermögen an gesteigerte Herz-Kreislaufleistungen, wie sie im Rahmen eines Ausdauertrainings verlangt werden. Umgekehrt kann die Wirkung von Medikamenten verändert werden durch stark schweißtreibende Maßnahmen, Erhöhung der Körpertemperatur oder die physiotherapeutisch hervorgerufene Durchblutungssteigerung stoffwechselwirksamer innerer Organe (Leber, Nieren).

Bei einem guten Partnerverhältnis zwischen Arzt und Patienten, in dem beide aktiv und offen zueinander an der Gesundung arbeiten, werden sich alle genannten Schwierigkeiten vermeiden lassen und die Physiotherapie wird ihren richtigen Platz erhalten können.

6. Eine „Kur zu Hause“

„Kur“ soll in unserem Zusammenhang einen Zeitabschnitt bedeuten, der vor allem anderen der Gesundheit dient, indem wir unsere Lebensgewohnheiten ganz hiernach orientieren und zugleich ein individuell angepaßtes physiotherapeutisches Programm durchführen. Solche Kur kann sehr unterschiedlich gestaltet werden. Sie hängt von mancherlei Umständen ab: dem individuellen und/oder familiären Zeitplan, der Beschaffenheit des Zuhause und natürlich dem gesundheitlichen Anlaß für diese Kur. Es sollen daher mehrere Vorschläge gemacht werden, die jeweils auf häufig vorkommende Verhältnisse abgestimmt sind. Sie lassen sich, falls erforderlich, unschwer abwandeln.

Eine Kur soll Anstöße zur intensiveren Regeneration von Kräften oder zur Auflösung von Störungen in einzelnen Funktionskreisen des Organismus geben. Oft ist eine Voraussetzung für den Erfolg das Anderssein als der Alltag mit seinen jeweiligen Belastungen oder Mängeln. In einem Fall muß das Hauptgewicht in der Entlastung überbeanspruchter Organe oder Funktionskreise liegen, ein andermal im aufbauenden Training der im täglichen Leben zu wenig geforderten Funktionen. Oft ist es notwendig, beides sinnvoll miteinander zu verbinden.

Das „Zu Hause“ ist nicht wörtlich zu nehmen. Es soll vielmehr sagen, daß nahezu alles Erforderliche unter üblichen häuslichen Bedingungen möglich ist. Besteht die Wahl zwischen einer Wohnung in der Großstadtmitte und einem Wochenendgrundstück am Wald, so ist aus klimatischen Gründen und wegen der auch sonst erholsameren Umgebung letzteres vorzuziehen. Vielleicht stellen auch Freunde ihren Bungalow für solchen Dienst an der Gesundheit zur Verfügung, oder wir suchen für unser Vorhaben einen Ferienort auf.

Die Jahreszeit für eine geplante Kur wird nicht selten durch äußere Umstände vorgezeichnet. Natürlich wird alles in einer warmen Jahreszeit angenehmer empfunden werden. Die eigentlichen Ziele lassen sich jedoch zu jeder Zeit erreichen.

Von entscheidender Bedeutung für unsere Vorhaben ist die Frage, unter welchen Bedingungen findet die Kur statt? Neben der normalen Arbeit, während des Urlaubs, während der noch andauernden Arbeitsunfähigkeit nach einer Krankheit oder betrifft es einen Rentner, der frei über seine Zeit verfügen kann.

Eine Kur ist neben normaler Berufsarbeit möglich, sie erfordert dann jedoch eine besondere Anpassung der Zeiteinteilung und Reizstärke. Um genügend Ruhezeit zu haben für den Ablauf der in Gang gesetzten Reaktionen, sind neben der Berufsarbeit laufende Belastungen möglichst einzuschränken.

Die Kur in den Jahresurlaub zu legen, bedeutet für manchen ein Umdenken.

Aber nähern wir uns nicht dem eigentlichen Sinn des Urlaubs, wenn wir dafür sorgen, in dieser Zeit einen besonders hohen Gewinn an Erholung und Konditionsverbesserung als Fundament für neue Lebensfreude zu erreichen? Es ist nicht zu übersehen, daß hier üblicherweise viel verspielt wird. Ein Urlaub, bei dem wir 5000 km am Steuer unseres Wagens – womöglich in einer Kolonne fahrend – verbringen, ist im Vergleich zum Berufsalltag nur „Anstrengung mit anderen Mitteln".

Die Dauer einer Kur zu Hause ist anpassungsfähig an die gegebenen Umstände und das gesteckte Ziel. Es gilt hier, wie auch für die Urlaubsplanung im allgemeinen, zu beachten, daß man mit einer Periodik im Ablauf rechnen muß. Während einer Kur pflegen krisenartige Perioden der Labilisierung im Befinden aufzutreten, die von Phasen neu gewonnener Festigkeit der Lebensabläufe abgelöst werden. Solche Umstellungsphasen erfolgen in einem 7-Tage-Rhythmus. Wir müssen mit ihnen somit am 7./8., 13./14., 21./22. Tag rechnen. Diese „Kurkrisen" sind fast immer harmloser Art und man kann damit rechnen, daß sie nach einem halben oder einem Tag überwunden sind. Ein besonders guter gesundheitsfestigender Erfolg ist daher zu erwarten, wenn man die Kurzeit auf mehr als 3 Wochen ausdehnt.

Bestimmte Ziele etwa der Gewichtsnormalisierung oder der stabilen Regeneration eines gestörten Verdauungsapparates lassen sich erst in längeren Zeitabschnitten erreichen. Hier ist es möglich und zu empfehlen, die Kur länger zu bemessen.

Abweichend von der wirksameren und zumeist auch angenehmeren Regie einer nicht unterbrochenen Kur lassen sich auch andere Formen einrichten: Das Einschalten „strenger Tage", möglichst an 2–3 festgelegten Tagen der Woche oder die ganz gesundheitsorientierte Gestaltung der Wochenenden.

Eine Kur allein, zusammen mit dem Ehepartner oder einen für den Gedanken gewonnenen Freundeskreis? Diese Möglichkeiten sollten durchdacht und sinnvoll entschieden werden. Wenn es um eine Reduktionskur geht, etwa mit einer strengen Fastenperiode, so ist das Gelingen nicht zuletzt vom verständnisvollen Verhalten der Wohngemeinschaft abhängig. Im Kreise von „Mitkurenden" geht es leichter.

Auch wenn ein körperliches Konditionstraining mit Sauna, Schwimmen, Wasserbehandlung, Spiel und Ausdauertraining geplant ist, bewährt sich die Gemeinschaft als tragendes Element.

Ein Hinweis zum wichtigsten im Reisegepäck für eine Kur außerhalb der Wohnung: Massagebürste, Material für Prießnitzwickel (Hautöl), Laufschuhe, konzentrierte Vitaminspender, wie: Kurhefe, Weizenkeime, Frischobst und Zitrusfrüchte.

Nervliche Überforderung. Wohl am häufigsten reift der Entschluß zu einer häuslichen Kur unter dem Eindruck nachlassender Leistungsfähigkeit und Initiative. Oft mögen sich damit Neigungen zu depressiver Verstimmung, gesteigerte nervöse Reizbarkeit und mancherlei funktionelle Beschwerden verbinden. Als Ursache wird Überarbeitung, also das Unausgewogensein von Leistungs- und Erholungsphase vermutet. Aber auch verzögerte Erholung nach schwerer Krankheit, ein Herdinfekt oder Umstellung im Hormonhaushalt können Mitursache solchen „Leistungsknicks" sein.

Die Kur sollte nach den speziellen Umständen, die zu der Befindensstörung geführt haben und der Art der eingetretenen Beschwerden ausgerichtet werden. Nicht selten ist die Verbindung stoffwechselentlastender Maßnahmen mit einem bewegungstrainierenden Programm angezeigt. Gegebenenfalls kommen hierzu Maßnahmen des Entspannungstrainings und/oder der Sicherung erholsamen Schlafs.

Stoffwechselüberlastung
Hier liegt zumeist ein Mißverhältnis vor zwischen Nahrungs (= Energie-)bedarf und Nahrungsaufnahme. Das Zuviel an Nahrung wird im Körper vorwiegend als Fett, wahrscheinlich aber auch als Eiweiß gespeichert und führt zum Übergewicht. Jedoch auch qualitative Nahrungsüberlastungen sind hier angesprochen. Diese entstehen durch Nahrung, die einen hohen Aufwand, sei es bei der Verdauung oder der Verarbeitung im Zwischenstoffwechsel, erfordert.
Die Folgen solchen Luxuskonsums reichen weit. Trauert der eine lediglich dem Verlust seiner sportlichen Figur nach, so bedeutet für einen anderen das Übergewicht eine schwere Last bei allen Verrichtungen des täglichen Lebens. Vielleicht empfindet er auch schon die Folgen einer ständigen Überforderung des Herz-Kreislaufsystems oder der Atemorgane mit Herzdruck, Atemnot oder Neigung zu Schwellungen an den Beinen.
Die Folgen qualitativ fehlerhaft zusammengesetzter Kost betreffen Entgleisungen in den Bereichen des Fettstoffwechsels (Ansteigen der Fettspiegel des Blutes) und des Zuckerstoffwechsels (Diabetesneigung). Übermäßiger Fleischgenuß läßt die Harnsäurewerte ansteigen und fördert auf diese Weise das Entstehen gichtiger und anderer Krankheitsbilder.
Diese Andeutungen zeigen, daß Überernährung – in welcher speziellen Form sie sich auch zeigen mag – zu den Wegbereitern zahlreicher Krankheitsgruppen gehört. Wer sich in dieser Richtung belastet fühlt, sollte in Zeitabständen gezielt dagegen angehen. Eine stoffwechselentlastende Kur zu Hause bietet die Aussicht, sich in verhältnismäßig kurzer Zeit spürbar erleichtert zu fühlen. Sie bedeutet zudem eine Sicherung vor Folgekrankheiten.

Die praktische Gestaltung
Eine Kur zur Überwindung von Überforderungsfolgen. Bei einer Kur mit physiotherapeutischen Mitteln gilt die Regel, mit leichteren Reizen beginnend deren Stärke allmählich zu erhöhen. Die Steigerung kann jeweils erfolgen, wenn die vorangegangenen Maßnahmen gut vertragen und somit angenehm empfunden wurden. Der Aufbau bekommt damit Trainingscharakter, er steigert das Anpassungsvermögen bzw. die Belastbarkeit. In den meisten Fällen wird man von Woche zu Woche zur nächstfolgenden Stufe übergehen können.
Die Vorschläge für ein Grundprogramm in 3 Stärkegraden werden vom „Untrainierten" in der Folge 1–3 durchlaufen. Der an die physiotherapeutischen Methoden Gewöhnte kann mit der mittleren Stufe beginnen.

1. Physiotherapeutisches Grundprogramm milder Reizstufe
Morgens: täglich Trockenbürsten für etwa 8 min
anschließend Ganzwaschung (je nach Jahreszeit kalt oder wechselwarm),
danach, wenn möglich, Nachruhe im Bett für 20 min.

Im weiteren Verlauf des Tages:

1 Stunde gehen in flottem Tempo.

In täglichem Wechsel: Bürstenhalbbad, anschließend Nachruhen im Prießnitzwickel für 1 Stunde oder länger,

wechselwarmes Fußbad mit Nachruhe im Wickel wie oben.

2. Grundprogramm mittlerer Reizstufe

Morgens: 3mal wöchentlich kaltes Reibebad oder wechselwarme Regendusche, danach kräftig trocken frottieren und durch Bewegen warm werden.

3mal wöchentlich: Trockenbürsten und Ganzwaschung wie unter 1.

Im weiteren Tagesverlauf:

1 1/2 Stunden gehen mit Einschalten kurzer Laufstrecken (oder statt dessen 2mal 5 min Lauftraining zu Hause auf der Laufmatte).

1mal wöchentlich: Sauna mit Nachruhe im Liegen, oder statt dessen Schwimmen im Hallen- oder Freibad.

An den übrigen Tagen: Bürstenbad mit Nachruhe im Leibwickel für 1–2 Stunden. Aushilfsweise anstelle des Bürstenbades ansteigendes Unterschenkelbad.

3. Grundprogramm stärkerer Reizintensität

Morgens: Trockenbürsten für 10 min,

anschließend: Frühgymnastik (10 min), danach wechselwarme Brause.

Im weiteren Tageslauf:

2 Stunden gehen in zügigem Tempo mit eingeschalteten Laufstrecken.

2mal wöchentlich: Sauna mit Nachruhe oder statt dessen Schwimmen.

An den übrigen Tagen ansteigendes Schenkelbad mit Nachruhe im Leib- oder Rumpfwickel für 1–2 Stunden.

Die in diesem Grundprogramm zusammengefaßten Maßnahmen stellen eine Verbindung von leistungstrainierenden und andererseits erholungsfördernden Verfahren dar. Um die entspannende Wirkung voll auszuschöpfen, ist die angegebene Nachruhe im Wickel sorgfältig einzuhalten. Man erreicht damit zugleich, daß an den kritischen Tagen etwa auftretende „Kurreaktionen" besonders wenig belästigend verlaufen.
Die allgemein orientierten Programmvorschläge können individuelle Abwandlungen oder Erweiterungen notwendig machen. Dies kann sich aus gesundheitlichen Gründen oder durch die äußeren Umstände ergeben.
So kann der durch seine allgemein entspannende Wirkung geschätzte Leibwickel durch den Brustwickel ersetzt werden, wenn Herzbeschwerden oder von der Brustwirbelsäule ausgehende Schmerzneigungen bestehen, durch den Kreuzwickel bei lästigen Verspannungen der Schultermuskeln.
Steht keine Sauna zur Verfügung, so können wir zum ansteigenden Halb- oder 3/4-Bad ausweichen, das jeweils bis zum kräftigen Schweißausbruch gesteigert wird. Fehlt uns die hierzu notwendige Badewanne, so läßt sich bei sorgfältigem Einhüllen in wollene Decken auch das ansteigende Unterschenkelbad zu einer kräftig schweißtreibenden Maßnahme machen. Erweiterungen eines Kurprogramms können erforderlich sein, wenn bestimmte Funktionsstörungen angespro-

chen werden sollen. Hervorgehoben seien Maßnahmen zur Schlafförderung und zum Entspannungstraining, die gesondert abgehandelt wurden.
Die gerichtete Ernährung sollte in jedem Fall in die Kurregie einbezogen werden. Wenn irgend möglich, sind zum raschen Abbau nervlicher Spannungen (erhöhter Tonus des sympathischen Nervensystems) einleitend 1–2 strenge Tage zu empfehlen (Safttage, Obsttage, Sauermilch-Obsttag).
Besteht ein stärkeres Untergewicht, so sollte eine Kostform gewählt werden, die einen Gewichtsaufbau bewirkt. In allen Fällen bedarf die ausreichende Vitamin- und Mineralzufuhr besonderer Aufmerksamkeit. Die für das Regenerationsgeschehen wichtigsten Vitamine sind reichlich enthalten in: Vollkornprodukten, Milch, Weizenkeimen, Hefe, Salaten und Frischobst bzw. Fruchtsäften (namentlich Hagebutten, Sanddorn, schwarze Johannisbeere, mährische Eberesche).

Kur bei Stoffwechselüberlastung.
Das Ziel der Kur geht über den augenfälligen Erfolg, die Minderung des Übergewichts, hinaus. Es gilt im einzelnen Herz und Kreislauf von einer übermäßigen Dauerbelastung zu befreien, die durch ständige Blutversorgung der angesetzten Fettmassen entstanden ist. Daneben soll in den Bereichen der Mikrozirkulation der Stoffaustausch zwischen Blut, Lymphe und den Zellen erleichtert werden. Dies kann durch Abbau der in den Grenzschichten von Gefäßen und Zellen eingelagerten Speicherstoffe geschehen. Diese beiden Vorgänge geben einen Schlüssel zum Verständnis der nach solcher Kur empfundenen Lebenserleichterung und der Leistungssteigerung auf vielen Gebieten. Die Kur soll aber auch zur Grundlage für eine künftige Lebensführung werden, bei der Nahrungsbedarf und Ernährungsgewohnheiten wieder in ein harmonisches Gleichgewicht gebracht sind.
Neben der Kostbeschränkung, die den Körper zwingt, die belastenden Fettdepots abzubauen, können Körperübungen und andere Maßnahmen der Physiotherapie den Erfolg der Kur verbessern. So kann durch intensives Bewegungstraining der Stoffumsatz erhöht werden. Durch das physiotherapeutische Gesamtprogramm lassen sich oft Unstimmigkeiten im regulativen Verhalten des Energiestoffwechsels ausgleichen. Die Reduktionskost läßt sich in unterschiedlicher Strenge gestalten. Bei exakter Handhabung sind z. B. die Saftdiät mit ca. 300 kcal. (= 1250 kJ), eine Milch-Pflanzenkost mit 800 kcal. (= 3350 kJ) oder die Semmel-Milchkost im Sinne von F. X. Mayr als häusliche Kur durchführbar und praktisch ungefährlich. Dies gilt auch für die Saftdiät, deren längere Durchführung (über eine Woche hinaus) jedoch mit einem in der Diätetik erfahrenen Arzt abgestimmt werden muß.
Bei der Saftdiät nimmt man täglich ausschließlich 700–800 ml Obst- und Gemüsesaft zu sich. Besteht Durst, so kann zusätzlich Tee bis zur Durststillung getrunken werden.
Nur zwei für den guten Verlauf der Kur besonders wichtige Fragen seien hier hervorgehoben: das richtige Verhalten bei der Wiederaufnahme der Normalernährung und die Möglichkeiten, die Saftdiät mit einer Übergangsbehandlung zu verbinden.
Das „Fastenbrechen“, ein 2tägiger Übergang von der Saftdiät zur Normalernährung, ist die eigentlich kritische Phase der Kur, weil hier durch falsches Verhalten viel verdorben werden kann. Dies gilt um so mehr, je länger die Periode so stark

reduzierter Nahrungsaufnahme gedauert hat. Durch die Enthaltung haben die Verdauungsdrüsen des Magens, Darms, der Bauchspeicheldrüse und des Gallensystems ihre Tätigkeit stark gedrosselt. Auch die Bewegungsfunktionen des Magendarmkanals haben weitgehend geruht. Der plötzliche Übergang vom Fasten zu einer reichlichen, namentlich fett- und eiweißreichen Ernährung würde alle nicht funktionsbereiten Verdauungsorgane überfordern und kann schwere Zwischenfälle auslösen. Am meisten gefürchtet ist eine Störung der Bauchspeicheldrüse, die man durch den Rückfluß aktivierten Darmsaftes in das Gangsystem dieser Drüse erklärt. Es kann dann zu heftigen Reizerscheinungen durch „Andauen" des Organs kommen. Führt man den Übergang kunstgerecht durch, mit ganz leichtverdaulichen Speisen und in der Menge langsam gesteigert, so entstehen keinerlei Übergangsschwierigkeiten.

Die Frage, wie weit es möglich ist, zur Gewichtsminderung führende Kostformen mit konditionsförderndem, körperlichen Üben zu verbinden, wird oft nicht richtig beurteilt. Die körperliche Trainierarbeit während einer Reduktionskur wird viel mehr von der allgemeinen Leistungsfähigkeit des Kreislaufs, der Atmung und der Bewegungsorgane entschieden als durch die verminderte Zufuhr von Nahrungsenergien. Durch den Abbau des energiereichen Körperfettes ist es möglich, hohe körperliche Dauerleistungen mit der Reduktionskost zu verbinden.

Ein mit der Diät verbundenes Physiotherapie- und Trainingsprogramm erhöht nicht nur den Erfolg der Konditionsverbesserung, es erleichtert auch deren Durchführung durch Steigerung des Wohlgefühls und Ablenken vom Essen.

Den Kern der Programmgestaltung sollten Dauerleistungen bilden: Wanderungen von 3- bis 4stündiger Dauer, unterbrochen von mehreren 10minütigen Pausen, wenn möglich mit hochgelagerten Beinen. Oder stattdessen ausgedehnte Radfahrten, Golf- oder Ballspiele. Freibäder, wie überhaupt kalte Wasseranwendungen, sollten während der Reduktionskur wegen etwa auftretender Wiedererwärmungsschwierigkeiten mit Vorsicht gebraucht werden.

Sehr bewährt haben sich wärmezuführende und wechselwarme Formen der Wasserbehandlung: Sauna, ansteigende und wechselwarme Fußbäder, wechselwarme Regenduschen. Auch hier hilft die Nachruhe im Rumpfwickel für 1 Stunde, den beim sportlich Ungeübten etwa auftretenden Muskelkater rascher zu überwinden. Ebenso verlaufen die auch bei dieser Kur in 7tägigen Abständen auftretenden „Kurkrisen" weniger störend.

Beispiel eines Kurtages:

Morgens: Trockenbürsten, 8–10 min
anschließend nach Wahl wechselwarme Dusche oder Waschung
15 min. Gymnastik im Sinne allgemeiner Körperschule.

Im weiteren Verlauf des Tages:
Wanderung 3–4 Stunden oder Radfahren, Golf- oder Ballspiel
Mittagsruhe für ca. 1 Stunde.
2 × wöchentlich Sauna, 4 × wöchentlich Schenkel- oder Fußbad, anschließend Nachruhen im Leib- oder Rumpfwickel.

Besteht Unklarheit hinsichtlich der individuellen Belastbarkeit, sollte das „Kurprogramm" mit einem in der Physiotherapie erfahrenen Arzt abgesprochen werden.

7. Methodik physiotherapeutischer Verfahren

Der Nutzen physiotherapeutischer Verfahren für gesunde und kranke Tage hängt weitgehend von deren sinnvoller und exakter Durchführung ab. Es ist das Anliegen dieses Abschnittes, bei gebotener Kürze eine deutliche Darstellung der für die häusliche Anwendung in Frage kommenden Verfahren zu geben.

Allgemeine Regeln bei der Durchführung physiotherapeutischer Verfahren

Die Physiotherapie arbeitet zumeist mit Reizen, auf die unser Körper eine Antwort gibt. Diese Antwort des menschlichen Organismus soll jeweils der beabsichtigten Wirkung entsprechen. Es gilt daher, auf diese sorgsam zu achten.

Nun ist die Ansprechbarkeit der jeweils antwortgebenden Organe von Mensch zu Mensch höchst unterschiedlich. Aber auch individuell wechselt sie nicht selten mit dem jeweiligen Gestimmtsein des Nervensystems oder unter dem Einfluß vieler anderer Faktoren. Um die beabsichtigten Wirkungen zu erzielen, ist es daher erforderlich zu beobachten, ob die angewandten Methoden nach Intensität ihrer Reize wie nach Dauer und Häufigkeit der Anwendung richtig bemessen sind.

Die Arzneibehandlung geht oft nach anderen Regeln vor. Sie gibt feststehende Dosierungen an, die einzuhalten sind. Nicht selten wird die Dosis nach der Masse des Körpers, also je Kilogramm Körpergewicht, bemessen.

Wenn dieses Prinzip vergleichsweise auf die Wasserbehandlung übertragen werden sollte, müßte man mit genau feststehenden Zeitmaßen von Sekunden oder Minuten, sowie mit genau festgelegten Temperaturgraden des Wassers, vielleicht auch mit einem genau festgelegten Temperaturanstieg oder Abfall in der Zeiteinheit arbeiten. Dieser Weg wurde z. B. durch Konstruktion von elektrisch beheizten Teilbadewannen gegangen, die nach einem zuvor programmierten Ablauf Anfang- und Endtemperatur wie den Temperaturanstieg in der Minute festlegen. Solcher physikalisch vollkommene Ablauf entspricht jedoch keineswegs dem physiologisch optimal angepaßten Vorgehen, da es das individuelle Reaktionsverhalten unberücksichtigt läßt. Die Angaben von Temperatur, Wassermenge, mechanischem Druck, Umfang der behandelten Körperoberfläche dienen der groben Orientierung. Sie ersetzen nicht das Gebot einer individuell angepaßten Hydrotherapie, das reaktive Verhalten sorgfältig zu beobachten und die Methodik dar-

auf einzustellen. Auf diese Weise wird es möglich sein, die untere Reizgrenze zu finden, die es zu erreichen gilt, um wirksam zu werden, und andererseits die obere Grenze einzuhalten, welche die Verträglichkeit der Behandlung gewährleistet.
Die Verträglichkeitsgrenze kann z. B. überschritten werden, wenn wir durch zu starke Kälteanwendung dem Körper mehr Wärme entziehen, als er örtlich oder insgesamt in der gebotenen Zeit auszugleichen vermag. Umgekehrt kann durch Wärmezufuhr die Überwärmung bis in den Schädigungsbereich getrieben werden. Weiterhin kann durch die eingeleitete Mehrleistung das Herz-Kreislauf-Atemsystem überfordert werden, oder wir können während einer Phase des Krankheitsverlaufs, in der Ruhigstellung eines Entzündungsprozesses geboten ist, durch mechanische Einwirkung (Massage oder Bewegung) schaden.
Es kennzeichnet geradezu alle Formen der Physiotherapie, daß sie sich in idealer Weise stufen lassen, so daß sie in entsprechend angepaßter Form bei jedem und in jeder besonderen Situation mit Nutzen und ohne Gefahr angewandt werden können.
Faktoren, welche die allgemeine Ansprechbarkeit beeinflussen. Konstitutionsgebundene Eigenarten im reaktiven Verhalten können einen Menschen lebenslang begleiten. Es sind Unterschiede der Ansprechbarkeit des Nervensystems, aber auch der Art, in der die Reaktionen ablaufen. So kann der gleiche Reiz, etwa eines ansteigenden warmen Bades, bei einem kurzfristige, heftige, beim anderen erst spät in Gang kommende, weniger intensive, aber weit länger dauernde Antworten im Kreislauf und Temperaturverhalten auslösen. Dieses individuelle Verhalten hat jeder an sich selbst und an den Menschen seiner Umgebung erfahren und gelernt, sein Verhalten danach auszurichten. Auch bei Kindern sollte diese konstitutionsgebundene Eigenart geprüft und berücksichtigt werden.
Eine Quelle von Fehlläufen bei der Verträglichkeit physiotherapeutischer Maßnahmen können neu aufgetretene Änderungen im Antwortverhalten sein. Maßnahmen aus der Großen Hydrotherapie (Dampfbad, Unterwasserdruckstrahl-Behandlung) oder ein Bewegungstraining, die bisher ausgezeichnet vertragen wurden, können nach einem anstrengenden Infekt, auch nach einer scheinbar harmlosen Angina, völlig fehl am Platz sein, weil Vorbedingungen für ein entsprechendes Verhalten der jeweils beanspruchten Organe bzw. Funktionsbereiche nicht gegeben sind. Zeichen einer bedenklichen Überanstrengung können die Folge sein. Dies besagt nun nicht, daß hier Maßnahmen der Physiotherapie generell ausgeschlossen wären. Im Gegenteil, das vorliegende Funktionsversagen verlangt geradezu nach physiotherapeutischen Mitteln, weil durch sie wie auf keinem anderen Wege der Übungsverlust und das reaktive Versagen ausgeglichen werden können. Die hier geeigneten Maßnahmen sind jedoch anderer Art. Anstelle funktionsbelastender werden entlastend wirkende Maßnahmen angewendet, also z. B. nicht Mittel der Großen, sondern der Kleinen Hydrotherapie (S. 83 u. 85).
Ungünstige Veränderungen im reaktiven Verhalten können auch durch aktive Herde hervorgerufen werden. Es kommen vor allem abgekapselte kleine Entzündungsprozesse in Frage, die örtlich durchaus keine Empfindungen auszulösen brauchen, jedoch durch ihre „Fernwirkungen" stören (wurzelbehandelte Zähne, chronisch entzündete Mandeln oder Nebenhöhlen der Nasenwege).
Veränderungen des reaktiven Verhaltens können die Folge einer langdauernden

Überforderung sein. Dieser Zustand beeinflußt auch die Antwortbereitschaft des Organismus auf die Reize der physikalischen Therapie oder Übungsbehandlung. Oft leidet hier die Anpassungsfähigkeit der Kreislaufregulation. Das Ausbleiben der Weitstellung arterieller Gefäße bei erhöhter Leistung eines Organs kann zu Mißverhältnissen zwischen dessen Nährstoff-, insbesondere auch Sauerstoffbedarf und der Blutversorgung führen. Namentlich am Herzmuskel können so dramatische Folgen von Sauerstoffmangel entstehen. Hochrein wies darauf hin, daß sich bei der chronischen Übermüdung sogar ein paradoxes Gefäßverhalten einstellen kann: Drosselung der blutzuführenden Gefäße im Augenblick des gesteigerten Bedarfs. Da auch der Abbau solchen Fehlverhaltens mit den Mitteln der Physiotherapie erfolgreich betrieben werden kann, wird hier deutlich, wie wichtig die Beachtung des Reaktionsverhaltens ist, um bei der Wahl der Methoden und in der Art ihrer Anwendung sicherzugehen.

Durch die Neuentwicklung und sehr weite Verbreitung mehrerer Arzneimittelgruppen haben sich ebenfalls Probleme der veränderten reaktiven Möglichkeiten gegenüber der physikalischen Behandlung ergeben. Es handelt sich insbesondere um Mittel, die über Beeinflussung des Nervenstoffwechsels wirken (Psychopharmaka, Ganglienblocker). Der diesen Mitteln beigegebene Hinweis „verändert die Fahrtüchtigkeit“ deutet eine Beeinflussung der Nerventätigkeit an, die sich naturgemäß auch auf den Erfolg von Behandlungsmethoden bezieht, deren Wirkungen vorwiegend über das Nervensystem vermittelt werden.

Auch der Altersgang des Menschen berührt das Verhalten bei den Verfahren der physikalisch-diätetischen Behandlung. Der kindliche Organismus ist weit reaktionsbereiter als der des gealterten Menschen. Er neigt auch zu überschießenden Antworten auf starke – zu starke – Reize. Es gilt hier, nicht nur das Funktionieren der nervösen Steuerungsvorgänge, sondern auch die besondere psychische Lage des Kindes zu beachten. Es kann für das weitere Leben entscheidend werden, wenn es den Eltern gelingt, dem Kind ein positives Verhältnis zu den natürlichen Lebensreizen, wie: Kälte, Wärme, Luft, Sonne, körperliches Üben in jeder Sicht und gesunde Ernährung zu vermitteln. Hierzu gehört die betont liebevolle und überzeugende Zuwendung bei der ersten Durchführung solcher Maßnahmen. Auch sollten die positiven Empfindungen im Ablauf der Behandlung bewußt gemacht und gewürdigt werden. Eltern können so den Kindern einen beachtlichen Fond an Erleben und Wissen auf den Lebensweg geben, der sich auf das Erhalten und/oder Wiedergewinnen der Gesundheit auswirkt.

Neben solchen psychologischen Überlegungen verdienen gewisse körperbauliche Gegebenheiten des Kindes Beachtung. Je kleiner das Kind, desto mehr ist das Verhältnis der Körperoberfläche zur Körpermasse zugunsten der Oberfläche verschoben. Da von außen sowohl differente Temperaturen in den Körper gelangen, wie überschüssige Wärme über die Haut nach außen abgeführt wird, ist der Wärmehaushalt des Kindes in stärkerem Grade von den Temperaturverhältnissen seiner Umgebung abhängig. In der Hydrotherapie kommen wir daher beim Kleinkind mit geringeren Reizstärken aus als sie beim Erwachsenen erforderlich sind, um vergleichbare Reaktionen auszulösen.

Bei der praktischen Gestaltung eines physiotherapeutischen Programms spielen schließlich auch Überlegungen zur günstigen Einfügung in biologische Rhythmen, denen wir mehr oder weniger stark unterworfen sind, eine Rolle. Der

tagesrhythmische Ablauf des Energiestoffwechsels mit seinen Auswirkungen auf die Fähigkeit, Belastungen des Wärmehaushaltes oder körperliche Anstrengungen zu bewältigen, gibt Hinweise, zu welchen Tageszeiten anstrengende Formen einer Behandlung zeitgerecht sind und wann nicht. Je sensibler jemand gegenüber kosmischen Einflüssen reagiert, desto mehr sollte er gewisse Regeln beachten (s. S. 81). Es versteht sich, daß nicht jeder, der durch die Anforderungen unserer Arbeitswelt in einen festen Zeitrahmen gestellt ist, diese Aspekte voll berücksichtigen kann. Der vegetativ besonders Labile sollte es jedoch tun.
Die folgende Aufstellung gibt zusammenfassend Hinweise auf Abhängigkeiten der Reaktionsbereitschaft.
Faktoren, die im Rahmen einer physiotherapeutischen Behandlung Reaktionsweise und Belastbarkeit bestimmen:

Anlagenbedingte Konstitution	schnell und stark reagierende, langsam, aber anhaltend reagierende Typen
Verminderter Allgemeinzustand bei chronischen Leiden, Fehlernährung, Rekonvaleszenz nach schwerer Krankheit	Abschwächung der reflektorischen und hormonellen Erregbarkeit, Neigung zu Fehlreaktionen
Übungsverlust einzelner Funktionsbereiche (Herz-Kreislauf-Atmung-Bewegung-Wärmeregulation-Verdauungsfunktion u. a.)	spezielles Funktionsversagen, Notwendigkeit, mit geringen Reizintensitäten beginnend zu trainieren
Streßbelastung, chronische Übermüdung	Neigung zu Fehlreaktionen bzw. -regulationen, Wiedereinüben gestörter nervaler Abläufe mit zunächst kleinen Reizen
Alterungsbedingte Verhaltensänderungen	Einschränkung der Einstellmöglichkeiten des Gefäßsystems wie der Belastbarkeit von Herz- und Atemorganen, verminderte Fähigkeit zur Entwicklung von Reflexabläufen im Nervensystem, Einschränkung der Lernfähigkeit beim Umgewöhnen von Verhaltensmustern
Chron. Entzündungen von Streuherdcharakter, besonders im Kopfbereich (wurzeltote Zähne, chron. Nasen-Rachen-Katarrh, Mandelentzündungen, Nebenhöhlenprozesse)	Abschwächung der Reaktionsfähigkeit, Neigung zu Fehlreaktionen, Möglichkeit der Provokation von Herdstreuungen durch ungeeignetes Vorgehen bei der Behandlung

Biologische Rhythmen und Arbeitsrhythmen als Leitlinien für den Behandlungsplan	Anstrengende Formen des Übens und der physikalischen Behandlung am besten während der Phasen hoher Leistungsbereitschaft durchführen, entlastende Verfahren zur Förderung der Entspannungsphase ansetzen
Reizungen im peripheren Nervensystem (insbesondere Schmerzzustände)	Veränderung der Reizschwellen, namentlich im Bereich peripherer Nervenfühler, Notwendigkeit sehr individueller Reizdosierung.

Zeichen der Bekömmlichkeit und der Unverträglichkeit

Die zu beachtenden Zeichen der Verträglichkeit einzelner physiotherapeutischer Maßnahmen unterscheiden sich nach der Art der jeweils einwirkenden Reize. Es werden daher bei der Darstellung der einzelnen Verfahren Hinweise gegeben. Hier sollen nur einige, mehr oder weniger allgemein gültige Gesichtspunkte erörtert werden.

Für die zu Hause durchgeführten Verfahren ist zu betonen, daß physiotherapeutische Methoden unmittelbar oder in der Folge serienmäßiger Anwendung angenehm empfunden werden sollen. Dies besagt nicht, daß ein sehr kalt angelegter Wickel in den ersten Sekunden nicht etwas erschreckend wirken könnte. Wir müssen hier bedenken, daß der differente Temperaturreiz erforderlich ist, um bestimmte gewünschte Antworten des Körpers auszulösen. Die Gesamteinwirkung im weiteren Verlauf des Wickels soll jedoch angenehm sein und als wohlige, entspannend wirkende Durchwärmung empfunden werden.

Die Durchführung einer Reflexmassage, wie der Periostbehandlung, kann sogar schmerzhaft empfunden werden. Es soll jedoch keine unangenehme Empfindung sein, vielmehr eine, die im Vergleich zu einem krankheitsbedingten Schmerz angenehm ist. „Es schmerzt zwar, aber machen Sie weiter, es tut gut“ ist eine Antwort, die der Behandler oft zu hören bekommt, wenn er sich nach den Empfindungen während der Behandlung erkundigt.

Im Ganzen kann gesagt werden, daß das subjektive Empfinden eines Menschen, der gelernt hat, auf seinen Körper zu achten, einen zuverlässigen Maßstab abgibt für die Bekömmlichkeit und damit die methodisch richtige Durchführung physiotherapeutischer Maßnahmen.

Der Nutzen physiotherapeutischer Maßnahmen ist im Zeitablauf naturgemäß unterschiedlich zu bewerten. Wenn es gilt, ein akutes Kreislaufversagen oder einen spastisch bedingten Schmerzzustand zu überwinden, zeigt sich der Erfolg fast unmittelbar. Anders, wenn es darauf ankommt, höhere Leistungsgrade eines Organsystems zu gewinnen oder das fehlerhafte Funktionsverhalten etwa der

Atemorgane, des Kreislaufsystems oder des Bewegungsapparates zu überwinden. Hier sind u. U. über lange Zeit konsequent durchgeführte Übungsfolgen erforderlich. Auf dem Wege zum vollen Erfolg können dabei auch Anpassungsschwierigkeiten in Form flüchtigter Muskel- oder Gelenkschmerzen auftreten.
Zu den Zeichen der Unverträglichkeit physiotherapeutischer Programme gehören Empfindungen am Herzen, die auf Überforderung des Organs oder die Reizung schwelender entzündlicher Vorgänge hindeuten. Solche Zeichen können bei zu hoch bemessenem körperlichem Training und bei stark dosierten Wasser- bzw. Wärmebehandlungen auftreten, etwa bei Überwärmungsbädern, Dampfbädern, Unterwassergymnastik oder übertriebenem Sonnenbaden.
Zu diesen Zeichen gehören im einzelnen: Schmerzen in der Herzgegend, insbesondere solche von beklemmendem Charakter, Unregelmäßigkeiten des Herzschlages, andauernde Herzbeschleunigung über die gewohnte Pulslage, verzögerte Rückkehr der Pulsfrequenz zu den Ruhewerten nach körperlichen Belastungen, nächtliche Herzangst, nicht auf der linken Seite schlafen können. Schließlich sind Zeichen des Versagens der Herzleistung in Form der Ausscheidungsstörung (Schwellungen an den Beinen, Druck im rechten Oberbauch als Folge einer Leberschwellung) zu nennen.
Stellen sich solche Zeichen im Gefolge eines Behandlungsprogramms ein, so ist dieses nach Wahl der Methoden und Gesamtintensität zu revidieren. Zur weiteren Klärung werden oft genauere ärztliche Untersuchungen erforderlich sein.
Besonderer Erwähnung bedürfen die als „Kurreaktion“ bezeichneten Erscheinungen. Diese können sich einstellen, wenn man begonnen hat, ein kurähnlich zusammengestelltes Behandlungsprogramm durchzuführen. Ganz besonders ist hiermit zu rechnen, wenn – etwa bei einem Trainingsurlaub – Reaktionen auf die physikalisch-diätetischen Einwirkungen mit der Anpassung auf klimatische Umstellungen zusammenfallen.
Solche Kurreaktionen zeigen einen gewissen rhythmischen Ablauf. Sie treten bevorzugt am 7./8., 13./14. und 21./22. Tage der Behandlungsserie auf. Die sich einstellenden Erscheinungen entsprechen zumeist allgemeinen Störungen des Befindens: Stimmungslabilität, erhöhte Reizbarkeit, flüchtiges Absinken der Blutdruckwerte, Müdigkeit, Neigung zu Kopfschmerz.
Es können sich jedoch auch Symptome an chronischen Krankheitsherden, etwa einer entzündeten Gallenblase, oder an arthrotisch gereizten bzw. rheumatisch entzündeten Gelenken einstellen. In der Regel sind alle diese Erscheinungen flüchtiger Natur und durchaus harmlos. Sie zeigen oft den Ablauf reparativer Vorgänge an alten Krankheitsherden an.
Es ist zumeist nicht erforderlich, wegen solcher Kurreaktionen das Behandlungsprogramm abzubrechen. Es genügt, etwas mehr Ruhe einzuhalten und, wenn erforderlich, mit beruhigend wirkenden Maßnahmen der Hydrotherapie, etwa einem langliegenden Wickel, für Linderung und Entspannung zu sorgen. Eine Flaute im Gefäßtonus kann durch eine Tasse Kaffee überwunden werden.
Erst wenn die genannten Symptome länger anhalten (mehr als einen Tag) oder schwerwiegender Art sein sollten, ist zu prüfen, ob etwa die Provokation eines Streuherdes durch Maßnahmen der physikalischen Behandlung erfolgt ist. In diesem Fall wäre der Hinweis gegeben, eine Herdsanierung einzuleiten.

8. Wasserbehandlung

Allgemeine Regeln

Der Erfolg einer Wasserbehandlung ist umso vollkommener, je besser es gelingt, die Verfahren den individuellen Erfordernissen anzupassen. Wer geschickt mit dem Wasser umzugehen versteht, wird auch bei stark wechselnder Reaktionsbereitschaft in der Lage sein, nützliche und wohltuende Wirkungen zu erzielen.
Für die Durchführung der Wasserbehandlung lassen sich einige mehr oder weniger allgemeingültige Regeln aufstellen.
So sei für die Wahl der verwendeten Temperaturen daran erinnert, daß Reaktionen des Körpers nur zu erwarten sind, wenn die Temperaturfühler der Haut oder Schleimhäute durch Reize angeregt werden, die von der Hauttemperatur deutlich abweichen, also entweder kalt oder warm bzw. heiß, somit über der Körpertemperatur liegend. Beim Einwirken lauer („indifferenter") Temperaturen werden keine wesentlichen Effekte ausgelöst. Durch einen lauwarm angelegten Wickel kann es zu unangenehmem Frösteln und zu Wärmeverlusten kommen, weil hier die Reizbeantwortung ausgeblieben ist und dazu eine stärkere Wärmeausleitung über die feuchte Haut erfolgt (Abb. 14).
Für den praktischen Sprachgebrauch lassen sich folgende Stufenbezeichnungen der Wassertemperatur verwenden:

sehr kalt	unter 12°C
kalt	18–24°C
kühl	24–30°C
Indifferenzzone	31–37°C
warm	38–42°C
heiß	über 43°C.

Die große Spanne der Indifferenzzone deutet an, daß aus mehreren Gründen, u. a. wegen der individuellen Unterschiede der Hauttemperatur die subjektiven Temperaturempfindungen variieren.
Für die Behandlung mit kaltem Wasser gilt: möglichst kalt, aber kurzdauernd. Die Temperatur wird in der Praxis zumeist von den Eigenschaften des Leitungswassers bestimmt. Die Zeit des Einwirkens liegt zwischen Sekunden (kalte und wechselwarme Waschungen bzw. Abreibungen) und wenigen Minuten (Güsse, Wassertreten, kalte Tauchbäder, Reibebäder).
Bei Kindern kann man aus psychologischen Gründen und wegen der lebhaften Reaktionsweise mit der Temperatur der Kältereize etwas höher gehen (20–22 °C).

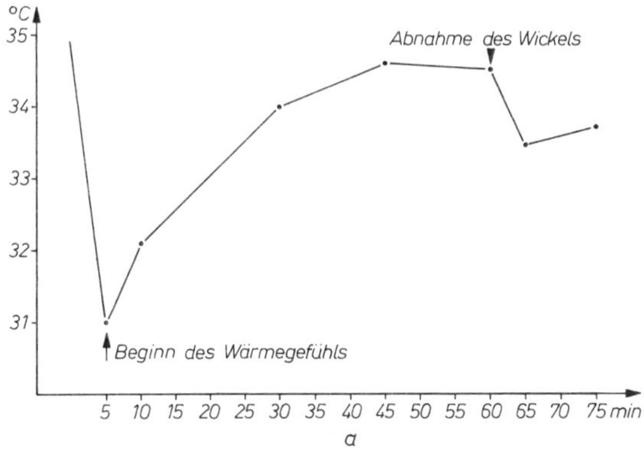

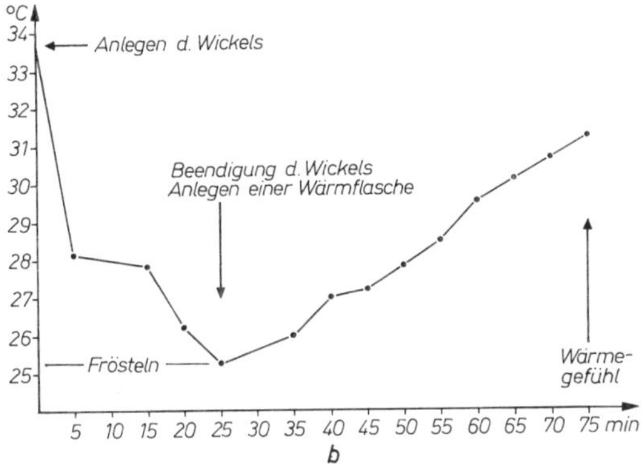

Abb. 14 Verhalten der Hauttemperatur unter einem kalt angelegten Leibwickel.
a) Regelrechtes Verhalten. Beginn der Wiedererwärmung wenige Minuten nach Anlegen des Wickels.
b) Fehlerhafter Verlauf. Die Wiedererwärmung bleibt aus, der Patient fröstelt im Wickel.

Wenn wegen besonderer Schreckhaftigkeit oder einer krankheitsbedingten Reaktionsschwäche die Milderung der Kältereize gewünscht wird, so sollte man bei gleicher Temperatur die Einwirkungsdauer oder – bei der Wickelbehandlung durch starkes Auswringen des nassen Tuchs – die Kältekapazität zu verringern suchen. Bei manchen Kälteanwendungen kann man die Antwortbereitschaft fördern, indem man gleichzeitig eine mechanische Anregung gibt: Reiben oder Bürsten der Haut, beim Wassertreten der Bewegungsreiz des Barfußgehens.

Eine Kälteanwendung ist nie bei Fröstelnden oder auch nur zum Teil Unterkühlten vorzunehmen, also nicht bei kalten Händen und Füßen. Daher wirken kalte Wasseranwendungen besonders günstig, wenn sie aus der Wärme des Bettes kommend, nach einem Sonnenbad oder nach der Sauna genommen werden.

Maßgebend für die Bekömmlichkeit der Kälteanwendung ist das zeitgerechte Einsetzen der Wiedererwärmung. Wenige Minuten nach einem kalten Guß muß sich das Gefühl einstellen, wieder warm zu sein. Ein flüchtiges Frösteln bis dahin ist normal und deutet nur einen Vorgang verstärkter Wärmebildung an. Bereitet die Wiedererwärmung Schwierigkeiten, so kann nachgeholfen werden durch Anregen der Wärmebildung und des Blutumlaufs (Gehen, einige gymnastische Übungen) oder durch bessere Wärmehaltung (warme Bedeckung, wollene Be-

kleidung, Rückkehr in das inzwischen warmgehaltene Bett, falls erforderlich, mit Anlegen einer Fußwärmflasche).
Heiße Bäder können den Kreislauf stoßartig belasten, wenn sie als zu schroffer Reiz wirken und eine plötzliche Schutzreaktion im Gefäßverhalten auslösen, diese ist am gleichzeitigen Auftreten einer Gänsehaut zu erkennen. Durch langsames Einschleichen der Wärmeeinwirkung kann das Bad weit schonender gestaltet werden. Die in der Temperatur ansteigenden Teilbäder sind nach diesem Prinzip entwickelt.
Indifferent temperierte Bäder (31–37 °C) werden zumeist genommen, um die entspannende Wirkung zu nutzen, die vor allem durch den Auftrieb des Wassers gegeben ist. Da der im Wasser liegende Körper fast schwerelos ist, können sich hier die oft überlasteten Haltemuskeln an Rumpf und Schulter völlig entspannen.
Die wohl stärkste plötzliche Kreislaufbeanspruchung bei der Wasserbehandlung bedeutet das Hineinspringen in ein kaltes Bad, wie es beim Sprung in das Freibad oder in das Tauchbecken der Sauna gegeben ist. Hier wirken starker Wasserdruck auf den Körper und ein kräftiger Kältereiz zusammen. Es werden schlagartig große Blutmengen aus den Gefäßen der Körperoberfläche gedrängt und dem rechten Herzen zugeführt. Bei senkrechter Körperhaltung im Wasser ist mit einer plötzlich in Gang gesetzten Blutwelle von etwa 1 1/2 Litern zu rechnen. Solche stoßartigen Belastungen setzen eine gute Anpassungsfähigkeit des Herzens voraus.
Bei geschwächter oder wenig entwickelter Reaktionsfähigkeit ist darauf zu achten, daß die Wasserbehandlung den individuellen Möglichkeiten angepaßt bleibt. Bestehen Zweifel, ob eine in Aussicht genommene Methode gut vertragen werden wird, so beginne man lieber mit einer geringeren Reizstufe. Im Laufe einer Serie von Maßnahmen wird man erleben, daß dank der verbesserten Antwortbereitschaft stärker eingreifende Methoden angewendet werden können.
Im Interesse der Übersichtlichkeit sei eine Einstufung geeigneter Behandlungsmethoden nach ihrer Reizstärke vorgenommen.
Milde Formen der Unterwasserbehandlung:

Waschungen, Abreibungen, Bürstungen,
Ansteigende Fuß- und Unterarmbäder,
Wechselwarme Fußbäder und Unterarmbäder,
Kalte Kniegüsse, Armgüsse, Gesichts- und Nackengüsse,
Wassertreten,
Wickel (bis zum Umfang des Brustwickels),
Feuchte warme Auflagen geringeren Umfanges.

Mittelstarke Reize der Wasserbehandlung:

Ansteigende Bein-, Sitz-, Rücken- und Halbbäder
(letztere bei vorsichtiger Temperaturführung)
Bürstenhalbbad, Schöpfbad,
Warme Bäder mit Badezusätzen,
Kaltes Reibebad (Sitzbad oder Schenkelbad),
Wechselwarmes Sitzbad,
Rumpfwickel und feuchte 3/4-Packung von mittlerer Liegedauer,
Sitzdampf
Sauna (bei vorsichtiger Handhabung).

Stark wirkende Reize der Wasserbehandlung:

- Überwärmungsbad,
- Russisch-römisches Dampfbad,
- Kalter oder heißer Voll-Blitzguß,
- Langliegende feuchte 3/4- oder Ganzpackung.

Waschungen, Abreibungen

Die hier geschilderten Formen der Physiotherapie werden in die „Kleine Hydrotherapie" eingeordnet, weil sie mit sehr kurzdauernden Temperatur- oder mechanischen Reizen arbeiten; sie eignen sich daher besonders für die Körperkultur im Alltag, zur Pflege des Kindes, aber auch zur Behandlung des Fiebernden und der pflegerischen Betreuung Schwerkranker. Da keine besonderen Hilfsmittel erforderlich sind, ist die Durchführung praktisch an jedem Ort möglich.

Die von den scheinbar geringfügigen Maßnahmen ausgehenden physiologischen Wirkungen sind ebenso beachtlich wie die wohltuenden Empfindungen, die sie unmittelbar auslösen.

Unter den physiologischen Wirkungen seien die Übung der Wärmeregulation und eine milde Anregung vieler Hautfunktionen hervorgehoben. Waschungen und Abreibungen sind in dieser Sicht unter die abhärtenden Maßnahmen einzureihen. Sie helfen, bestehende Erkältungsneigungen abzubauen.

Flüchtige Kältereize gehören zu den Anregern des sympathischen Nervensystems. Darum erleichtert ihre morgendliche Anwendung den Übergang von der nächtlichen Entspannung zur Leistungsbereitschaft. Auf dieser Ebene liegt auch die wohltuende, kreislaufstützende Wirkung beim Fieberkranken. Alle Formen dieser Kältereize heben den Tonus der Blutgefäße und wirken einer durch toxische Einflüsse drohenden Gefäßerschlaffung entgegen.

Bewährte Anwendungsgebiete sind somit: tägliche Körperkultur des Gesunden, insbesondere auch im Kindesalter, die pflegerische Versorgung des Fieberkranken, Herz-Kreislaufversagen, Schwerstkrankenpflege. Ferner sind zu nennen: übersteigerte nervöse Reizbarkeit, Überfunktion der Schilddrüse, Rekonvaleszenz nach allgemeinschwächenden Krankheiten.

Erforderliche Hilfsmittel:

- Ein mehrfach auf die Größe von etwa 20 × 25 cm gefaltetes Tuch oder eine Handhülle aus doppelter Moltonlage
- Fußmatte (Schaumstoff, gefaltetes Handtuch)
- Leitungskaltes Wasser, nur bei Kleinkindern gegebenenfalls bei 22 °C temperiert.

Bei allen Waschungen gilt es, zwei wichtige Regeln zu beachten: Nie bei Fröstelnden mit unterkühlten Füßen oder Händen durchführen, daher falls nötig, vorangehende Aufwärmung, Sorge für baldige Wiedererwärmung nach der Behandlung.

Ausführung der kalten Ganzwaschung. Das Waschtuch wird in dem Gefäß oder unter fließendem Wasserhahn getränkt.

Zuerst werden Gesicht und Hals, dann die Gliedmaßen gewaschen. Beginn je-

weils an den Gliederspitzen. Das Tuch wird breitaufliegend zum Rumpf und wieder zurückgeführt (Abb. 15). Nach der Behandlung jeder Extremität das Tuch neu eintauchen. Zuletzt Waschung des Rumpfes. Gesamtdauer 1–2 min.
Zum Abschluß je nach gegebenen Verhältnissen nur Gesicht und Hals abtrocknen und sofort in das inzwischen warm gehaltene Bett zurückkehren, um dort für etwa 20 min nachzudünsten oder Trockenfrottieren des ganzen Körpers, sofort Ankleiden und durch Bewegen für anhaltende Wiedererwärmung sorgen. Bis dahin etwa auftretende flüchtige Frostschauer sind als normales reaktives Verhalten zu werten.
Beim Bettlägerigen gestaltet sich die gliedweise durchgeführte Ganzwaschung wie folgt:
Erforderliche Hilfsmittel:

1 Gefäß (Eimer) mit 3–4 l leitungskaltem Wasser,
2 in vielfachen Lagen auf ein Maß von etwa 20 × 25 cm zusammengelegte grobe Leinen- oder Baumwolltücher,
statt dessen auch für diese Zwecke aus doppelten Moltonlagen gefertigte Handhüllen,
1 trockenes Handtuch.

Voraussetzung für die Waschung ist ausreichende Durchwärmung des ganzen Körpers wie ein auch subjektiv ausgeglichener Wärmehaushalt ohne jedes Frösteln.
Der Patient liegt entkleidet im Bett und bleibt jeweils bis zum Hals bedeckt, lediglich der zu behandelnde Körperbezirk wird entblößt.
Das Tuch bzw. die Handhülle wird mit Wasser getränkt und nur soweit ausgewrungen, daß beim Hantieren kein Wasser mehr tropft. Zuerst wäscht man das Gesicht und den Hals mit einigen ruhigen Strichen. Danach wird das Tuch in den Eimer zurückgelegt und das Gesicht mit dem Handtuch abgetrocknet.
Hierauf wird das eine Bein bis zur Leistenbeuge aufgedeckt. Mit dem in der Schüssel getränkten und ein wenig ausgedrückten zweiten Tuch wird die Fußsohle gewaschen. Vom Fußrücken beginnend führt man danach den Lappen in einem großen Strich bis zur Leistenbeuge, bemüht, eine möglichst große Fläche der Extremität zu benetzen. Entsprechend wäscht man in 1–2 weiteren großen Strichen fußwärts und wieder zur Leistenbeuge zurück, so daß das Bein von allen Seiten getroffen ist. Ohne abzutrocknen, wird die Extremität sorgfältig mit der Bettdecke bedeckt, das Tuch in das Wasser zurückgegeben.
Danach entblößt der Behandler den Arm der gleichen Seite und beginnt mit der Waschung an den Handflächen. In großen Strichen wird darauf dorsal von den Fingerspitzen bis zur Schulter und wieder zurückgewaschen. Nötigenfalls wiederholt man diese Strichführungen noch einmal, bis der Arm allseitig benetzt ist. Nach sorgfältiger Bedeckung des gewaschenen Armes verfährt man mit den Extremitäten der Gegenseite entsprechend.
Nach der Behandlung der Gliedmaßen setzt sich der Patient zur Waschung des Rückens auf. In zügigen Strichen wäscht man von der Haargrenze zur rechten, darauf zur linken Schulter, zum Schluß in etwa vier langen Strichen den gesamten Rücken von der Schulter bis zum Gesäß. Bei nicht sitzfähigen Kranken wird der Rücken in Seitenlage gewaschen.
Nachdem sich der Patient zurückgelegt hat, werden mit dem frischen Lappen in

ähnlicher Weise Brust und Bauch vorn und an den Seiten gewaschen. Nach dem Anziehen des Nachthemdes erfolgt das Anschieben der Bettdecke. Der Patient bleibt unter dieser Bedeckung mindestens 20 min liegen.
Bei besonders geschwächter Kondition kann man sich zunächst mit einer Teilwaschung begnügen, z. B. des Oberkörpers, und die Behandlung im Sinne eines Trainingsaufbaus allmählich ausweiten.
In einer Serie von 3–6 innerhalb einer Stunde aus dem Bett heraus durchgeführte Waschungen haben sich als schweißtreibende Maßnahme bewährt. Man kann hiervon bei drohendem Infekt Gebrauch machen. Durch die einzelne Waschung werden jeweils Anstöße für den Energiestoffwechsel gegeben, die schließlich zu dem entlastend empfundenen Schweißausbruch führen.
Bei der wechselwarmen Waschung wird der einzelne Körperabschnitt jeweils zuerst warm, dann kalt gewaschen, sodann trockenfrottiert. Auf diese Weise wird der Körper in sieben Abschnitten behandelt.
Erforderliche Hilfsmittel:

1 Gefäß mit 2–3 l heißem Wasser (etwa 50 °C)

1 Gefäß (Wasserkessel) mit etwa 1 1/2 l heißem Wasser von 70–90 °C zum Nachgießen.

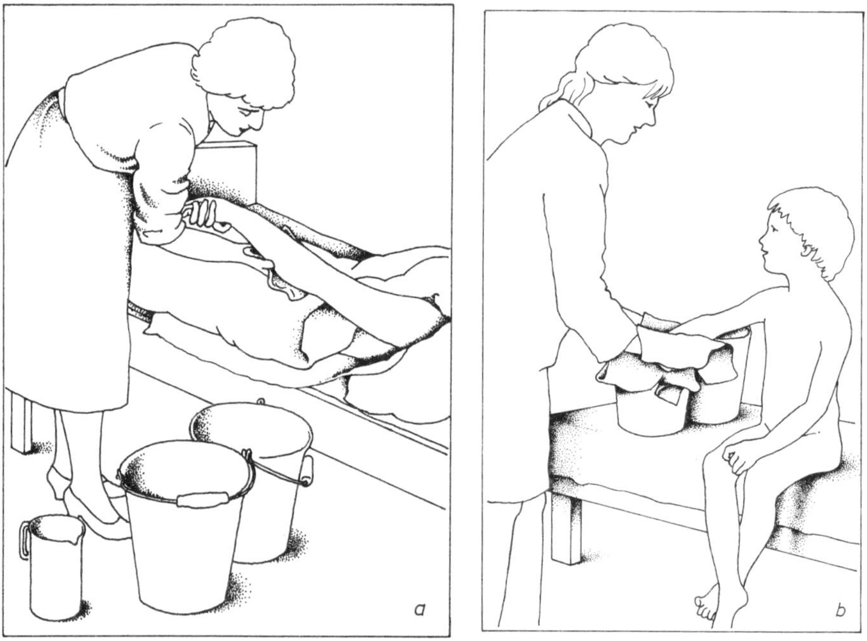

Abb. 15. Wechselwarme Waschung bei Bettlägerigen.
a) Die 3 Wassergefäße sind griffbereit gestellt. Die beiden gefalteten Tücher werden zum Gebrauch jeweils aus dem Eimer genommen und zur Temperierung zurückgelegt. Die Helferin wäscht die von ihr gehaltene Hand mit einigen zügigen Strichen.
b) Das Unbedecktbleiben des Kindes während der Waschung ist in diesem Fall durch eine relativ hohe Raumtemperatur möglich.

1 Gefäß von 2–3 l leitungskaltem Wasser

2 zu einer Größe von etwa 20 × 25 cm mehrfach zusammengelegte Leinen- oder Baumwolltücher (s. oben),

1 trockenes Handtuch.

Die Abbildungen 15a und b zeigen die Ausführung beim Bettlägerigen bzw. beim Kind.

Zur Selbstausführung steht man auf einer Fußmatte. Man kann sich zum Warmhalten der Füße auch in eine handbreit mit warmem Wasser gefüllte Wanne stellen. Die Luft des Raumes muß genügend warm sein. Durch mehr oder weniger starkes Ausdrücken der Waschtücher läßt sich die Reizstärke den individuellen Bedürfnissen anpassen. Die Waschung von Gesicht, Hals, Gliedmaßen und Vorderseite des Rumpfes erfolgt wie geschildert. Zur Behandlung des Rückens verwendet man am besten ein entfaltetes feuchtes Handtuch. In jeder Hand ein Ende haltend, wird das Tuch über die rechte und linke Schulter geführt, dann waagerecht über den Rücken bis zum Gesäß. Falls man danach ins Bett zurückkehrt, werden nur Gesicht und Hals trockengerieben, sonst der ganze Körper kräftig frottiert und nach raschem Ankleiden für erwärmende Bewegung gesorgt.

Bei der Abreibung wird dem Temperaturreiz durch kräftiges Reiben mit der flachen Hand eine mechanische Anregung zugefügt. Dieser insgesamt stärkere Effekt ist vor allem am Platze, wenn die Ansprechbarkeit des Gefäßsystems gemindert ist. Hiermit ist insbesondere bei manchen Herz-Kreislaufstörungen zu rechnen.

Außer dem Zubehör der Waschungen wird neben dem trockenen Handtuch als Unterlage oft auch eine undurchlässige Folie als Nässeschutz benötigt. Die Abbildung 16 zeigt die Ausführung beim Bettlägerigen. Die Folge ist im einzelnen wie bei der wechselwarmen Waschung. Man kann den Massagereiz gegebenenfalls dadurch steigern, daß man einige Male mit steil gestellten Fingern oder Knöcheln rumpfwärts streicht.

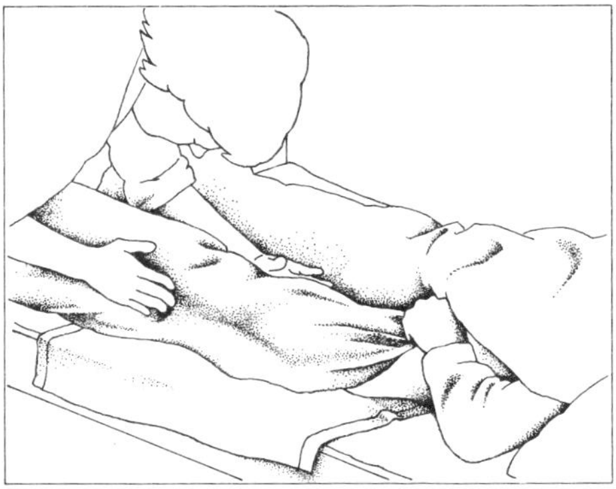

Abb. 16 Trockenfrottieren nach der gliedweise vorgenommenen Wechselwaschung. Der Körper wird wiederum in 7 Abschnitten behandelt: warm-kalt gewaschen, trocken gerieben.

Abklatschungen

Die Abklatschung verbindet den Kältereiz mit sehr kräftiger mechanischer Einwirkung. Am häufigsten werden Abklatschungen als Rückenbehandlung zur reflektorischen Anregung der Atmung und des Lungenkreislaufs gebraucht, so bei chronischer Bronchitis, Lungenentzündung und bei Lungenstauung bei Versagen des linken Herzens. Aber auch bei Rückenmüdigkeit infolge Wirbelsäulenleidens oder Haltungsverfalls lindern diese Abklatschungen die subjektiven Beschwerden und regen zugleich den Stoffwechsel der behandelten Gewebebezirke an.
Benötigt werden ein Handtuch und eine Schüssel mit kaltem Wasser.
Das zu einem etwa 8 cm breiten Streifen gefaltete Handtuch wird zur Hälfte seiner Länge zusammengelegt und in das Wasser getaucht. Durch mehr oder weniger starkes Ausdrücken läßt sich die Temperatureinwirkung stufen. Der Behandler schwingt das Tuch mit elastisch kreisenden Bewegungen im Handgelenk. Er sucht dabei jeweils den Rücken des Patienten tangential zu treffen (Abb. 17). Die Intensität wird entsprechend den individuellen Erfordernissen sorgfältig gestuft. Nach der Behandlung wird trockenfrottiert. Der Patient ruht gut bedeckt nach.
Als Selbstbehandlung kommen Abklatschungen vor allem zur Behandlung der Gliedmaßen in Frage. Anwendungsbereiche sind hier veraltete derbe Lymphstauungen und chronisch gewordene Gelenkschwellungen.

Bürstungen

Bürstungen können sowohl trocken wie mit der feuchten Bürste durchgeführt werden. Wegen ihrer Handlichkeit ist die Bürstenmassage eine der wichtigsten Maßnahmen der vorbeugenden Gesundheitspflege. In der Krankenbehandlung wird sie mit gutem Erfolg bei vielen Herz-Kreislaufstörungen, Hautleiden und mehreren Formen des Rheumatismus angewandt. In besonders intensiver Form

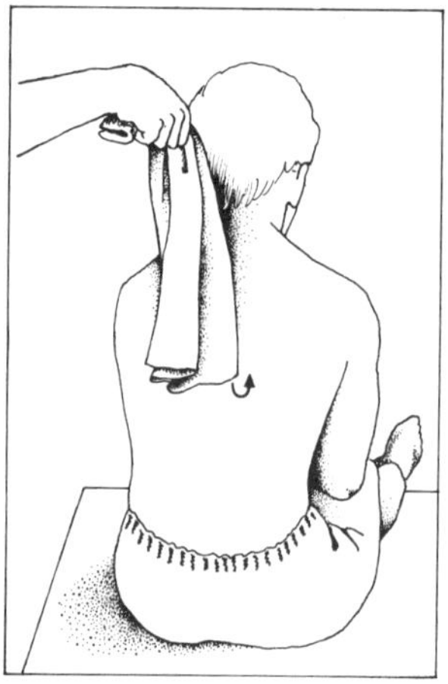

Abb. 17 Abklatschen des Rückens. Das Tuch wurde in leitungskaltem Wasser getränkt. Die Helferin führt mit dem nur wenig ausgedrückten Tuch aus dem Handgelenk elastisch schwingende Kreisbewegungen durch. Dabei trifft das freie Ende des Tuches peitschend auf den Rücken. Dauer der Behandlung 2–3 min, in der Regel bis eine helle Rötung der Haut erzeugt ist. Anschließend trocken reiben.

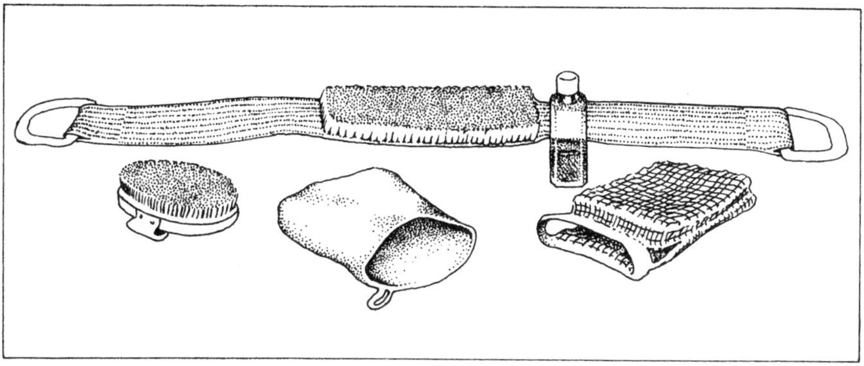

Abb. 18 Hilfsmittel zur Hautanregung: Badebürste (möglichst Naturborsten), geeignet für Trocken- und Naßbürstungen.
Hanfgurt mit eingearbeitetem Bürstenfeld zur bequemen Behandlung von Rücken und Schultern.
Als Handschuh gearbeitete Bürste, die sich den Körperformen gut anpaßt.
Handhülle aus mehrfachen Moltonlagen für Waschungen.
Pflanzliches Hautöl.

durchgeführt, kann die Bürstenmassage der Anhebung der Infektabwehr dienen. Oft lassen sich andere hydrotherapeutische Maßnahmen sinnvoll mit der Körperbürstung verbinden. Während des Saunabades durchgeführte Bürstungen steigern die anregenden Wirkungen des Heißluftbades und erleichtern zugleich die Anpassungsfähigkeit des Kreislaufs. Den Waschungen oder Abreibungen vorausgeschickt, hilft die Trockenbürstung den Reaktionsablauf für den nachfolgenden Temperaturreiz zu bahnen. Da die Bürstung mit einer starken Bildung gefäßwirksamer Stoffe verbunden ist, sollten nervös Übererregbare vorsichtig vorgehen. Um den Nachtschlaf nicht zu gefährden, verzichtet man besser auf abendliche Bürstungen.
Bei üblicher Anwendungsdauer (8–10 min) ist die Bürstung ihrer Reizstärke nach der Kleinen Hydrotherapie zuzuordnen. Doch ist es möglich, die Behandlung jeweils auf 30–45 min auszudehnen, um so mächtige Anregungen des Hautorgans zu erreichen. Außer durch die Stärke des angewandten Druckes und die Dauer der Bürstung kann die Reizstärke der Behandlung durch eine entsprechende Wahl der Bürsten gestuft werden. Jeder sollte die für ihn bekömmlichste Härte der Borsten erproben. Da Kunstfasern ihre physikalischen Eigenschaften im Gebrauch zu ändern pflegen, sind Naturborsten vorzuziehen.
Trockenbürstung
Bei Bettlägerigen wird die Trockenbürstung in ähnlicher Anordnung durchgeführt wie die Waschungen. Der entkleidete Patient bleibt bis auf den jeweils behandelten Körperbezirk bedeckt. Man beginnt mit der Bürstung eines Unterschenkels, an dem mit angepaßtem Druck mit beiden Bürsten rhythmisch pendelnd Strich- und Gegenstrichbewegungen durchgeführt werden. Der Behandler ist bemüht, auf alle behandelten Teile einen möglichst gleichmäßigen

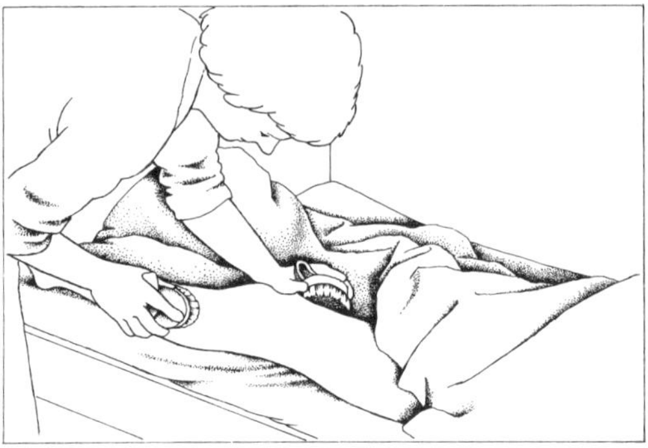

Abb. 19 Trockenbürsten bei Bettlägerigen.

Druck auszuüben. Empfindliche Krampfadergebiete werden umgangen (Abb. 19).
Nach dem Unterschenkel folgt eine gründliche Behandlung von Fußsohlen und -rücken, danach werden die Knöchel kreisend umbürstet.
Nach allseitiger Bürstung der Oberschenkel wird das Bein wieder bedeckt und der Arm der gleichen Seite in entsprechender Weise behandelt.
Nach Bürstung der übrigen Extremitäten setzt sich der Patient zur Behandlung des Rückens auf. Mit großen Strichen werden die Bürstungen wiederholt beiderseits vom Hinterhaupt über den Schultermuskel zur Schulter geführt. Es folgt eine großzügige Behandlung mit Strich und Gegenstrich der Wirbelsäule, danach entlang dem Rippenverlauf, seitwärts und nach vorn gerichtet.
Über den Hüften werden beiderseits ovaläre Strichführungen ausgeführt. Ist der Kranke nicht in der Lage, sich aufzusetzen, so wird die Rückenbehandlung in Seitenlage vorgenommen.
Auf der Vorderseite des Rumpfes umkreisen die Bürsten von den Schultern kommend die Brustwarzen, um seitlich dem Verlauf der Rippen folgend den Druck allmählich verebben zu lassen. Etwas tiefer orientieren sich die Bürstenstriche an den Rippenbögen als Leitlinie, um darauf von den Seiten her in Richtung auf die Symphyse zu streichen.
Der Bauch wird danach in großen Kreisen, etwa dem Kolonverlauf entsprechend, gebürstet.
Die Selbstausübung der Bürstenmassage wird bei Unbehinderten am besten im Stehen begonnen. Es hat sich folgende Reihenfolge bewährt: Bürstung der Unterschenkel zunächst mit 2 Bürsten, wobei das behandelte Bein auf einen Hocker gestützt werden kann, danach im Sitzen: Füße einschließlich Fußsohlen und Knöchel. Es folgen Kniegelenke, Oberschenkel, Becken- und Kreuzgegend, rechter Arm, linker Arm einschließlich Hände und mit kreisenden Bewegungen die Gegend der Schultergelenke. Danach wird mit einer Bürste die Vorderseite des Rumpfes behandelt, Strichführung wie oben (Abb. 20, 21).
Zur wirkungsmäßig wichtigen und daher nicht auszulassenden Rückenbehandlung eignen sich am besten Gurte mit eingewebter Bürste (s. Abb. 22). Schräg über die Schulter arbeitend, kann man auf diese Weise alle Teile des Rückens bequem erreichen.

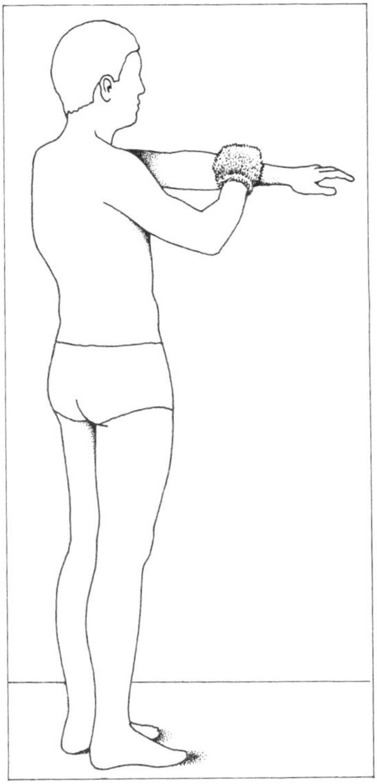

Abb. 20 Trockenbürstung. Hier mit einem Massagehandschuh, dem ein Bürstenfeld eingeflochten ist.

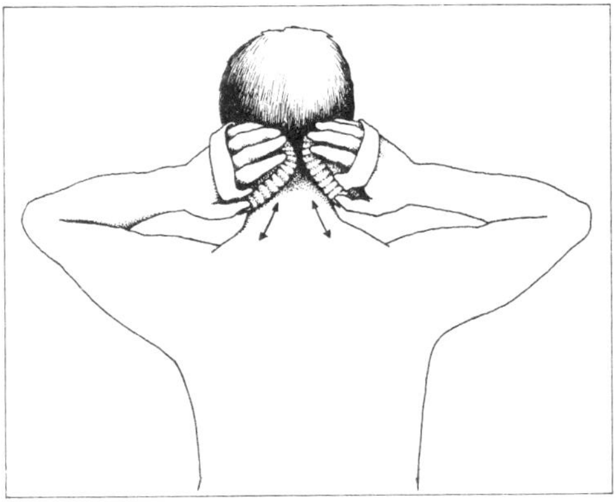

Abb. 21 Bürsten von Hinterhaupt und Nacken, eine Körperregion bei der die Anregung besonders wohltuend wirkt.

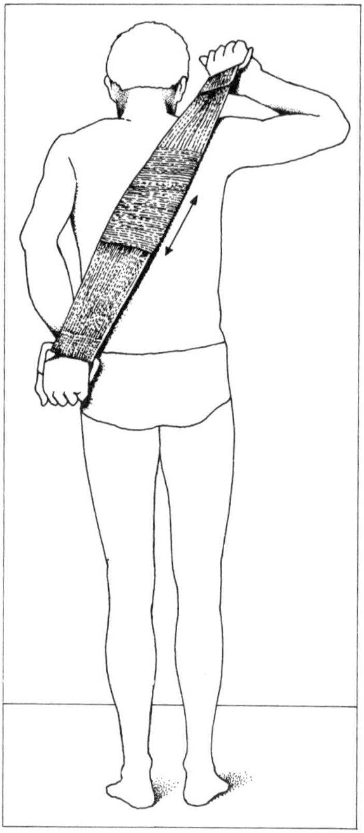

Abb. 22 Behandlung des Rückens mit Hilfe des Bürstengurtes.

Nasse Bürstungen können mit einem Gefäß heißen Wassers oder bei fließender Schlauchbrause durchgeführt werden. Im ersten Fall sind erforderlich:

1 Schüssel mit heißem Wasser,
1 Schüssel mit kaltem Wasser,
2 Bürsten,
1 Waschtuch zum Kaltnachwaschen,
1 Handtuch,
1 Fußmatte oder Holzrost.

Die Bürsten werden während der Behandlung wiederholt in heißes Wasser getaucht. Auf diese Weise wird die Bürstung des ganzes Körpers durchgeführt. Gut bewährt es sich, wenn der Patient im warmen Wasser stehend die Bürstung vornimmt. Hierzu wird eine größere flache Schüssel oder Badewanne 5 cm mit Wasser gefüllt. Der Patient steht darin und feuchtet seine Bürste im selben Wasser an. Aus der bereitstehenden Schüssel mit kaltem Wasser wird die kalte Waschung vorgenommen, zum Schluß trockenfrottiert (Abb. 23).
Steht fließendes warmes Wasser mit einer Schlauchbrause zur Verfügung, so stellt sich der Patient in die Badewanne, verschließt den Abfluß, so daß sich während

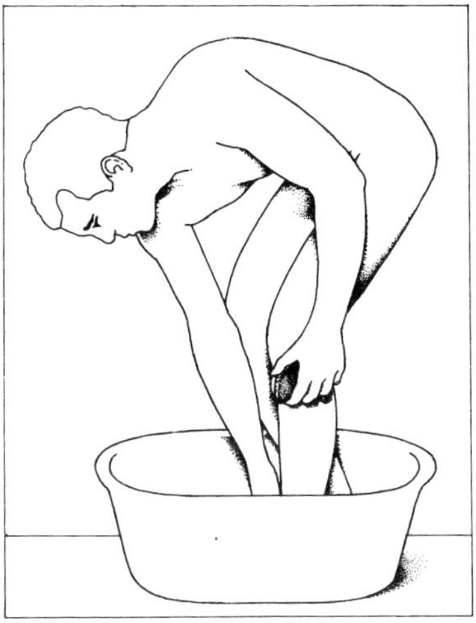

Abb. 23 Naßbürsten, in der mit Wasser gefüllten Wanne stehend.

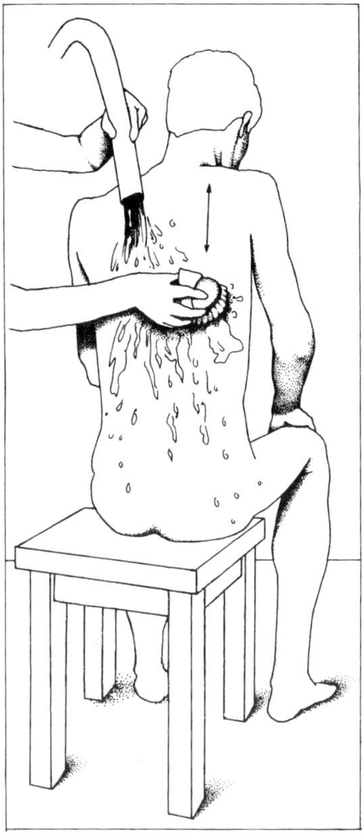

Abb. 24 Rückenbürstung unter der Schlauchbrause.

der Behandlung etwas warmes Wasser sammelt, führt mit der einen Hand den fließenden Brausekopf, mit der anderen die Bürste und behandelt sich so in der oben geschilderten Reihenfolge. Abschließend flüchtiges kaltes Abbrausen und Trockenfrottieren.

Sehr geeignet ist diese Bürstung unter der fließenden Schlauchbrause als Teilbehandlung des Rückens. In der zweiten Tageshälfte durchgeführt, gibt sie Kranken mit spondylarthritischen, spondylotischen Beschwerden oder statischem Versagen der Wirbelsäule Frische, Lockerung der Muskulatur und Schmerzlinderung.

Der Patient setzt sich hierzu entkleidet auf ein quer über den Wannenrand gelegtes Brett oder einen in das Wasser gestellten Schemel. Der Behandler führt den fließenden Brausenkopf mit der linken Hand ständig von der rechten Schulter über den Nacken zur linken Schulter und wieder zurück. Dabei bürstet er Nacken, Schulter und Rücken mit langen Strichen systematisch durch (Abb. 24). Den Abschluß bildet ein kurzes kaltes Abbrausen und Trockenfrottieren.

Ansteigende Teilbäder

Die ansteigenden Teilbäder arbeiten mit fein abgestimmten Temperaturreizen, durch die auf sehr schonende Weise eine Fülle von physiologischen Wirkungen ausgelöst werden kann. Die Bäder lassen sich mehr oder weniger leicht in jedem Haushalt durchführen, so daß sie auch aus diesem Grunde eine zentrale Stellung in der aktiven Gesundheitspflege, der häuslichen Krankenbehandlung und bei der langfristigen Versorgung gesundheitlich Geschädigter einnehmen können.
Die Bäder werden jeweils mit Temperaturen begonnen, die als behaglich empfunden werden und keine wesentlichen Umstellungen im Kreislauf auslösen. Je nach der augenblicklichen Durchwärmung der Hände oder Füße liegt dieser Indifferenzbereich der Badetemperatur zwischen 32 und 36°C. Von dieser Ausgangslage ausgehend, wird die Wassertemperatur durch langsamen Zufluß heißen Wassers so allmählich gesteigert, daß alle 2 min eine Temperaturzunahme um etwa 1 Grad eintritt. Die anzustrebende Endtemperatur wird individuell gewählt und liegt zwischen 39 und 43°C. Man wird somit innerhalb von etwa 15 min die jeweils angestrebte Höchsttemperatur erreichen.
Die auf diese Weise sehr langsam erfolgende Wärmeaufnahme des Körpers bringt auch dem Kreislauflabilen eine gute Verträglichkeit der Bäder. Stoßartige Kreislaufbelastungen wie bei plötzlichem Einwirken sehr hoher Temperaturen werden vermieden.
So wird das ansteigende Teilbad bei richtiger Ausführung auch bei bestehender Hochdruckneigung mit einer Senkung der Blutdruckwerte beantwortet.
Zum Verständnis der großen Anwendungsbreite dieser Badeform seien ihre wichtigsten Wirkungen hervorgehoben.
Dem Bad unmittelbar ausgesetzte Körperbezirke werden in der Durchblutung angeregt. Die am Wasserspiegel scharf abgegrenzte helle Rötung der Haut deutet dies ebenso an, wie die unter der Blutfülle ansteigende Volumenkurve der gebadeten Gliedmaßen. Infolge eines Zusammenspiels der Blutgefäße an der ganzen Körperoberfläche teilt sich diese Wirkung allmählich auch den nicht im Bad befindlichen Körperbezirken mit, so daß eine Verlagerung des Blutes von den großen Gefäßen im Inneren des Rumpfes zugunsten der Haut, der Unterhautgewebe und Muskeln erfolgt (S. 10). Die vom Wasser bedeckten Teile des Körpers überwärmen sich, während die Temperatur des übrigen Körpers nur geringfügig verändert wird. Aus diesen beiden Wirkungen: Steigerung der Blutdurchströmung und Anhebung der Temperatur in den Geweben leiten sich wichtige Anwendungsmöglichkeiten der ansteigenden Teilbäder ab, so bei Entzündungen an den Fingern und Zehen wie Nagelbettentzündungen. Die Bäder sind hier hilfreich, bevor wie auch nachdem es zu eitrigen Einschmelzungen gekommen ist. Schmierig belegte Geschwüre oder Wunden mit verzögerter Heilungsneigung säubern sich und werden in der Gewebssprossung angeregt. Im Gegensatz zu der sonst üblichen Badedauer empfiehlt es sich, die Bäder hier auf längere Zeit (1–2 Stunden) auszudehnen und täglich, in schwierigen Fällen sogar 2mal am Tage, zu baden.
Auch für chronisch-rheumatische Gelenkentzündungen sind die genannten örtlichen Wirkungen eine willkommene Hilfe. Werden Steife und Schmerzen beim Bewegen in den Finger-, Zehen- oder in anderen Gelenken empfunden, so kann man

– wiederum im Gegensatz zur typischen Badeweise, bei der man sich ruhig verhält – mit den betroffenen Gliedern vorsichtig dehnende, das Gelenkspiel übende und durch Knetbewegungen mit Hilfe eines Schwammes auch muskelkräftigende Übungen im Bad vornehmen.

Bei Herzleiden und Hochdruck wirken die ansteigenden Teilbäder unmittelbar entlastend durch Minderung der den Blutstrom entgegenstehenden Kreislaufwiderstände. Die Verlagerung größerer Blutmengen von den zentralen großen Blutgefäßen zur Peripherie des Kreislaufsystems kann als Entlastung wirken, falls es dort zu Stauungen gekommen ist. So läßt sich im Röntgenbild beobachten, daß sich krankhaft vergrößerte Herzen, die zu schwach sind, bei der Zusammenziehung der Kammern das gesamte Blut auszutreiben, unter der entstauenden Wirkung des Bades verkleinern.

Durch die Reflexbeziehungen zu inneren Organen werden von den jeweils behandelten Hautbezirken aus bestimmte innere Organe angesprochen. So wirken die ansteigenden Armbäder betont auf Funktionen der Brustorgane: Bronchien, Lungen, Kranzgefäße des Herzmuskels. Von den ansteigenden Fuß- und Schenkelbädern lassen sich namentlich die Organe des Kleinen Beckens und des Bauchraums ansprechen.

Neben den Wirkungen des einzelnen Bades ist jeweils der Trainingseffekt zu sehen, der von einer Serie solcher Bäder zu erwarten ist. Fehlerhaftes Verhalten der Blutgefäße und/oder der Wärmeregulation können durch die regelmäßige Wiederholung der Teilbäder wirksam bekämpft werden.

Die Frage nach den Grenzen der Anwendbarkeit der Teilbäder hängt zunächst vom Umfang der jeweils behandelten Körperregion ab. Die Stufenfolge der gebräuchlichen Badeformen macht dies deutlich: Handbad – einseitiges – doppelseitiges Unterarmbad – Fußbad – Schenkelbad – Sitzbad – Halbbad. Ein sehr geschwächter Patient kann ein im Bett durchgeführtes einseitiges Unterarmbad mit Nutzen und völligem Wohlgefühl vertragen, während ihn das Halbbad in der großen Wanne überfordern würde.

Obwohl bei den milden Reizformen eingeordnet, kommen die ansteigenden Teilbäder nicht in Frage bei allen akuten Entzündungen des Herzens und in den Frühstadien des Herzinfarktes. Ebenso schließen akute, fieberhaft verlaufende Rippenfellentzündungen, akute eitrige Entzündungen der Bauch- und Beckenorgane die Anwendung aus.

Eine kritische ärztliche Entscheidung steht jeweils bei schweren Durchblutungsstörungen als Folge der Arteriosklerose an. Obwohl die Anregung der Durchblutung durch Sauerstoffmangel bedrohter Gewebe besonders dringlich ist, gibt es hier für die ansteigenden Bäder Grenzen der Anwendbarkeit. Die Aufwärmung der jeweils gebadeten Gliedmaßen regt den Stoffumsatz und damit den Sauerstoffbedarf der Gewebe an. Diesen allgemeinen physikalisch-chemischen Gesetzen entsprechenden Wirkungen muß die Anpassung der Blutzufuhr entsprechen. Ist diese wegen organischer Einengung der Arterien nicht mehr möglich, so würden die aufwärmenden Bäder das Mißverhältnis von Sauerstoffbedarf und -zufuhr nur erhöhen.

Ansteigendes Unterarmbad. Wo ein eingebautes Waschbecken mit Warmwasseranschluß zur Verfügung steht, bietet dessen Anwendung die bequemste Form, ein- oder doppelseitige Unterarmbäder durchzuführen (Abb. 25a, b). Anderenfalls

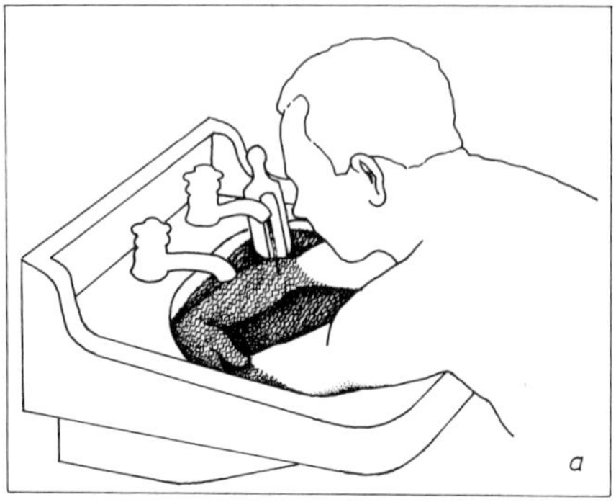

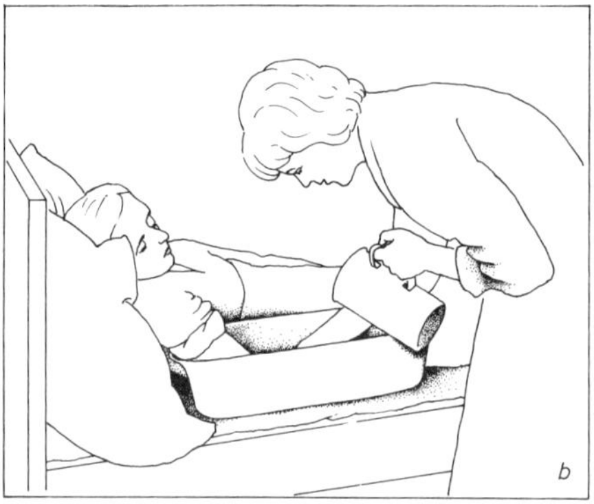

Abb. 25 In der Temperatur ansteigendes Unterarmbad.
a) Der Badende regelt die Temperatur des Wassers unter Thermometerkontrolle und nach Wohlgefühl.
b) Einseitiges Armbad beim Bettlägerigen. Zugießen von heißem Wasser im Abstand von 2 min.

nimmt man eine Kunststoff- oder Metallwanne, groß genug, die gewinkelten Unterarme unterzubringen. Es ist wichtig, auf richtige Sitzhöhe bzw. Höhe des Bekkens zu achten. Ein Druck des Wannenrandes auf die Oberarme, der den Blutumlauf beeinträchtigen würde, muß vermieden werden.

Ein zuverlässiges Badethermometer ist zum mindesten für den Anfänger einer Badeserie wichtig, um die Zuverlässigkeit der eigenen Temperatureinschätzung zu prüfen und Sicherheit bei der richtigen Bedienung des Wasserzulaufs zu bekommen.

Steht kein fließendes Warmwasser zur Verfügung, so gießt man in Minutenabständen soviel heißes Wasser nach, daß die Temperatur jeweils um 1/2°C ansteigt. Hierzu wird ein Gießgefäß (am besten Wasserkessel) mit 2–3 l Inhalt bei einer Wassertemperatur von etwa 80°C benötigt. Der Ablauf des Bades wird in diesem Fall sehr begünstigt, wenn für das Nachgießen ein Helfer zur Verfügung steht.

Der Badende ist locker, jedoch ausreichend bedeckt, so daß eine gute Warmhaltung des ganzen Körpers gewährleistet ist. Geeignet sind: Bademantel, Morgenrock, Badetuch oder eine Wolldecke. Ist ein Auskühlen der Füße zu befürchten, etwa durch Steinfußboden, ungenügende Raumtemperatur oder eine konstitutio-

nelle Neigung zu Fußkälte, so können die Füße während des Armbades in einem gleichbleibend bei 37 °C temperierten Fußbad gehalten werden.
Durchführung im einzelnen:
Anfangstemperatur 32–36 °C (je nach individuellem Durchwärmungsgrad).
Steigerung der Wassertemperatur innerhalb von etwa 15 min auf den angestrebten Endwert (39–43 °C).
Bei dieser Temperatur verweilen bis zu einer Gesamtbadedauer von durchschnittlich 20 min, in der Regel bis zur ersten Schweißbildung im Gesicht.
Entscheidend für die Führung des Bades ist jeweils das Wohlgefühl. Nach Beenden des Bades kurze Kühlung der Arme durch kaltes Abgießen oder Waschen mit triefnassem Tuch, danach abtrocknen.
Das Bad wird abgebrochen, falls ein Gefühl von Unpäßlichkeit, Beklemmung, Herzklopfen u. ä. auftreten sollte.
Wenn möglich, Nachruhe bei lockerer Bedeckung für 3/4 Stunden. In vielen Fällen wird die Wirkung des Bades durch Anlegen eines Brust- oder Kreuzwickels während der Nachruhe ergänzt.
Wichtige Anwendungsgebiete. Bei dem wichtigsten Anwendungsgebiet der Unterarmbäder, den Herz-Kreislaufkrankheiten, ist wegen der hier häufiger vorkommenden fehlerhaften Reizverarbeitung des regulierenden Nervensystems das ärztliche Urteil über die Anwendbarkeit der Bäder erforderlich. Es ist dabei zu beachten, daß gerade mit Hilfe dieser Bäder solche Regulationsstörungen überwunden werden können. Im einzelnen seien genannt: Herzklappenfehler, Leistungsschwäche des Herzmuskels, Krankheiten des Kranzgefäßsystems, Formen von Herzrhythmusstörungen, Herzinfarkt nach dem akuten Stadium, Hochdruckleiden, hier insbesondere in langen Serien, chronische Bronchitis, reparative Stadien nach Lungenentzündungen, chronische gelenkrheumatische Prozesse an Armen und Händen (gegebenenfalls mit Bewegungs- und Knetübungen), zur Eiterbildung neigende Zellgewebsentzündungen (zumeist mit Verlängerung der Badezeit).
Fuß- bzw. Unterschenkelbäder werden in Gefäßen, die den Füßen bequemen Platz lassen, durchgeführt. Gut geeignet sind die bis zur Kniebeuge reichenden Fußbadewannen. Die Durchführung erfolgt wie bei den Unterarmbädern.
Wichtige Anwendungsgebiete. Die ansteigenden Fußbäder sind das am raschesten und intensivsten wirkende Verfahren zum momentanen Aufwärmen stark unterkühlter Füße. Lange Serien helfen, anlagebedingte oder erworbene Neigung zur Fußkälte zu überwinden. Spastische und entzündliche Krankheiten an Blase, Enddarm, weiblichen Genitalorganen.
Chronisch-rheumatische Gelenkentzündungen an den Füßen. Akute Zellgewebsentzündungen.
Chronische Unterschenkelgeschwüre, hier möglichst mit nachfolgend angelegtem feuchtem Wadenwickel.
Für Schenkelbäder eignet sich jede Normalbadewanne. Der Badende deckt Schulter und Rücken mit einem Tuch ab und liegt mit gestreckten Beinen. Der Wasserspiegel wird so gehalten, daß die Beine gerade bedeckt sind. Der Warmwasserzulauf erfolgt am besten über einen Schlauch (Schlauchbrause). Durch kleine Bewegungen mit Beinen und Händen wird für gleichmäßiges Verteilen des Warmwassers gesorgt.

Durchführung im übrigen wie bei den Armbädern.
Wichtige Anwendungsgebiete. Ischias, hier als Vorbereitung für das Anlegen eines langliegenden Bein- und Hüftwickels.
Chronisch-entzündliche und degenerative Leiden an den Hüft- und Beingelenken.
Entzündliche Reizungen bei Hämorrhoiden, hier als Vorbereitung für Anlegen eines Hüftwickels mit Durchzug (T-Wickel). Schonende Form der Wärmeaufladung vor Anlegen einer feuchten 3/4- oder Ganzpackung.
Das Sitzbad erfordert eine spezielle Wannenform, die im Privathaushalt zumeist nicht zur Verfügung steht. Es wird besonders gern bei Erkrankungen der Becken- und Bauchorgane, insbesondere chronische Frauenkrankheiten, verordnet. In der Mehrzahl der Fälle läßt es sich jedoch durch das Schenkel- oder Halbbad ersetzen.
Ansteigendes Rückenbad. Hierzu ist die Normalbadewanne des Haushaltes geeignet. Das Bad wird mit einer Wasserhöhe von etwa 10 cm gerichtet. Wegen des hier verhältnismäßig geringen Wasserauftriebs ist es – namentlich für magere Patienten – angenehm, die Wanne mit einer Schaumstoffmatte oder einem zusammengefalteten Frottiertuch auszulegen. Der Badende liegt mit dem Rücken auf dem Wannengrund und hat die Beine aufgestellt. Der Kopf ruht auf einer gefüllten Gummiwärmeflasche. Die Warmwasserzufuhr erfolgt auch hier durch den Schlauch, mit dem man auch die Schlußabkühlung in Form eines Rückenabgusses vornimmt.
Angesichts der so häufig vorkommenden Rückenbeschwerden gehört das ansteigende Rückenbad zu den wichtigen Formen häuslicher Wasserbehandlung. Es hat den Vorzug, nicht zu anstrengend zu sein. Seine wohltuenden Wirkungen betreffen vor allem die Linderung der Beschwerden, wie sie aus den Muskelverspannungen infolge von Wirbelsäulenleiden, Haltungsfehlern oder einseitiger statischer Belastungen im Beruf entstehen.
Ansteigendes Halbbad. Bei diesem in der Haushaltsbadewanne durchgeführten Bad reicht das Wasser bis zum Nabel. Es dient unter anderem als schweißtreibendes Bad.
Der Badende sitzt mit gestreckten Beinen und lehnt sich bequem am Wannenrand an. Die Abdeckung der Schulter als Wärmeschutz kann zweckdienlich sein. Die Anwendungsbereiche entsprechen etwa denen beim Schenkel- oder Sitzbad.

Warme Bäder mit mechanischen Reizen

Die hier geschilderten Bäder werden in der Normalbadewanne durchgeführt. Es sind in der Regel „Halbbäder", bei denen der Wasserspiegel etwa bis zum Nabel reicht und bei denen der Temperaturreiz mit mechanischem Einwirken auf die Haut verbunden wird. Für den Gebrauch zu Hause sind die Bürsten- und die Schöpf-Planschbäder geeignet; sie können nur bedingt allein durchgeführt werden, weil die kunstgerechte Behandlung des Rückens nur durch einen Helfer vorgenommen werden kann. Die Bäder eignen sich für alle Lebensalter, insbesondere auch für Kinder. Bei sehr herabgesetztem Kräftezustand kann das Bad als Schen-

kelbad gegeben werden, bei dem das Wasser die gestreckten Schenkel gerade bedeckt.
Die Temperaturführung dieser warmen Bäder sollte den individuellen Erfordernissen entsprechen. Bei den Bürstenbädern beginnt man in der Regel mit Körpertemperatur (36–38 °C), um gegen Ende des Bades durch Zulauf von kaltem Wasser auf etwa 24 °C zurückzugehen. Die als Abschluß jeden warmen Bades vorzunehmende Abkühlung kann auch so erfolgen, daß man in der Wanne stehend mit der kalten Schlauchbrause oder einem bereitgestellten Gefäß kalt abgießt.
Bei Wärmebedürftigen jedoch kann das Bad wie bei den ansteigenden Bädern geschildert geführt werden. Dabei läßt man durch langsamen Zulauf die Wassertemperatur bis auf 39–40 °C ansteigen.
Man verwendet 2 Badebürsten, deren Borstenqualität der Hautempfindlichkeit entspricht.
Die Badedauer variiert nach der Belastbarkeit des Badenden zwischen 8 und 20 min.
Bürstenbad. Man beginnt mit 2 Massagebürsten in gleichmäßigen und rhythmischen Strichen ein Bein zu behandeln. In pendelnden Bewegungen wird bei möglichst gleichbleibender Druckgebung fuß- und rumpfwärts gebürstet. Es folgt das Bürsten von Fußrücken und Sohle. Danach wird in entsprechender Weise das andere Bein behandelt.
Es folgt die Bürstung der gestreckt gehaltenen Arme und Hände. Zur Behandlung des Rückens rückt der Badende etwas zum Fußende der Wanne. Nach einigen Strichen vom Hinterkopf zur Schulter werden die Bürsten in zügigen Bewegungen von der Schulter zum Gesäß geführt.
Zur Bürstung der Vorderseite und Flanken lehnt sich der Badende wieder bequem an den hinteren Wannenrand. In ovalen Strichführungen von den Rippen zum Rollhügel (Trochanter) werden beide Flanken behandelt. Der Thorax wird in Kreisführungen um die rechte und linke Brust gebürstet unter Aussparung der Brustwarzen. An der Vorderseite des Leibes bürstet man einige Male im Uhrzeigersinne.
Nach Beendigung der Bürstungen ruht der Badende in entspannter Lage noch einige Zeit im Bad.
Das Bürstenbad hat mit seinen kreislaufübenden und unmittelbar anregenden Wirkungen breite Anwendungsgebiete. Als Form der mittelstarken Wasserbehandlung eingestuft, kann es unter anderem bei leichteren Leistungsschwächen des Herz-Kreislaufsystems, bei Hochdruck, peripheren Durchblutungsstörungen und in der Rekonvaleszenz nach schwereren Krankheiten eingesetzt werden.
Wegen der stärkeren nervlichen Anregung der Bürstenbehandlung kann die Anwendbarkeit bei reizbaren Konstitutionen eingeschränkt sein, so daß man hier das mildere Schöpfbad vorzieht. Insbesondere sollte aus solchen Gründen auf die Anwendung am Abend verzichtet werden, um die Schlafbereitschaft nicht zu stören.
Schöpf-Planschbad. Diese Form des Halbbades unterscheidet sich vom Bürstenbad durch die mildere Gestaltung der mechanischen Anregung. Die Temperaturführung ist ähnlich wie beim Bürstenbad. Anstelle der Bürstung wird eine massageähnliche Reibung mit den flachen Händen vorgenommen. Man beginnt

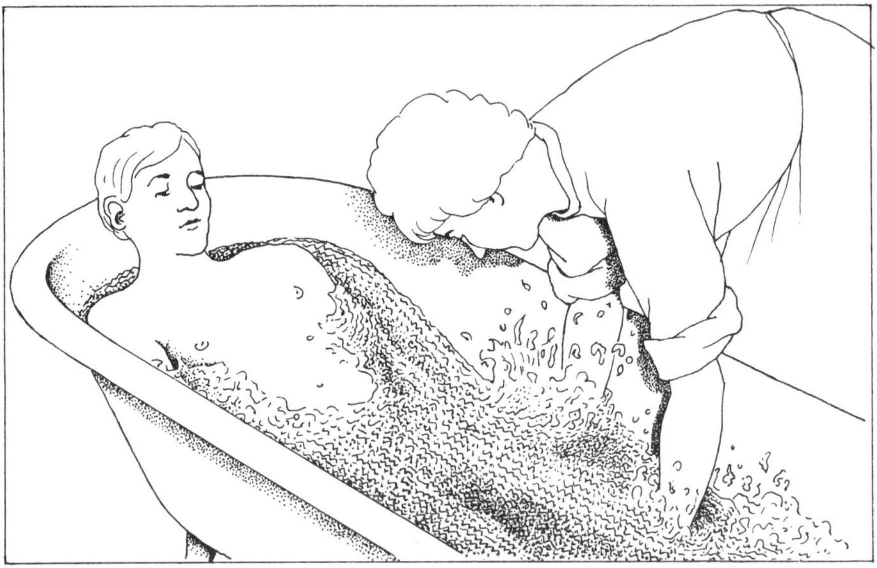

Abb. 26 Schöpf-Planschbad während der mit flacher Hand streichend durchgeführten Massage eines Beins.

wiederum mit der Behandlung der Gliedmaßen. Die sich dem Körperprofil elastisch anpassende pendelnd durchgeführte Streichung wird rhythmisch etwa 40mal in der Minute vorgenommen. Für die anschließende Behandlung des Rükkens rückt der Badende mit dem Gesäß etwas zum Fußende der Wanne und beugt sich leicht nach vorn. Der Helfer behandelt den Rücken, indem er mit hohlgehaltenen Händen jeweils Wasser schöpfend zügig vom Becken zur Schulter streicht. Bei der Rückbewegung suchen die Handflächen engen Kontakt mit dem Rücken. Dieser Arbeitsgang wird etwa 50mal wiederholt. Nachdem sich der Badende wieder bequem zurückgelegt hat, wird die Beschöpfung mit der Vorderseite des Rumpfes begonnen. Mit einem etwa 1 l fassenden handlichen Gefäß wird – wiederum etwa 50mal – Wasser gegen die Brust geschöpft. Der Badende wendet dabei den Blick seitwärts, um im Gesicht nicht durch spritzendes Wasser belästigt zu werden. Der Helfer schützt dazu mit der freien Hand das Gesicht gegen den Wasserschwall (Abb. 26 und 27). In der letzten Phase des Bades wird der Rücken in entsprechender Weise etwa 50mal beschöpft. Der Badende ist hierzu wieder etwas zum Fußende der Wanne gerückt und hat sich leicht vorwärts gebeugt. Die Behandlung des Rückens erfolgt bei abnehmender Wassertemperatur.
Wenn man den letzten Abguß des Rückens mit leitungskaltem Wasser vornimmt, erfolgt eine intensive Anregung der Atmung. Man sprach bei dieser besonderen Variante des Schöpfbades vom „Asthmahalbbad". Es bewährt sich namentlich bei chronischer Bronchitis und Lungenemphysem. Aber auch beim akuten Bronchialinfekt der Kinder ist diese Form des Bades sehr wirksam.
Das Schöpfbad hat ähnlich weite Anwedungsgebiete wie das Bürstenbad. Als die mildere Form wird es besonders bei sensiblen Patienten bevorzugt.

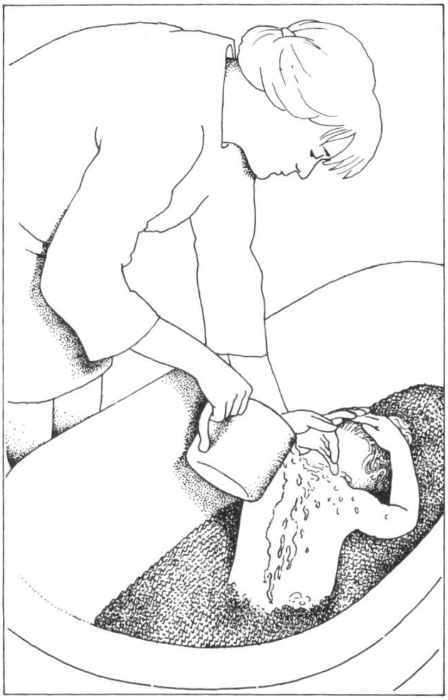

Abb. 27 Schöpf-Planschbad während der Beschöpfung des Rückens.

Bäder mit Badezusätzen

Durch Verwendung von Badezusätzen kann den Bädern eine weitere besondere Note gegeben werden. Hierbei ist jedoch darauf zu achten, daß die für die Gesamtwirkung des Bades entscheidenden Faktoren: Wärmeführung, Badedauer und Lokalisation der Einwirkung, wie sie in den allgemeinen Baderegeln erörtert wurden, gültig bleiben müssen.
Badezusätze können auf mehreren Wegen wirksam werden. Mineralische und auch höher molekulare pflanzliche Stoffe können durch die Haut und – bei flüchtigen Duftstoffen – durch Einatmen von den Schleimhäuten aufgenommen werden. Die Fähigkeit der Haut, Stoffe aus dem Bad aufzunehmen, ist für eine Reihe von Substanzen gesichert. Freilich kann von der Möglichkeit einer zuverlässigen Dosierung wie bei der Arzneibehandlung nicht gesprochen werden.
Ist ein Krankheitsherd an der Körperoberfläche gelegen, wirken die Zusätze unmittelbar und oft zuverlässiger ein, so bei Hautentzündungen, geschwürigen Prozessen, infizierten Wunden.
Durch mehr oder weniger lange Einlagerung von Wirkstoffen in den Strukturen der Haut können gewisse Reizwirkungen verlängert werden, so bei Salz-, Schwefelbädern und bei stark reizenden Ölen.
Gewisse Zusätze sind auch dazu geeignet, überchlortes Wasser für besonders Hautempfindliche verträglich zu machen (z. B. Schachtelhalm).

Tabelle 1. Die wichtigsten pflanzlichen Badezusätze

	Zubereitung und Dosierung	Pharmakologische Eigenschaften	Anwendungsformen	Gebräuchlichste Indikationen
Arnika (Arnika montana)	für ein Vollbad (250 l) 2–4 Eßl. Arnika-Badeextrakt, bzw. -Tinktur für Umschläge 1–3 Eßl. Tinct. arnicae auf 1 l Wasser	resorptionsfördernd, schmerzlindernd	Vollbad, Teilbäder, Wickel, Einreibungen	stumpfe und scharfe Verletzungen, Blutergüsse, Rheuma, Gliederschmerzen nach Überanstrengung
Baldrian (Valeriana officinalis)	Zumeist fertige Badeextrakte	beruhigende Wirkung	zumeist als Vollbad	Schlaflosigkeit, nervöse Unruhe
Eichenrinde (Cortex quercus)	für ein Vollbad (250 l) 1–3 kg Eichenrinde mit 5 l Wasser ansetzen, ½ Std. kochen, abgießen und dem Bad zusetzen; Teilbäder entsprechend weniger	gerbsäurehaltig, adstringierende Wirkung	Vollbad, Teilbäder, Spülungen von Wunden und Körperhöhlungen	nässende Hautausschläge, Analekzem, Verbrennungen
Fichtennadel (Pinus silvestris)	150 g Extr. pinus silvestris für ein Vollbad	enthält ätherische Öle, u. a. Terpentin, wirkt beruhigend; sekretionsfördernd, desodorierend	Vollbäder, seltener Teilbäder	vegetative Dystonie, Wechseljahrbeschwerden
Heublumen (Semina graminis)	für ein Bad 1–1½ kg Heublumen in 5 l kaltem Wasser ansetzen, eine halbe Stunde kochen, durchseihen, dem Bad zusetzen oder 150 g Badeextrakt	ätherische Öle; Hyperämie steigernd, spasmolytisch	Voll- und Teilbäder, Wickel, Auflagen (Heusack)	weichteilrheumatische Beschwerden, Arthritis, chronische Bronchitis, pyogene Entzündungen
Kalmus (Acorus calamus)	für ein Vollbad 250 g Rhiz. Calami in 3 l Wasser kalt ansetzen und aufkochen, durchgesiebt dem Bad zusetzen	enthält ätherische Öle, Bitterstoffe, Gerbstoffe, Terpene; stark durchblutungsfördernd	Vollbad, Kinderbad	Rachitis, konstitutionelle Unterentwicklung, eiternde Wunden
Kamille (Matricaria chamomillae)	Vollbad: Aufguß aus ½ bis 1 kg Flores chamomillae mit 5 l kochendem Wasser übergießen, 30 min auszie-	ätherische Öle, Glukoside; entzündungs- und fäulniswidrig, desodorierend	aus Kostengründen seltener als Vollbad, öfter als Teilbäder verwendet, Spülung von Körper-	akute, nässende Ekzeme, eitrige, insbesondere Unterschenkelgeschwüre, Fisteln

	hen, absieben und dem Bad zusetzen; für Teilbäder entsprechend weniger oder Kamillen-Badeextrakt		höhlen (Darmbad, Schleimhautpflege), Tränkung von Wickeltüchern	
Kastanie (Aesculus hippocastanum)	für ein Vollbad 1–1½ kg gemahlene Roßkastanie mit 5 l kaltem Wasser ansetzen und 30 min kochen, abgießen, dem Bad zusetzen oder Kastanien-Badeextrakt	reich an Saponinen, Gerb- und Bitterstoffen; erhöht die Kapillarresistenz; Thrombinhemmung	Voll- und Teilbäder, Umschläge	Weichteil- und Gelenkrheumatismus, Neuralgie, Juckreiz, periphere Durchblutungsstörungen
Lavendel (Lavendula officinalis)	1–2 Eßl. Badeextrakt	Sedativum, leicht hautreizend, desodorierend	Vollbad, Waschungen	Wechseljahrbeschwerden, vegetative Dystonie
Lohtannin-Bad	Vollbad: 1 kg Gerberlohe (Eichenrinde, Fichtenrinde) mit 5 l Wasser 30 min kochen, Abguß dem Bad zusetzen oder Badeextrakt	stark gerbstoffhaltig	Vollbad, Sitzbad	Weichteilrheumatismus, Neuralgie, chronisches Hautleiden
Rosmarin (Rosmarinus officinalis)	Vollbad: 1–2 Eßl. Rosmarin-Badeextrakt	reich an ätherischen Ölen, durchblutungssteigernd für Haut und Beckenorgane	Vollbäder, Sitzbäder, Waschungen	spastische Kreislaufstörungen, klimakterische Beschwerden, Weichteilrheumatismus, Quetschungen
Salbei (Salvia officinalis)	Vollbad: 250 g Folia salviae mit 5 l siedendem Wasser übergießen, 20 min ziehen lassen, Abguß dem Bad zusetzen oder Salbeibadezusatz, Salvysat insbesondere für Spülungen	enthält ätherische Öle, Harze, Bitterstoffe, Gerbstoffe	Vollbad, Teilbäder, Spülungen von Körperhöhlen (Schleimhautpflege), Aufschläge	juckendes Afterekzem (Sitzbad, Aufschläge) Spülungen bei Schleimhautkatarrhen und Wunden
Zinnkraut (Equisetum arvense)	Teilbad: 100–200 g Herba Equiseti mit 2 l Wasser kalt ansetzen, 1 Std. kochen, absieben und dem Bad zusetzen	enthält Kieselsäure, Oxalsäure, Bitterstoffe; Förderung der Gewebsproliferation	verwendet für Teilbäder, seltener Vollbäder, Wikkel, Aufschläge	nässendes Ekzem, Ulcus cruris und andere schlecht heilende Wunden, chronische Eiterungen (Osteomyelitis)

Schließlich können wohlduftende Zusätze, namentlich ätherische Pflanzenöle, die Annehmlichkeit des Bades erhöhen. Pflanzliche Badezusätze werden als Aufgüsse bzw. Abkochungen aus frischen oder getrockneten Pflanzen bereitet. Zur Vereinfachung des Gebrauchs werden fabrikmäßig hergestellte Badezusätze angeboten. Diese bestehen zumeist aus wäßrigen Auszügen der Pflanzen, die im Vakuum eingedickt und danach mit Dampfdestillaten der betreffenden Pflanzen versetzt wurden. Bei Verwendung reiner Destillate werden zumeist synthetisch hergestellte Emulgatoren zugesetzt. Bei Neigung zu allergischen Hautreaktionen ist mit der Verwendung von Badezusätzen Vorsicht geboten.
Die Tabelle 1 gibt einen Überblick über die wichtigsten pflanzlichen Badezusätze. Einige davon können zugleich für Spülungen und Aufgüsse dienen.
Senffußbäder sind mit ihrer intensiven und langanhaltenden Wirkung ein bewährtes Mittel, um im Sinne des Gefäßspiels „ableitend" zu wirken. Sie bewähren sich mit diesem Effekt besonders beim beginnenden Migräneanfall und anderen Kopfschmerzformen.
Das Bad läßt sich mit Hilfe des Naturproduktes, dem Senfmehl, wie aus dem Hauptwirkstoff, dem Senföl, herstellen.
Ein bis zwei Hände voll Senfmehl werden mit Wasser von etwa 50 °C dünnflüssig angerührt und nach einigen Minuten, wenn ein stechender Dampf spürbar wird, dem bei 38–39 °C temperierten Bad zugesetzt. Da die Freisetzung des Senföls auf einem temperaturempfindlichen Prozeß beruht, sind höhere als die genannten Temperaturen zu vermeiden. Die Haut rötet sich im Bad intensiv. Zum Schluß werden sorgsam die Reste des Senfmehls abgespült.
Will man das in konzentrierter Form sehr aggressive Senföl (Oleum sinapis) verwenden, so füllt man eine verschließbare 1/2 l-Flasche zur Hälfte mit einem Gemisch von Milch und Wasser, träufelt 10 Tropfen Senföl hinein und schüttelt die fest verschlossene Flasche kräftig, um das Öl zu emulgieren. Die Emulsion wird dem Bad zugesetzt.
Dem Senf in der Wirkung verwandte Fertigpräparate werden im Handel angeboten, so das Pykaryl T, von dem auf 5 l Wasser 1/2 bis 1 Eßl. benötigt wird.
Schwefelbäder finden Verwendung bei chronischen Formen von Gelenk- und Weichteilrheumatismus sowie bei chronischen Hautleiden (Ekzem, Schuppenflechte).
Schwefelbäder für den häuslichen Gebrauch können aus Schwefelleber (Kalium sulfuratum) hergestellt werden. Für ein Vollbad werden 200 g benötigt. Die Pharmaindustrie bietet bequem zu handhabende Fertigpräparate an.

Wechselwarme Bäder

Es handelt sich hier um eine Gruppe von Teilbädern, bei denen nach bestimmten Regeln ein Wechsel von warm auf kalt erfolgt. Es werden somit zwei Gefäße mit unterschiedlich temperiertem Wasser benötigt (Abb. 28).
Gegenüber den in der Temperatur ansteigenden Bädern bedeuten die wechselwarmen eine Reizsteigerung. Im Gegensatz zu den kalten Bädern ist ihre Anwendung auch bei unausgeglichenem Wärmehaushalt möglich, sei es, daß dabei eine unge-

nügende Fähigkeit wieder warm zu werden vorliegt, oder daß Füße und Hände unterkühlt wirken. In beiden Fällen sind die wechselwarmen Bäder ein gutes Trainingsmittel zur Überwindung der Reaktionsschwächen. Beim Aufbau eines richtig dosierten Übungsprogramms für den Wärmehaushalt beginnt man gern mit einigen ansteigenden Bädern, um dann zu Wechselbädern überzugehen.
Wechselbäder wirken unmittelbar wohltuend, wenn es gilt, die durch nervliche Überforderung im Alltag entstandene Erregung abklingen zu lassen, namentlich, wenn Neigungen zum Hochdruck und zu Blutstauungen in den Kopforganen beteiligt sind.
Die Durchführung der Bäder läßt sich gut besonderen Erfordernissen des einzelnen anpassen. Es können sowohl die Temperaturen der warmen und der kalten Seite variiert werden wie die Dauer der einzelnen Phasen und die Häufigkeit des Wechselns individuell angepaßt werden. Die angegebenen Werte sind daher als Durchschnittsregeln zu sehen, wie sie sich in den meisten Fällen gut bewähren.
Will man einen Reiz besonders schonend gestalten, so kann die Temperierung der warmen Seite ansteigend erfolgen: Man beginnt mit 35 °C und läßt die Temperatur während der – hier etwas verlängerten – ersten Phase des Bades langsam um 2–4 °C steigen.
Unter den häuslichen Bedingungen kommen in erster Linie wechselwarme Fuß- bzw. Unterschenkelbäder in Frage (Abb. 28).

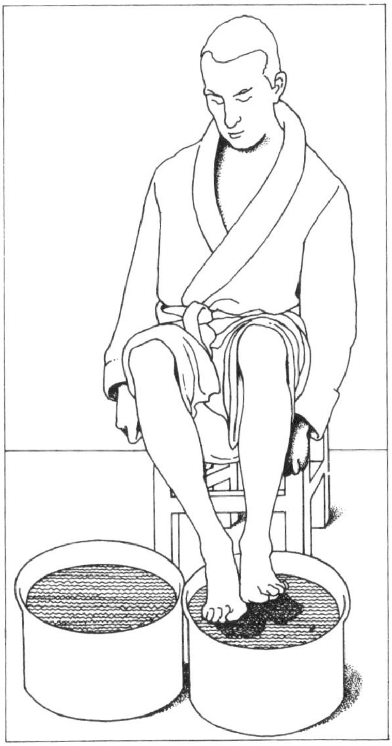

Abb. 28 Wechselfußbad. Beim Wechsel von der warmen zur kalten Seite. Die Bekleidung ist leicht und der Raumtemperatur angepaßt, nicht schnürend.

Die nächst häufig angewendete Form sind die Unterarmbäder, während sich Wechselsitz- und Halbbäder weniger eignen, da sie zwei entsprechende nebeneinander stehende Wannen voraussetzen.
Allgemeine Baderegeln:
- Etwa 10mal solange warm wie kalt baden, 2 min warm, 12 sec kalt,
- 3mal wechseln,
- stets warm beginnen, kalt aufhören,
- Temperatur der warmen Seite 38–39 °C (Variationsmöglichkeit s. o.),
- Temperatur der kalten Seite: Leitungskalt,
- nach dem Bad abtrocknen.

Kalte Teilbäder

Kalte Bäder gehören seit Beginn der systematischen Wasserbehandlung zu den meistgenutzten Möglichkeiten, die körperliche Gesamtverfassung zu verbessern. Die für die häusliche Wasserbehandlung in Frage kommenden Teilbäder können daneben bei vielen speziellen Funktionsstörungen und Beschwerden überaus hilfreich sein.
Die physiologische Antwort des Gefäßsystems auf den Kältereiz erfolgt auch hier in einem zweiphasigen Ablauf. Nach der anfänglichen Gefäßzusammenziehung mit Blässe, Gänsehautbildung und Zurückdrängen großer Blutmengen aus den Gliedmaßen und Geweben der Körperoberfläche, erfolgt ein Umschlag im Verhalten: Die Gefäße werden weit, es treten Hautrötung und vermehrte Wärmeabstrahlung auf. Da diese letzteren Vorgänge den wesentlichen Teil des Gesamtablaufs darstellen und zugleich das richtige Reagieren des Körpers widerspiegeln, sind sie sorgfältig zu beobachten. Nur so kann, falls erforderlich, der Gesamtablauf mit Hilfe reaktionsanregender Maßnahmen verbessert werden.
Um die im kalten Bad entzogene Wärme wieder zu ersetzen, wird die chemische Wärmebildung angeregt. In diese vielfältig gesteuerten Vorgänge sind auch Drüsen mit innerer Absonderung einbezogen. So erweisen sich die regelmäßig gebrauchten kalten Bäder als Trainingsprinzip mit weitgefächerten Wirkungsbereichen.

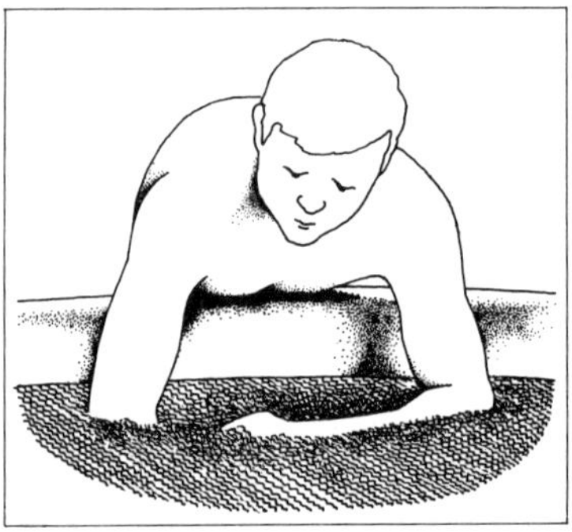

Abb. 29 Kaltes Unterarmbad im Freien.

Unter den dankbaren Anwendungsgebieten kalter Bäder seien im einzelnen hervorgehoben:
Störungen der Wärmeregulation, namentlich mit verminderter Anpassungsfähigkeit an unterschiedliche Außentemperaturen; Neigung zum Versagen des Gefäßtonus, wie sie im Absinken des Blutdrucks oder im stark wechselnden Blutdruckverhalten Ausdruck findet.
Funktionsversagen in den feinsten Gefäßabschnitten, den für den Stoffumtausch entscheidenden Bezirken der „Mikrozirkulation".
Auch bei den mit Strömungsbehinderung verbundenen Erweiterungen großer Venen bewähren sich die kalten Bäder als zirkulationsanregendes Mittel. Dies gilt für Krampfadern der Beine wie für Hämorrhoiden und Venenstauungen in den Organen des Kleinen Beckens.
Das Anheben des Muskeltonus durch den dosierten Kältereiz bewährt sich bei funktioneller Blasenschwäche, oft auch beim Versagen der Haltemuskulatur in der Lendengegend.
Menschen, die im Sommer unter Wärmeüberschuß leiden – es sind vor allem Übergewichtige – finden in den kalten Bädern ein Mittel, um Wohlgefühl und Leistungsfähigkeit wieder herzustellen. Für das Kühlungsverlangen Hochfiebernder sind dagegen kalte Bäder ungeeignet. Falls hier kalte Waschungen und häufig gewechselte Wickel nicht genügend Linderung bringen sollten, läßt sich mit den in der Temperatur langsam absteigend geführten warmen Bädern besser eine Wärmeabgabe erreichen. Es wird dabei vermieden, daß der Energiehaushalt reaktiv zu erneuter starker Wärmebildung angeregt wird (s. a. S. 187).
Bei der Entscheidung, ob man sich zur allgemeinen Konditionspflege besser der warmen, wechselwarmen oder der kalten Bäder bedienen soll, spielen neben anderen die jahreszeitlichen Bedingungen eine Rolle. Die allgemeine Regel, daß man sich bei warmer Luft der kalten, bei kalter Luft lieber der warmen Bäder bedient, hat eine gewisse Berechtigung.
Während eines Sommerurlaubs können kalte Bäder beachtlich zur Steigerung des Erholungserfolges beitragen. Es sei daran erinnert, daß man das „Wassertreten" im Bach oder am Seeufer auch zur unmittelbaren Erfrischung während einer Wanderung einschalten kann.
Entsprechend den allgemeinen Regeln der Wasserbehandlung gilt: kein kaltes Bad bei unterkühlten Gliedmaßen, Sorge für rechtzeitiges Wiederwarmwerden. In kalten Räumen sollte ein kaltes Bad nur genommen werden, wenn man unmittelbar aus der Wärme kommt, z. B. aus dem Bett, und anschließend wieder ins Warme zurückkehrt, bzw. sich sofort ankleidet und kräftig bewegt. Die Wassertemperatur sei möglichst niedrig. Temperaturen von 1–10°C lassen in der Regel weniger leicht Kälteempfindung aufkommen als Temperaturen zwischen 10 und 20°C.
Nur in Ausnahmefällen (bei Schreckhaftigkeit, vegetativer Labilität oder bei ängstlichen Kindern) kann man auf 20–22°C gehen.
Die Dauer des Bades hat eine große Spielbreite. Man sollte zum mindesten Zeichen der zweiten Wirkungsphase feststellen: Umschlag der anfänglichen Hautblässe in zarte Hautrötung – Wärmegefühl in den gebadeteten Körperteilen – schneidender Schmerz. Die in Frage kommenden Zeiten liegen zwischen 6 sec und mehreren Minuten.

In besonderen Fällen, wie bei chronischen Lymphstauungen der Beine, kommt eine längere Badedauer in Frage.
Die einfachste Form ist das Tauchbad, bei dem keine besonderen reaktionsfördernden Hilfen gegeben werden.
Zweckmäßiger ist es, das kalte Bad mit gefäßanregenden Maßnahmen zu verbinden: Bewegungen wie beim Wassertreten – kräftiges Reiben mit der flachen Hand – Bürsten der gebadeten Teile – Beschöpfen.

Formen kalter Bäder
Augenbad. Man benutzt ein Augenbadgefäß aus Porzellan oder Glas, ein Likör- oder Südweinglas. Gechlortes Wasser ist für die Durchführung von Augenbädern ungeeignet. Oft empfiehlt es sich, Aufgüsse von Drogen (Fenchel, Augentrost, Schachtelhalm) oder äquilibrierte Salzlösung zu verwenden. Der Patient beugt sich über das fast randvolle Glas, taucht den Augapfel bei geschlossenen Lidern ein und öffnet später die Lider einige Male.
Unterarmbäder werden in Spezialwannen, in eingebauten Waschbecken oder entsprechenden Gefäßen, unterwegs im fließenden Wasser einer Tiertränke oder dergl. durchgeführt. Wegen der besonderen reflektorischen Beziehungen zum Herzen wirken kalte Unterarmbäder bei Kreislaufbelastung unter sommerlicher Hitze sehr erfrischend. Sie bewähren sich bei den meisten mit Pulsbeschleunigung einhergehenden Herzbeschwerden, insbesondere bei Überfunktion der Schilddrüse.
Fuß- und Unterschenkelbäder lassen sich in beliebigen Gefäßen durchführen, die

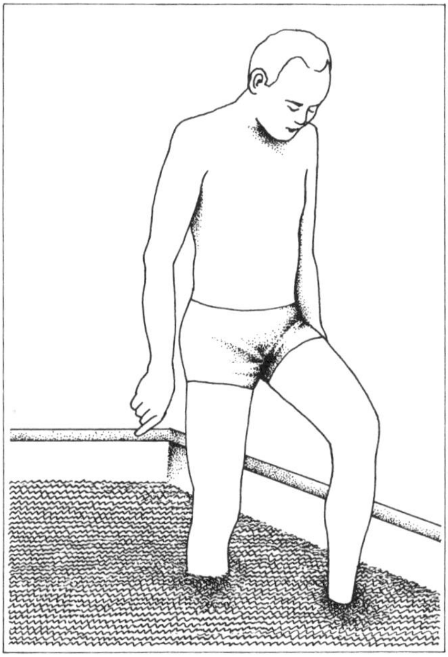

Abb. 30 Wassertreten. Das im Freigelände errichtete Wasserbecken ist zu etwa 35 cm mit leitungskaltem Wasser gefüllt.

den Füßen genügend Raum lassen und die gewünschte Höhe des Wasserspiegels gestatten.
Sehr zweckmäßig, weil reaktionsfördernd, ist die Form des Wassertretens (siehe Abb. 30). Für häusliche Zwecke eignet sich jede Badewanne, unterwegs der Bachlauf oder das Seeufer.
Dem Wassertreten wirkungsmäßig verwandt sind das Tautreten im morgendlich taufeuchten Gras und das Barfußlaufen im Schnee.
Die genannten Formen kalter Fußbäder eignen sich vorzüglich zur raschen Überwindung der Steh- und Marschmüdigkeit bei Fußgesunden wie bei akut oder chronisch Fußleidenden.
Bei Krampfadern mit und ohne Entzündungserscheinungen führt das am Nachmittag oder Abend durchgeführte kalte Fußbad infolge seiner wohltuenden Wirkung oft zum Dauergebrauch.
Bei Hochdruckleidenden wirken die nach dem Arbeitstag genommenen kalten Fußbäder entlastend und wirken vegetativ beruhigend. Sie bewähren sich vor allem während des Sommers und können hier die in der kalten Jahreszeit zumeist überlegenen wechselwarmen Fußbäder ablösen.
Das Schenkelbad wird bei 15–20 cm hohem Wasserspiegel in der normalen Badewanne durchgeführt. Auch hier empfiehlt es sich, durch kräftiges Reiben oder Bürsten die Antwortbereitschaft des Körpers zu unterstützen.
In der täglichen Körperpflege ist das morgens in einer erweiterten Form durchgeführte Schenkelbad sehr geeignet, sich auf den Tag vorzubereiten. Der Badende setzt sich mit gestreckten Knien in das Wasser, reibt kräftig die im Wasser befindlichen Beine, danach, immer neues Wasser mit den Händen schöpfend, Arme, Brust und Leib. Zum Schluß beugt er die Knie und rückt mit dem Gesäß etwas zum Fußende der Wanne, um sich mit dem Rücken kurze Zeit in das Wasser zu legen.
Das in der Sitzbadewanne bei herausgehaltenen Füßen durchgeführte Sitzbad läßt weniger leicht Wiedererwärmungsschwierigkeiten auftreten. Auch hier werden Hüften und Lendengegend mit den flachen Händen kräftig gerieben.
Bevorzugte Anwendungsgebiete für diese kalten Sitzbäder sind funktionelle Blasenschwäche, Erschlaffung der Beckenbodenmuskulatur, Hämorrhoidalleiden, Bänderschwäche im kleinen Becken mit Neigung zu Blut- und Lymphstauungen, Schwäche des Wirbelsäulenstützapparates mit statisch bedingten Kreuzschmerzen.

Flachgüsse

Die Übergießung einzelner Körperabschnitte stellt eine einfache Form der Wasserbehandlung dar. Aus mehreren Gründen verdienen die Güsse einen festen Platz in der gesunderhaltenden Körperpflege und in der Krankenbehandlung. Die Güsse lassen sich in ihrer Reizstärke gut dosieren und so den reaktiven Fähigkeiten des einzelnen jeweils gut anpassen. Manche Wirkungen sind momentan wohltuend spürbar. Die Serie regelmäßig durchgeführter Güsse hat eine gute Wirkung auf den allgmeinen Tonus des Kreislaufs und seine Anpassungsfähig-

keit. Dieser Trainingseffekt betrifft auch den Wärmehaushalt und die Atmung. Die meisten Güsse lassen sich unter bescheidensten Verhältnissen durchführen.
Als Flachgüsse werden drucklose Übergießungen bestimmter Körperteile verstanden, bei denen ganz vorwiegend der Temperaturreiz wirkt. Die Strahlgüsse (in der Kneippbehandlung auch als „Blitzgüsse" bezeichnet) wirken daneben durch den kräftigen mechanischen Reiz des im scharfen Strahl auf den Körper treffenden Wassers; sie sind somit als Ausführungen stärkerer Reizintensität einzustufen.
Die gebräuchlichsten Formen der Güsse sind die Arm-, Knie-, Bein-, Unter- und Oberschenkelgüsse, sowie Rückengüsse; daneben die an anderer Stelle geschilderten Gesichts- und Nackengüsse (S. 141). Die genannten Güsse können bis auf den Rücken- und Oberguß ohne fremde Hilfe vorgenommen werden.
Am bequemsten lassen sich die Flachgüsse mit einem 2–3 m langen Schlauch von 20–25 mm Durchmesser durchführen. Steht solcher nicht zur Verfügung, kann man sich mit 2 Gießkannen behelfen.
Der zu Behandelnde stellt sich in die Badewanne oder den Duschraum, um eine Unterkühlung der Füße zu vermeiden, steht man am besten auf einem Holzrost. Dies gilt auch für die Durchführung im Garten. Es wird in der Regel mit kaltem Wasser gegossen. Voraussetzung ist auch hier gute vorherige Durchwärmung bis an die Füße und Hände. Nur wenn dieses nicht mit anderen Mitteln, wie Aufenthalt im Warmen, durch ein warmes Fußbad oder kräftiges Bewegen zu erreichen ist, wählt man den wechselwarmen Guß. Dieser kommt auch in Frage, falls sich bei der Probeanwendung zeigte, daß die rechtzeitige Wiedererwärmung ausbleibt.
Die kalte Abgießung gehört zu den besonders schonenden Formen der Kaltwasserbehandlung. Da man den Guß jeweils vorsichtig an den Gliederspitzen beginnt und den Strahl verhältnismäßig langsam zum Rumpf führt, werden brüske Wirkungen vermieden, wie sie entstehen, wenn große Körperbezirke plötzlich abgekühlt werden. Hier wird ein plötzlich einsetzender Rückstrom großer Blutmengen zum Herzen ausgelöst, der eine beachtliche Belastung bedeuten kann.
Die Dauer der Güsse ist kurz. Man richtet sich in der Bemessung nach den Zeichen eintretender Gefäßreaktion.
Mindestens eines der drei zu beachtenden Symptome sollte deutlich geworden sein:

1. Umschlag der anfangs blassen Hautfarbe in ein zartes helles Rot. Dieses sichtbare Zeichen einer reaktiven Erweiterung von Hautgefäßen ist oft nur bei guter Beleuchtung und schwer bei stark sonnengebräunter Haut zu beobachten.
2. Das zweite Zeichen ist subjektiver Art und erfordert gegebenenfalls ein Zeichen des Behandelten für den Helfer: Die anfangs an der begossenen Region empfundene Kälte schlägt in Wärmegefühl um, obwohl beim Betasten noch keine Erwärmung zu bemerken ist. Die Empfindung entsteht durch die jetzt eingetretene Weitstellung der Gefäße, durch die Wärme an die Haut geführt wird.
3. Auch das dritte Zeichen eingetretener Körperantwort ist subjektiver Art: Das Auftreten eines schneidenden Schmerzes zumeist an der Grenze der begossenen Hautfläche.

Im Durchschnitt dauert die Begießung 1–2 min, sie hängt jedoch nicht zuletzt von der Temperatur des Wassers ab. Beim Ungeübten wird man zumeist mit rela-

tiv kurzen Zeiten beginnen, um diese, bei verbessertem Reflexspiel, etwas auszudehnen.
Nach dem Guß werden die Wassertropfen mit flachen Händen von der Haut abgestreift, die Hände, gegebenenfalls Füße und Gesicht werden abgetrocknet.
Man kleidet sich rasch an und sorgt, sei es durch kräftiges Bewegen oder indem man gut zugedeckt nachruht, für baldige Wiedererwärmung.
Kommen die wechselwarmen Güsse in Frage, so beginnt man mit der warmen Abgießung (39–43 °C) und dehnt diese bis zur guten Durchwärmung der begossenen Körperteile aus. Die unmittelbar daran angeschlossene kalte Abgießung ist nur kurz. Sie dauert in der Regel etwas weniger lange als die primär kalt verabreichten Güsse.
Die Schlauchführung bei den Flachgüssen wurde nach vielfältigen Erfahrungen festgelegt. Es dient der Sicherung des Erfolges, wenn man sich an diese Regeln hält. Die Abbildung 31 gibt die Führungslinien beim Knie-, Schenkel- und Unterguß wieder. Durch geschickte Handhabe (Abb. 32) sorgt man dafür, daß sich der Schlauch leicht führen läßt. Man achtet darauf, daß die jeweils behandelten Teile von einem möglichst breiten Wassermantel umflossen werden.
Knieguß. Falls durch einen Helfer vorgenommen, steht dieser hinter dem Behandelten. Der Wasserhahn wird soweit aufgedreht, daß ein etwa 12 cm hoher Strahl aus dem senkrecht gehaltenen Schlauchstutzen sprudelt. Der wie ein Griffel gehaltene Schlauch wird schräg nach unten gehalten und von den Zehen des rechten Fußes an der Außenseite des Unterschenkels langsam zur Kniebeuge geführt. Hier verweilt man unter kreisförmiger Schlauchführung einige Sekunden und läßt dabei möglichst große Flächen des Unterschenkels überströmen. Relativ

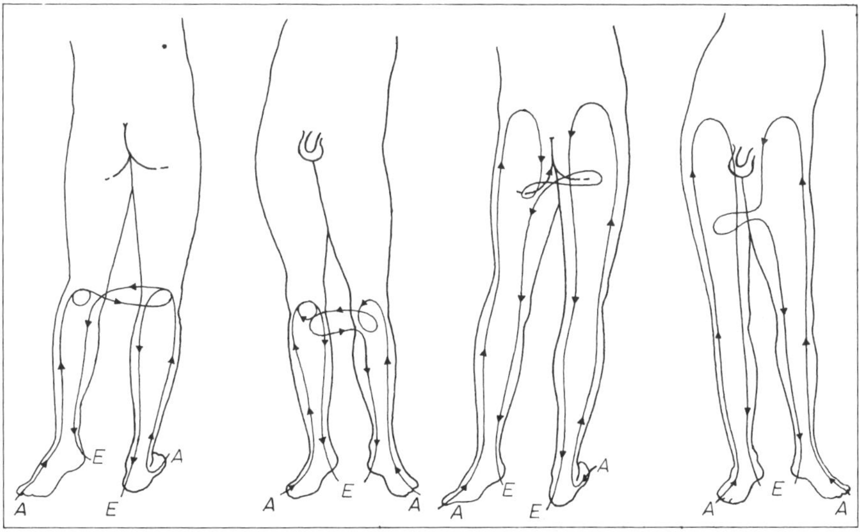

Abb. 31 Schlauchführung beim kunstgerecht vorgenommenen Knie- und Schenkelguß (A = Anfang, E = Ende).

rasch wird danach der Schlauch an der Innenseite des Unterschenkels über den inneren Knöchel zur Großzehe geführt. Es folgt die entsprechende Begießung des linken Unterschenkels. An der Kniebeuge angelangt, springt man mit dem Strahl zur Kniekehle des rechten Beines und kehrt nach kurzem Verweilen zum linken Bein zurück. Es folgt der Abgang zum Fuß über den inneren Knöchel.

Der Behandelte wendet sich jetzt dem Helfer zu. Dieser beginnt sogleich mit der Schlauchführung von den Zehen über die äußere Schienbeinkante zur Kniescheibe. Nachdem diese einige Male umkreist wurde, Rückführung über den inneren Knöchel zur Ferse. Danach gleitet der Strahl bei entsprechender Handhabung zum rechten Knie über, von dort zurück zum linken Knie und abwärts bis zum Fuß.

Die Selbstausführung hält sich an den geschilderten Ablauf. Bei Bettlägerigen kann der Knieguß in vereinfachter Form vorgenommen werden, wenn man eine flache Wanne (Gummi, Plaste, Metall) an den Bettrand stellt, so daß der Patient im Sitzen behandelt werden kann.

Der Knieguß wird vorzugsweise bei Fußmüdigkeit, statischem Versagen der Füße und bei Krampfaderbeschwerden gegeben. Im letzteren Fall ist jedoch besonders zu prüfen, ob das Gefäßspiel genügt. In vielen Fällen von funktioneller Blasenschwäche und Hämorrhoidalbeschwerden bringen die Kniegüsse Erleichterung. Im Rahmen einer systematisch aufgebauten Wasserbehandlung ist der Knieguß als erste Stufe eines trainierenden Programms geeignet.

Der Schenkelguß reicht bis zur Leistenbeuge. Die Schlauchführung erfolgt, wie in der Abbilung angegeben, ähnlich wie beim Knieguß.

Der Unterguß behandelt die untere Körperhälfte von der Gürtellinie an abwärts. Durch Einbeziehen eines Teils des Körperstammes bedeutet er eine deutliche Reizsteigerung gegenüber den Begießungen der Gliedmaßen. Wichtige Anwendungsgebiete der Untergüsse sind Schwächen des Bandapparates im kleinen Bek-

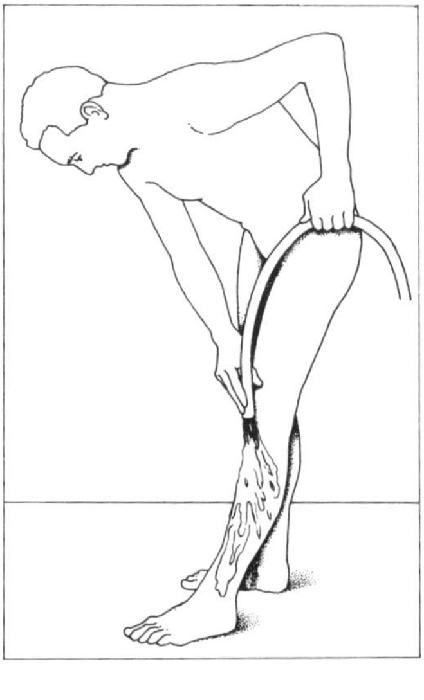

Abb. 32 Selbstausgeführter Knieguß.

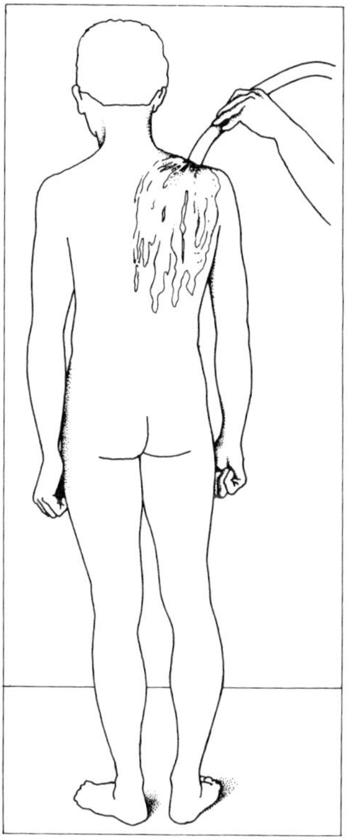

Abb. 33 Rückenguß durch einen Helfer.

ken und Bauchraum, chronisch gewordene Entzündungsprozesse dieser Regionen und Neigung zu Venen- und Lymphstauungen.

Rückenguß. Der für Atmung und Lungenkreislauf stark anregend wirkende Rükkenflachguß kann technisch einfach durchgeführt werden.

Beim Stehenden kann aus dem Eimer im breiten Schwall vom Gesäß beginnend zur Schultergegend gegossen werden. Beim Sitzenden bedient man sich eines in die Badewanne passenden Hockers, oder man legt ein Brett über den Wannenrand.

Wenn der Patient mit den Armen gut beweglich ist, kann er durch gleichzeitiges Reiben der Gesäß- und Lendengegend die Gefäßreaktion anregen. Erfolgt der Guß mit dem Schlauch, wird dies vom Helfer mit der freien Hand übernommen werden.

Armguß. Der Armguß reicht von den Fingerspitzen bis zum Schultergelenk. Durch Aufstützen des Armes und den Gebrauch eines Spritzschutzes zwischen Arm und Rumpf wird die Durchführung erleichtert. Der Strahl benetzt zunächst die Handflächen und wird dann langsam von den Fingern über den Handrücken zur Schulter geführt. Über dem Schultergelenk verweilt man, um mit einigen kreisenden Bewegungen möglichst den ganzen Arm zu übergießen. Durch einige drehende Bewegungen des Arms wird dies erleichtert. Es folgt die Begießung des an-

deren Arms in gleicher Weise. Während man sich zunächst mit der einmaligen Abgießung begnügt, kann in der weiteren Serie der Güsse der Turnus 2–3 mal wiederholt werden.
Dauer der Armgüsse 1–2 min. Infolge der engen Reflexbeziehungen zwischen Arm und Herz erweist sich der Armguß besonders hilfreich bei funktionellen Herzbeschwerden: Neigung zu Pulsbeschleunigung und Rhythmusstörungen. Auch bei manchen Schulter-Armbeschwerden wie Schreibkrampf, Violinkrampf bringt der Armguß oft Erleichterung.
Der Oberguß bezieht neben den Armen die Schultern und die obere Hälfte des Brustkorbes ein. Der Behandelte muß sich hierbei soweit nach vorn beugen, daß ein Gefälle des Rückens zum Nacken entsteht. Bei Schwerbeweglichen kann von dieser Seite her die typische Durchführung erschwert oder ganz verhindert werden.
Man beginnt wie beim Armguß mit der Behandlung des rechten Armes, bei der Begießung des linken führt man den Strahl von der Achsel aus zur vorderen Brustwand, die mit dem nach oben gerichteten Strahl in großen Kreisen begossen wird.
Der Helfer nimmt darauf den Schlauch in die linke Hand und führt ihn über die rechte Brustwand zum Rücken. Er läßt von rechts nach links wechselnd den Rükken breit überströmen, bis die genannten Zeichen der erfolgten Reaktion eintreten. Mit der senkrecht gestellten rechten Hand wird an der Haargrenze die Benetzung des Kopfhaares abgewehrt.
Der Gesichtsguß wird im Abschnitt über Schleimhautpflege der Luftwege geschildert. Von ähnlich zentral anregender Wirkung ist die Abgießung des Nakkens. Sie wird über eine Wanne oder den Ausguß gebeugt mit dem fließenden Schlauch oder – von einem Helfer – aus einem Gießgefäß durchgeführt. Der Nackenguß kann als unmittelbare Hilfe bei Ermüdungszeichen nach intensiver geistiger Arbeit und angestrengtem Sehen genommen werden. Als Teil der täglichen Körperpflege hilft der Nackenguß Labilitäten der Kopfdurchblutung mit den Zeichen vorzeitiger Erschöpfung abzubauen.

Druckstrahlgüsse

Beim Druckstrahlguß tritt neben die Wirkung der Temperatur der erhebliche mechanische Reiz des aufprallenden Wasserstrahls. Der Strahlguß wird aus einer Entfernung von 2,5 bis 4 m verabfolgt und kommt deswegen für die Durchführung in der Wohnung kaum in Frage. Dagegen läßt sich der Strahlguß oft im Freien mit Hilfe eines Gartenschlauches vornehmen. Im Gegensatz zu den Flachgüssen erfordert der Strahlguß eine Düse an dem 3/4-Zoll-Schlauch. Der Strahl wird so eingestellt, daß er sich bei waagerechter Haltung des Schlauchs nach 3–4 m zum Boden absenkt. Von den drei gebräuchlichsten Formen, dem heißen, wechselwarmen und dem kalten Strahlguß kommt aus dem genannten Grunde für den häuslichen Gebrauch nur der kalte „Blitzguß“ in Frage.
Dieser hat sein Hauptanwendungsgebiet bei durch Überbeanspruchung bedingten Gewebeschäden und bei schlecht durchbluteten Geweben Übergewichtiger.

Hier bewährt sich der Blitzguß mit seiner tiefgreifenden massageähnlichen Wirkung zur Anregung der Durchblutung und des Gewebestoffwechsels.
Der Druckstrahl eignet sich dagegen nicht für Menschen zarter Konstitution und gesteigerter nervlicher Empfindlichkeit. Auch sind die Teile des Körpers, an denen empfindliche Organe dem harten Strahl mehr oder weniger ungeschützt ausgesetzt wären, auszuschließen, so der Bauchraum, Hals und Kopf. Auch bei allen akuten Entzündungen, Krampfadern und Thrombosen verbietet sich der Strahlguß bzw. müssen die betreffenden Körperteile ausgespart bleiben.
Die Intensität der Behandlung läßt sich durch folgende Faktoren stufen: Einstellen des Wasserdruckes – Zerteilen des gebundenen Strahls an der Düse mit einem Finger oder einem montierten Zerteiler – Umfang der behandelten Körperoberfläche und schließlich Dauer der Behandlung.
Es können einzelne Teile oder der ganze Körper behandelt werden.
Beim Knie-Blitzguß geht man ähnlich vor wie bei dem entsprechenden Flachguß. Nach einem kurzen vorbereitenden Besprengen mit dem zerteilten Strahl beginnt die Behandlung am rechten Fuß. Der Strahl wird langsam zum rechten Knie geführt. Es folgt die Behandlung des linken Unterschenkels. Der Behandelte wendet sich jetzt dem Helfer zu, um die Streckseite der Unterschenkel begießen zu lassen. Danach geht er in seitliche Schrittstellung zunächst nach links, dann nach rechts. Dabei werden die dem Helfer jeweils zugewandten Innenseiten der Unterschenkel abgespritzt.
Den Abschluß bildet das Abspritzen der Fußsohlen, die nacheinander dem Helfer entgegengehalten werden.
Es ist oft angebracht, sich während des Blitzgusses an einem Baum oder Pfahl Halt zu verschaffen.
Beim Schenkelguß geht man in entsprechender Weise vor und führt die Behandlung bis zur Gegend der Hüftgelenke.
Der „Vollguß", also die Behandlung des ganzen Körpers, beginnt an den Gliederspitzen und führt den Strahl zum Rumpf. Es empfiehlt sich, bei den behandlungsbedürftigen Regionen, etwa der Lendengegend und bestimmten Rückenpartien, intensiver zu behandeln und an anderen Stellen flüchtiger zu verweilen.

Wickel und Packungen

Das Anwendungsgebiet dieser Formen der Physiotherapie reicht von den leichten Empfindensstörungen bis zur Versorgung Schwerstkranker. Daher sind die Wikkel zu recht die häufigst gebrauchte physiotherapeutische Maßnahme in der Krankenpflege.
Man sollte im Haushalt Material für die wichtigsten Wickel bereit haben, um diese bei – ja oft akut auftretendem Bedarf – zur Hand zu haben.
Die als Prießnitzwickel bezeichneten Wickel bestehen jeweils aus 2 Tüchern, dem feucht angelegten inneren und einem äußeren, das trocken belassen wird. Die Kneippsche Wickelpraxis benutzt – aus hygienischen Gründen – noch ein drittes trockenes und etwas breiter gehaltenes Leinentuch, das zwischen die beiden genannten Tücher gelegt wird.

Das innere Wickeltuch soll aus einem saugfähigen dünnen Stoff sein: Leinen, Baumwolle oder einem Gemisch von beidem. Aus altem Bettzeug lassen sich solche Tücher meist gut herstellen. Das außen liegende Tuch muß wegen seiner Aufgabe der Warmhaltung aus einem entsprechenden Material sein: Barchent, Molton oder den Textilien von Schlafdecken. Auch hierfür werden sich im Haushalt oft geeignete Stoffe finden. Zur Not kann man eine gefaltete Decke als äußeres Tuch verwenden. Das äußereTuch soll das innere um 1–2 Querfinger überragen. Die Maße für die einzelnen Wickel hängen naturgemäß von der Größe und Körperfülle des Behandelten ab. Als Durchschnitt gelten folgende Maße:

Halswickel	7 × 60 cm
Brustwickel und Lendenwickel	35 × 125–180 cm
Leibwickel	25 × 125–180 cm
Rumpfwickel	40 × 125–180 cm
Kurzwickel	80 × 200–250 cm
Dreiviertelpackung	120 × 200 cm
Schulterwickel	28 × 130–160 cm
Kreuzwickel	20 × 220 cm

Einige Sonderformen der Wickeltücher sind in der Abbildung 34 wiedergegeben.

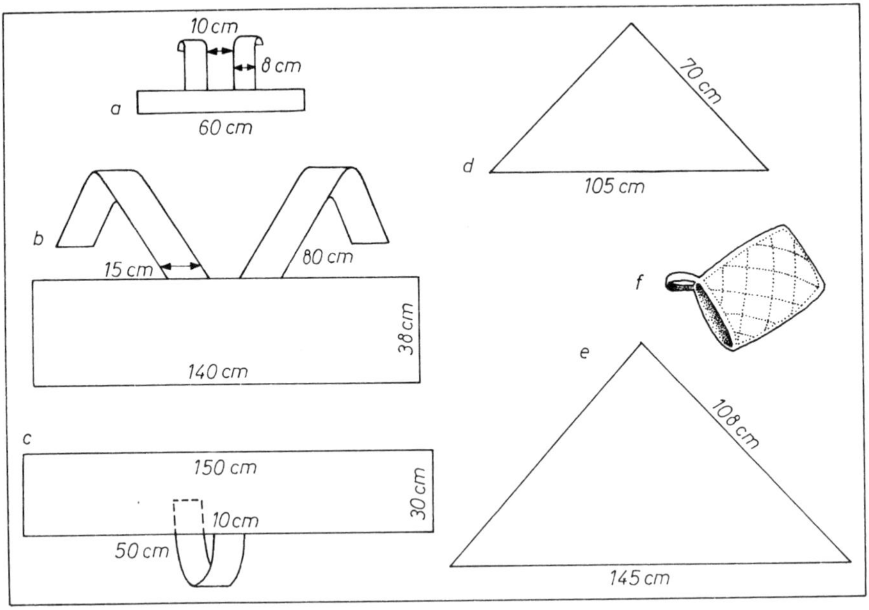

Abb. 34 Sonderformen für Wickelmaterial.
a Halswickel mit Verbindungsstücken zu den Ohren (nur inneres Tuch)
b Kreuzwickel in Trägerform
c Hüftwickel mit Durchzug oder T-Wickel
d Dreiecktuch für Handwickel
e Dreiecktuch für Fußwickel
f Handhülle zur Durchführung von Waschungen

Bei sinnvoller Handhabung lassen sich auch mit Behelfsmaterial gute Wickelwirkungen erzielen, so z. B. mit dem Halswickel aus einem Taschentuch und einem Wollschal.

Zur Wirkungsweise. Der Normalwickel wird leitungskalt angelegt, er führt somit zu einem anfänglichen Wärmeentzug, der aber durch die Antwort des Körpers bald ausgeglichen wird. Unter dem Wickel wird daher bald nicht mehr Kälte, sondern milde Wärme empfunden. Die Messung der Hauttemperatur unter einem Wickel zeigt dies deutlich und macht zugleich aufmerksam auf Möglichkeiten eines fehlerhaften Ablaufs.

Das Bemerkenswerte dieser Temperaturaufzeichnung unter dem Wickel ist der Eintritt von Wärmegefühl nicht im Augenblick wirklichen Warmgewordenseins, sondern am Wendepunkt der durch den anfänglichen Wärmeentzug abgesunkenen Temperaturkurve.

Der Umschlag von Kälte und Wärmeempfindung zeigt somit das auf den Kältereiz eingetretene Gefäßspiel an. Die kleinen Arterien der Haut haben sich weitgestellt, so daß jetzt die Wärme des vermehrt einströmenden Blutes empfunden wird. Bleibt dieses reaktive Gefäßspiel aus, so fröstelt man anhaltend, es tritt keine Wiedererwärmung ein (Abb. 82).

Man kann die Wirkung des richtig geführten Wickels als eine Einstimmung des vegetativen Nervensystems bezeichnen, die auf Entspannung, Erholung und Regeneration gerichtet ist. Dies äußert sich in vielen Einzelfunktionen. So pflegt im Leibwickel der Blutdruck um ca. 20 mm stärker abzusinken als bei einfacher Bettruhe. Das sinnfälligste Zeichen für die Herbeiführung einer Beruhigungsphase ist die Tatsache, daß der Energieumsatz in der feuchten 3/4-Packung um etwa 10% zurückgeht, sich also eine Umschaltung von der Leistungsbereitschaft zur Erholung anbahnt.

Je nach ihrer Lokalisation sprechen Wickel diese oder jene Organe besonders an. So löst sich unter dem Leibwickel die Krampfbereitschaft des Magen-Darmorgans, insbesondere die Neigung zu überstürzten Bewegungsabläufen wird aufgehoben.

Auch die allgemeine Schmerzbereitschaft klingt unter der Wickelbehandlung ab, so daß Entzündungsschmerzen am Rippenfell oder am Herzen unter dem Brustwickel deutlich gelindert werden. Heftige Ischiasschmerzen pflegen sich im langliegenden Hüft- und Beinwickel zu beruhigen. Die entspannenden Einwirkungen teilen sich wohltuend schmerzhaft verkrampften Muskeln der Schulter- oder Lendengegend mit.

Allgemeine Handhabung

Die meisten gebräuchlichsten Wickelformen lassen sich mit etwas Geschick auch ohne fremde Hilfe anlegen. Der normale Wickel wird mit leitungskaltem Wasser getränkt. Der anfängliche Kältereiz ist die Voraussetzung für die Auslösung der vom Körper erzeugten Reaktionen, dem eigentlichen Ziel der Behandlung.

Will man milder vorgehen, so geschieht dies durch stärkeres Auswringen des feuchten Wickels. Verständlicherweise ist es leichter, ein Wickeltuch zu erwärmen, das mit 50 ml Wasser getränkt ist, als ein triefend nasses Tuch, in dem 150 ml enthalten sind. Nur bei schreckhaften Kindern kann man mit der Wassertemperatur auf etwa 22°C gehen.

Von der Regel, den Wickel kalt anzulegen, braucht man nur selten abzuweichen, etwa wenn sehr geschwächte und abgemagerte Patienten nicht die Energie zur Verfügung haben, den Wickel zu erwärmen. In diesen Fällen legt man die Wickel heiß, mit etwa 45 °C an (nicht etwa lauwarm). Der Körper soll ja „reagieren", was nur durch einen von der Eigentemperatur deutlich abweichenden Reiz möglich ist.

Vorbedingung für das Anlegen des kalten Wickels ist eine genügende Durchwärmung des Behandelten. Nötigenfalls wird eine wärmezuführende Maßnahme vorangeschickt. Anlegen von Fußwärmflaschen, ein ansteigendes Teilbad. Bei den im Liegen angelegten Wickel und Packungen wird zunächst das warmhaltende äußere Tuch glatt ausgebreitet, darüber das gut ausgewrungene feuchte Tuch (Abb. 35).

Man legt sich auf die Tücher, schlägt rasch und möglichst ohne Falten das innere Tuch straff um den zu behandelnden Körperteil, das trockene Tuch darüber und fixiert mit einigen Sicherheitsnadeln, die quer zur Zugrichtung gesteckt werden. Der Wickel soll möglichst keine „Lufttaschen" bilden, weil andernfalls das Warmwerden erschwert würde. Danach gut zudecken.

Nach 5–8 min muß das Gefühl der Erwärmung eingetreten sein. Sollte dies ausbleiben, kann man durch Anlegen von 1–2 Wärmebeuteln der Aufwärmung nachhelfen. Führt auch dies nicht zum Ziel, so muß der Wickel abgenommen und die Haut kräftig trockengerieben werden. In diesem Fall ist zu prüfen, worauf der Fehllauf beruht: Ungenügende Vorwärmung des Patienten – zu lockeres Anlegen des Wickels – nicht genügend warmhaltendes äußeres Wickeltuch – ungenügende Zudecke – falsches Verhalten im Wickel (z. B. lesen mit herausgenommenen Armen) – zu große Schwäche des Patienten.

Nach Abnahme des Wickels wird kalt nachgewaschen und die Haut trocken frottiert.

Die Liegedauer des Wickels richtet sich nach Krankheitsbefund und dem gesteckten Behandlungsziel. Die durchschnittliche Liegedauer beträgt 3/4 bis 1 Stunde. Es gibt jedoch Abwandlungen von dieser Regel. Will man bei einem Hochfiebernden etwas von dem belästigenden Wärmeüberschuß abnehmen, so bedient man sich gern einer Serie (3–4) kurzfristig gewechselter Wickel. Man wringt hier im Interesse eines stärkeren Wärmeentzuges nur wenig aus und erneuert den Wickel nach 10–15 min. Erst nach Abnahme des letzten Wickels wird kalt gewaschen und trocken gerieben. Umgekehrt macht man von mehrstündig liegenden Wikkeln Gebrauch, wenn eine nachhaltige Entspannung herbeigeführt werden soll. Wird ein Wickel vor dem Einschlafen angelegt, so kann er auch im Schlaf liegen bleiben, sofern er nicht lästig fällt.

Die wichtigsten Wickel und Packungen

Unter Berücksichtigung der geschilderten allgemeinen Regeln der Wickelbehandlung läßt sich praktisch jeder Körperteil kunstgerecht wickeln. Entsprechend den besonderen Bedingungen der einzelnen Körperregionen wurden Wickel und Packungen herausgearbeitet, von denen die wichtigsten im Folgenden beschrieben werden.

Als Wickel oder Umschlag pflegt man die kleineren Formen zu bezeichnen, von Packungen spricht man, wenn mehr als die Hälfte des Körpers einbezogen wird.

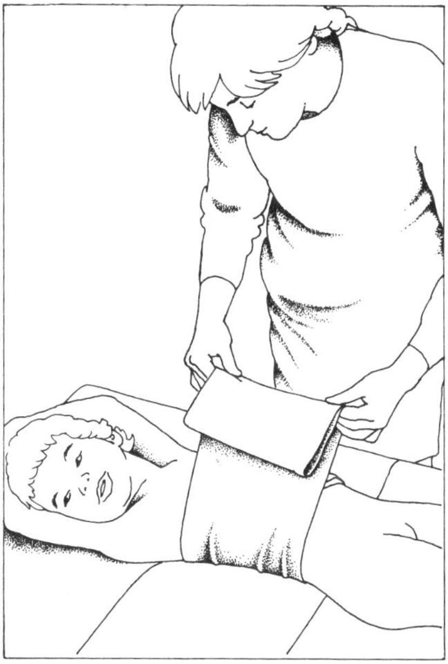

Abb. 35 Anlegen eines Brustwickels.

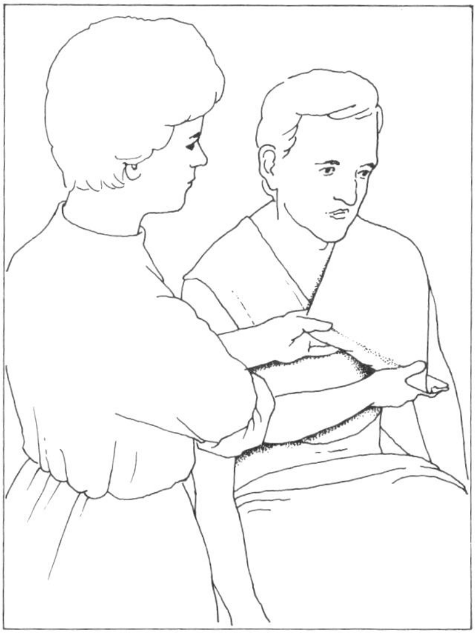

Abb. 36 Anlegen eines Kreuzwickels. Es wird Wickelmaterial nach dem Trägermodell verwendet (s. Abb. 34).

Brustwickel. Bei diesem häufig benötigten Wickel ist besonders zu beachten, daß er mit der richtigen Spannung gelegt wird. Dies wird am besten erreicht, wenn man ihn auf der halben Ausatemphase straff umlegt. Er wird so weder die Einatembewegung des Brustkorbs hemmen, noch nach dem Ausatmen zu locker sein

(Abb. 35). Der Wickel liegt mit der oberen Kante so unter der Achselfalte, daß er bei heruntergenommenen Armen nicht einschneidet.
Muß der Wickel heiß angelegt werden, so breitet man das trockene äußere Tuch in üblicher Weise aus, rollt das innere Tuch zusammen, taucht es so in das heiße Wasser und rollt es dann schnell um den Brustkorb ab. Man verhindert auf diese Weise am besten ein vorzeitiges Auskühlen.
Wichtige Anwendungsgebiete des Brustwickels sind: akute und chronische Bronchialkatarrhe, Lungen- und Rippenfellentzündungen, Entzündungen am Herzen, aber auch Schmerzen an Brustkorb und Rücken, wie sie namentlich bei primären Störungen der Wirbelsäule häufig vorkommen.
Eine Abwandlung des Brustwickels ist der Kreuzwickel, bei dem auch die Schultern einbezogen werden (Abb. 36). Man bedient sich entweder langer Tücher (220 × 20 cm), die über Kreuz geführt werden (daher die Bezeichnung), oder legt – besser heftet – an den Brustwickel trägerartig zwei 15 cm breite Bahnen, die über die Schulter geführt werden.
Der Kreuzwickel bewährt sich bei Erkrankungen im Spitzenbereich der Lungen und bei schmerzhaften Verspannungen der Schultermuskulatur, wie sie sich z. B. bei Maschinenschreibern und Autofahrern so oft einstellen.
Leibwickel. Diese Wickelform läßt sich besonders leicht, auch von Behinderten, ohne fremde Hilfe anlegen. Er reicht bis zur Spitze des Brustbeins (Abb. 37). Auch hier ist besonders darauf zu achten, daß die Atembewegungen unbehindert bleiben.
Der Leibwickel wird gern als länger liegender Wickel genommen, der oft auch während der Nacht liegen bleiben kann.

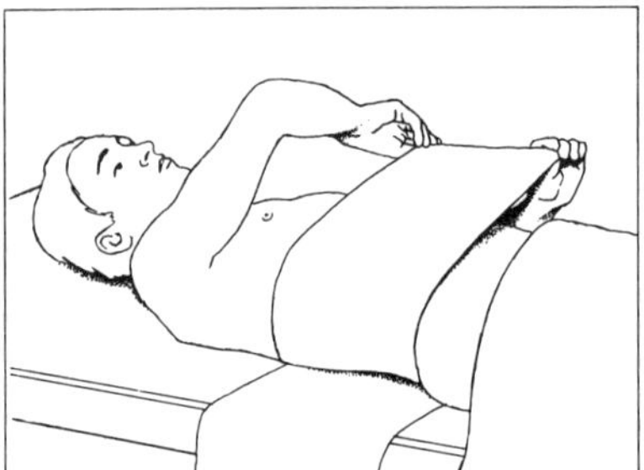

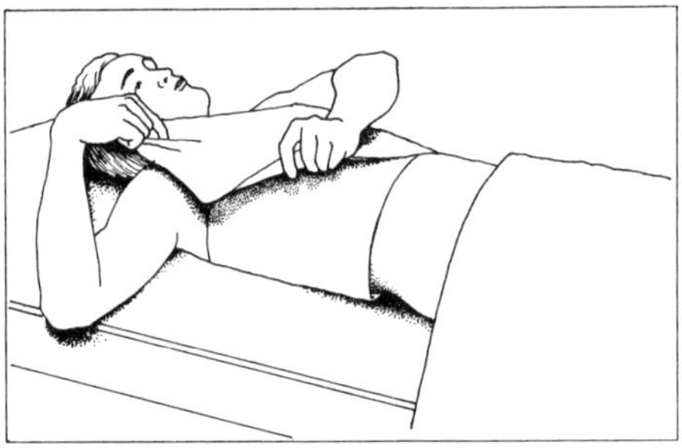

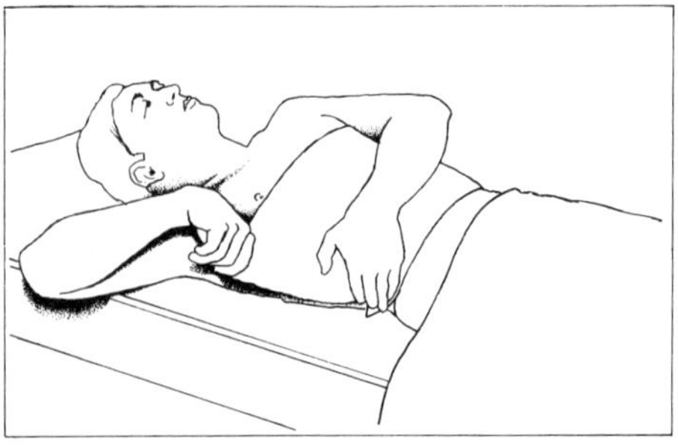

Abb. 37 Selbstanlegen eines Leibwickels.

Wichtige Anwendungsbereiche: spastische Magen-Darmbeschwerden, Magen- und Zwölffingerdarmgeschwür, Hepatitis, Entzündungen der Gallenwege und der Bauchspeicheldrüse, schließlich entzündliche Schleimhauterkrankungen an Magen und Darm.
Wegen der allgemeinen entspannungsfördernden Wirkungen bewährt sich der langliegende Leibwickel bei Hochdruckleidenden (s. S. 13) und zur Förderung der Schlafbereitschaft.
Rumpfwickel. Dieser größere Wickel reicht von der Achsel bis zur Leistenbeuge. Der bis zur Mitte der Oberschenkel reichende Wickel wird als „Kurzwickel" (im Sprachgebrauch der Kneippbehandlung) bezeichnet (Abb. 38).
Diese Wickelformen werden besonders gern zur Behandlung Fieberkranker genommen. Man kombiniert sie gegebenfalls mit einem zweiten Wickel, wenn es gilt, einen lokalisierten Entzündungsbereich zu versorgen: so mit dem Halswickel bei Angina, einem Beinwickel bei akuter Venenentzündung.
Hüftwickel. Der den Beckenkamm wenig übergreifende, 30 cm breite Wickel bewährt sich bei Kreuzschmerzen aus unterschiedlichen Ursachen. Auch hier kommt die Kombination mit einem zweiten Wickel in Frage. So bildet die Verbindung Hüft- und Beinwickel eine sich immer wieder bewährende Standardversorgung für Patienten mit akuten Ischiasschmerzen.
Bei den entzündlichen Erkrankungen von Organen des kleinen Beckens wird der Hüftwickel gern durch ein rechtwinklig angelegtes schmales Tuch ergänzt („Hüftwickel mit Durchzug" oder „T-Wickel", s. Abb. 34). Seine Anwendungsgebiete sind entzündliche Hämorrhoiden, Entzündungen des Enddarms, funktionelle und entzündliche Reizungen der Harnblase, ältere Entzündungsvorgänge an den Organen des weiblichen Genitale.
Dreiviertelpackung. Bei der feuchten Dreiviertelpackung wird der Körper von den Achseln bis zu den Füßen in ein feuchtes Laken gehüllt. Von dieser sehr großflächigen Einflußnahme auf die Haut können „umstimmende" Wirkungen bei allergischen Krankheiten erwartet werden.
Die feuchte Dreiviertelpackung kann auch als schweißtreibende Maßnahme im Anschluß an eine starke Aufwärmung verwendet werden, so unmittelbar im Anschluß an ein Saunabad oder an ein ansteigendes Halbbad. In diesen Fällen werden die Wickeltücher schon vor der Gesamtbehandlung ausgebreitet, so daß das

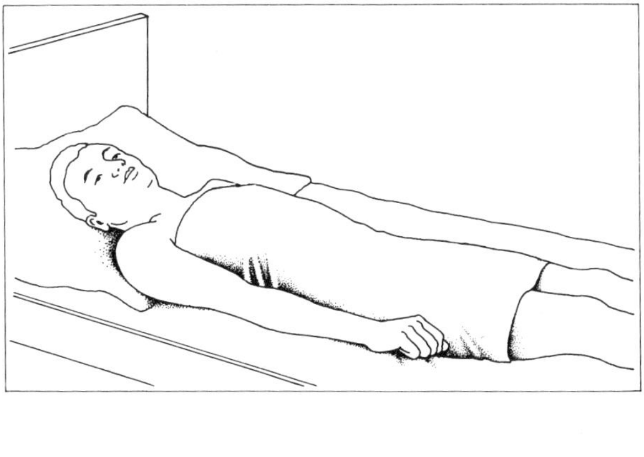

Abb. 38 Der „Kurzwickel".

Einpacken ohne Zeitverlust nach dem Bad erfolgen kann. Die Liegedauer ist bei der auf Schweißtreiben ausgerichteten Form 3/4, höchstens 1 Stunde.
Die langdauernde feuchte Dreiviertelpackung kann als „milde Form einer Großen Hydrotherapie" bezeichnet werden, sie verbindet einen geringen Anstrengungsgrad mit nachhaltigen Wirkungen auf wichtige Funktionsbereiche des Körpers. So werden offenbar besonders die Abwehrleistungen der weichen Bindegewebe, des Mesenchyms angesprochen. Von der Funktion dieser in der Haut und den Unterhautgeweben reichlich enthaltenen Gewebe hängt die Abwehrleistung des Menschen weitgehend ab. Über Funktionsverbesserungen in diesem System lassen sich die sich immer wieder bestätigenden Erfolge einer Serie von langliegenden Packungen bei Rheumatikern und den durch allergische Reaktionen Belasteten erklären.
Die feuchte Dreiviertelpackung wird hier viel weniger auf Wärmedämmung orientiert als bei der Schwitzpackung. Man wählt eine Bedeckung, die vielmehr nur zu einem angenehm empfundenen „Dünsten", aber nicht zur Entwicklung perlenden Schweißes führt. Als Richtmaß für die Wärmeführung können das Eintreten einer leichten Hautfeuchte und das Gefühl einer wohligen, nicht anstrengenden Durchwärmung des ganzen Körpers gelten. Die so geführten Packungen können 2–5 Stunden, gegebenenfalls auch über Nacht, liegen bleiben. Während die kurzliegende Packung straff gehalten wird, muß die langliegende einen gewissen Bewegungsraum gestatten.
Erforderlich:

- 1 Bettlaken,
- 1 Leinentuch etwa 25–30 × 220 cm (wie für den Kreuzwickel) oder statt dessen 2 Handtücher,
- 1 Hand- oder Leinentuch für den Kopf,
- 2 Wolldecken, davon eine mindestens 2,20 m lang.

Ausbreiten der großen Wolldecke, so daß die obere Kante in Halshöhe des Patienten liegt. Darüberbreiten der zweiten Decke, obere Kante in Achselhöhe.
Zwischen die oberen Kanten der Decken kommt das als Schulterschutz bestimmte lange Tuch.
Das feuchte Laken wird über die obere Decke gebreitet, so daß es mit deren Kante in der Achselhöhle abschließt.
Der Patient legt sich auf die ausgebreiteten Tücher und hebt die Arme über den Kopf.
Das feuchte Laken wird rasch von der einen Seite über den Rumpf und das Bein der gleichen Seite geschlagen, so daß letzteres vom Laken rings umhüllt wird.
Schnell wird das Laken auch von der Gegenseite um den Rumpf und beide Beine geschlagen.
Das an den Füßen überstehende Ende des feuchten Lakens wird nach rechts oder links kopfwärts umgeschlagen.
Einhüllen in oben liegende Decke, wobei die Längskanten jeweils unter den Rumpf und die Beine geschoben werden.
Der Patient nimmt jetzt die Arme an den Rumpf.
Schulter und Arme werden in das lange trockene Tuch gehüllt.
Einschlagen des Kopfes in das Handtuch.
Eine lockere Form wird erreicht, indem man zur Einpackung der Schulter und

Arme ein quer zur Achse des Körpers gelegtes trockenes Laken verwendet. Nach Anlegen der feuchten Packung faßt der Patient seine Hüften, um den gewünschten Bewegungsraum zu erzielen. In dieser Haltung erfolgt die Einhüllung in das Leinentuch und die Wolldecke.
Bei der im Bett angelegten Dreiviertelpackung zieht der Patient nach Anlegen der feuchten Packung am besten eine Bettjacke oder einen Bademantel über. Die Bettdecke wird unter Belassung eines ausreichenden Bewegungsraumes von allen Seiten an den Körper geschoben.
Ein Selbstanlegen der feuchten Dreiviertelpackung ist notfalls, zumindestens bei Unbehinderten und geschickten Patienten, möglich. Nach Anlegen der feuchten Packung und einer Bettjacke kann nur zur äußeren Umhüllung ein wattierter Schlafsack verwendet werden. Für die Nacht angelegte feuchte Dreiviertelpakkungen verlangen eine besonders sorgfältige Beachtung des Wärmehaushaltes. Kommt es während des Schlafes zur Wärmestauung mit stärkerer Schweißbildung, so wirken die Packungen oft zu anstrengend und bedürfen einer entsprechenden Abwandlung.
Wadenwickel. Es gibt zwei Hauptanwendungsgebiete für Wadenwickel. Bei Krampfaderleidenden sind sie eine bewährte Hilfe, zur Behandlung entzündlicher Vorgänge an den Gefäßen selbst, an der Haut oder den tiefer gelegenen Geweben. Bei den schleppend verlaufenden und reizbaren Entzündungsprozessen bringen über Nacht angelegte Wadenwickel gute Erleichterung. Wenn – wie es häufig vorkommt – die Haut der Unterschenkel überempfindlich geworden ist und zu allergischen oder geschwürigen Entzündungen neigt, empfiehlt es sich, das innere Wickeltuch in Schachtelhalmtee statt in Leitungswasser zu tauchen.
Auch einfache Überanstrengungsfolgen durch langes Stehen und Laufen klingen unter den Wadenwickeln rasch ab.
Das zweite Anwendungsgebiet betrifft die Pflege Fieberkranker. Bei hohem Fieber häufig auftretende Kopfbeschwerden wie pulsierender Blutandrang und Unruhe beruhigen sich unter häufiger gewechselten Wadenwickeln. Wenn die Temperaturen sehr hoch sind, kann man die in diesem Fall nur wenig ausgewrungenen Wadenwickel innerhalb der ersten Stunde mehrfach wechseln, um sie dann liegen zu lassen.
Die beruhigende Wirkung der Wadenwickel bewährt sich auch außerhalb fieberhafter Zustände, als mildes schlafförderndes Mittel für vegetativ Labile.
Die Wickeltücher (25 × 60 cm) werden oberhalb der Knöchel beginnend in Spiralwindungen rumpfwärts angelegt und mit 2 Sicherheitsnadeln befestigt (Abb. 39). Als Behelf kann ein längeres Handtuch dienen, dessen eine Hälfte in Wasser getaucht, die trocken belassene als äußere Hülle gewickelt wird. Der oben erwähnte Behelf mit feuchten Socken kommt vor allem in Frage, wenn die Füße in die Behandlung einbezogen werden sollen.
Gelenkwickel. Am häufigsten werden Schulter-, Ellenbogen- und Kniewickel benötigt.
Für den kunstgerecht angelegten Schulterwickel werden Tücher etwa folgender Maße benötigt:

130 × 28 (innen)
150 × 30 (außen)

Das Anlegen dieses Wickels ist ohne fremde Hilfe kaum möglich, dagegen kann

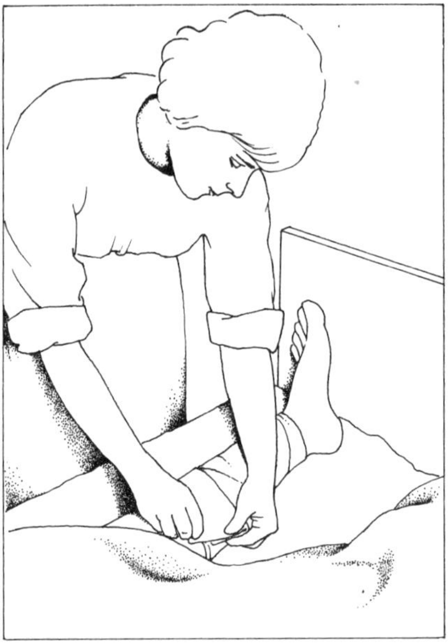

Abb. 39 Anlegen eines Wadenwickels.

ein kurzärmliges Männerhemd, das auf mittlere Brusthöhe gekürzt ist, ein Behelf sein. Als äußere Hülle dient dann ein dicker Pullover.
Der Schulterwickel eignet sich nicht nur für die Behandlung der Schultergelenke. Da er die gesamte Schulter- und einen Teil der Nackenregion einbezieht, läßt er sich auch zur Entspannung schmerzhaft überanstrengter Muskeln dieser Gegenden verwenden. Mit diesem Ziel kann man ihn auch über Nacht tragen.
Als äußere Umhüllung der Ellenbogen- und Kniewickel nimmt man am besten elastisches, gewirktes Material, etwa eine wollene Strumpflänge, die einfach oder gedoppelt übergezogen wird. Auf diese Weise bleibt die Bewegungsmöglichkeit der Gelenke erhalten. Als innere Tücher werden etwa 10 cm breite Leinentücher genommen.
Fußwickel lassen sich bequem mit Hilfe dreieckig geschnittener (oder gelegter) Tücher anlegen (Abb. 34).
Halswickel. Dieser bei Angina und anderen Erkrankungen der Kopforgane häufig gebrauchte Wickel kann auf zweierlei Art angelegt werden. Für den in Kreistouren geführten Wickel nimmt man außen am besten einen grob gestrickten oder gehäkelten Wollschal, der sich den Konturen des Halses auch bei Bewegungen gut anschmiegt. Als inneres Tuch dient ein Leinenstreifen von etwa 8 × 60 cm (Abb. 40a).
Wer am Hals sehr berührungsempfindlich ist, zieht die Form mit gekreuzten Tuchenden vor (Abb. 40b).
Die Halswickel beziehen die von den Kopforganen abführenden Lymphbahnen und -knoten in ihren Wirkungsbereich ein. Da hier bei den Entzündungsprozessen wichtige Vorgänge der Infektabwehr ablaufen, wird die günstige Wirkung dieser Wickel sowohl bei akuten wie chronischen Entzündungen des Nasen-Ra-

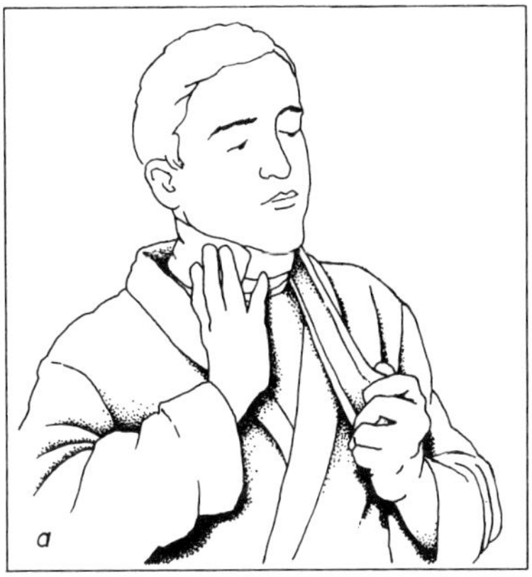

Abb. 40 Halswickel

a) Halswickel mit Kreistouren. Für den in Kreistouren angelegten Halswickel benötigt man Tuchstreifen von etwa 8 × 60 cm bzw. entsprechend zusammengelegtes Material. Wegen der starken Beweglichkeit des Halses ist auf sorgfältiges glattes Anlegen zu achten. Als äußeres Wickeltuch ist ein gestrickter oder gehäkelter Wollschal besonders geeignet, da er sich den Konturen auch bei Bewegungen gut anschmiegt. Feststecken des Wickels mit 2 Sicherheitsnadeln verhindert unerwünschtes Lockerwerden.
Das innere Tuch wird in üblicher Weise (s. S. 117) in kaltem Wasser getränkt und mäßig ausgewrungen.

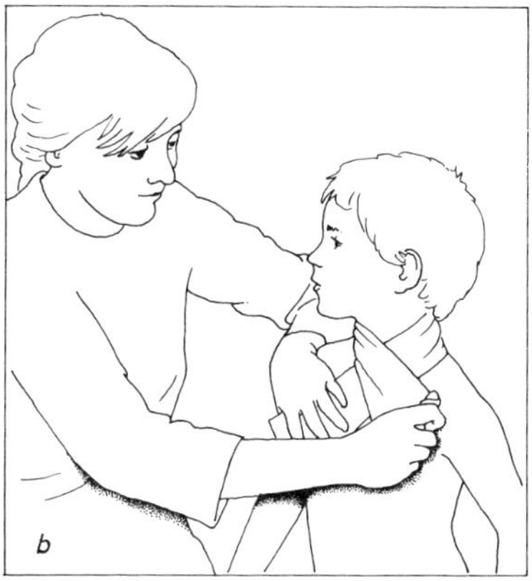

b) Halswickel mit gekreuzten Tuchenden. Diese Form des Halswickels wird gewählt, falls die in Kreistouren angelegte Form örtlich belästigend empfunden wird.

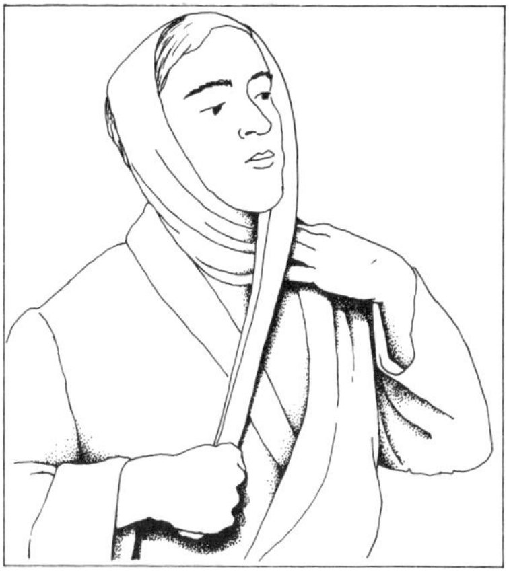

Abb. 41 Wickelversorgung bei Erkrankungen des Nasen-Rachenraums und der Ohren

Erforderlich: 1 feuchtes Tuch 8 × 60 cm für Kreistour um den Hals, 1 feuchtes Tuch 8 bis 10 × 35 cm für die unterm Kinn geführte Tour von Ohr zu Ohr. 1 trockenes Tuch 15 × 150 cm. Anlegen des feuchten Tuches als Kreistour um den Hals, danach Anlegen des zweiten feuchten Tuchs unter dem Kinn von Ohr zu Ohr, wobei der Patient die Tuchenden fixieren hilft, Anlegen des trockenen Tuches: beginnend am Hals – rechte Kopfseite – linke Kopfseite – Scheitel – linke Kopfseite – Kreistour um den Hals. Feststecken.

chenraums und der Nasennebenhöhlen verständlich. Bei den oft hartnäckigen chronischen Katarrhen der oberen Luftwege kann es geraten sein, über mehrere Monate nachts einen Halswickel anzulegen.

Eine besondere Abwandlung des Halswickels bewährt sich bei den Erkrankungen des Mittelohrs und des Nasen-Rachenraums (Abb. 41). Hier wird außer der Kreistour um den Hals eine zweite über den Kopf gewickelt. Hierfür erforderliche Tücher:

1 feuchtes Leinentuch 8 × 60 cm, für die Kreistour des Halses,
1 feuchtes Leinentuch 8–10 × 35 cm, für die unterm Kinn geführte Tour von Ohr zu Ohr,
1 trockenes Tuch 15 × 150 cm.

Feuchte Auflagen

Die feuchten Auflagen oder Aufschläge sind in der Regel für kleinere Körperbezirke gedacht, werden also nicht zirkulär geführt. Am gebräuchlichsten sind Hals-, Herz-, Leibauflagen. Sie stellen einen betont milden Reiz dar, dessen Handhabung individuell nach Wohlbefinden orientiert wird. Dies gilt für die Beschaffenheit der verwendeten Tücher wie die Liegedauer und Häufigkeit des Wechsels. Als mildeste Form wird ein feuchtes Tuch in einfacher Lage genommen, das an allen Seiten reichlich überstehend von einem Woll- oder Moltontuch bedeckt wird. Stärkere Wirkungen werden erzielt, wenn man mehrfache Lagen eines feuchten Tuches nimmt. Bei Bettlägerigen stellt man eine Schüssel mit kaltem Wasser in Reichweite auf, damit der Kranke sich nach Bedarf die Auflagen erneuern kann.

Auflagen der Halsgegend bewähren sich bei Überfunktion der Schilddrüse. Die Auflagen in der Herzregion werden bei entzündlichen wie funktionellen Herzbeschwerden angenehm empfunden.

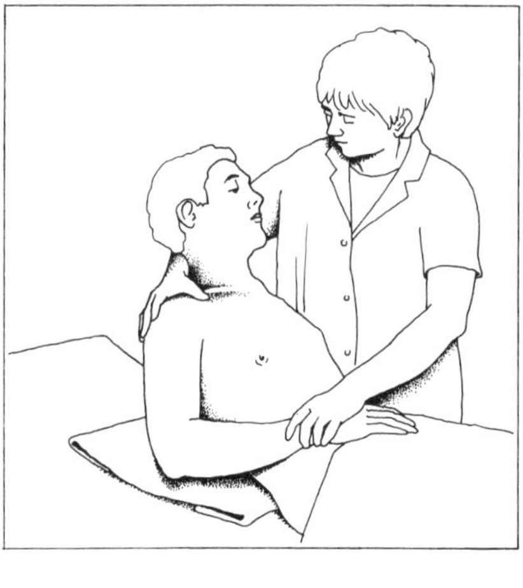

Abb. 42 Kalter Unteraufschlag mit Hilfe eines vielfach zusammengelegten Lakens.

Anders sind Wirkungsweise und Handhabung des Unteraufschlages. Er wird als kräftiger Kälte-, seltener Wärmereiz angewandt, um bei Bettlägerigen mit Lungenentzündung oder Beeinträchtigung des Lungenkreislaufs eine Anregung für Atmung und Zirkulation zu geben.
Ein Laken wird 8–12fach, in Größe der zu behandelnden Rückenpartie, gefaltet, in kaltes Wasser getaucht und nur mäßig ausgewrungen. Eine entsprechend zusammengelegte Decke und gegebenenfalls eine wasserdichte Unterlage werden darunter gebreitet, bevor sich der Patient darauf legt.
Die Bettdecke wird von allen Seiten an den Körper geschoben.
Der Unteraufschlag bleibt bis zum Erwärmen liegen. Anschließend wird kräftig trocken frottiert.
Bei Hochfiebernden in bedrohlichem Zustand können in kurzen Abständen 2–3 Unteraufschläge gegeben werden (Abb. 42).
Nur selten ist es nötig, die Unteraufschläge heiß (ca. 45 °C) anzuwenden.

Anwendung feuchter Wärme

Die hier angesprochenen Formen der Wärmebehandlung sind für kleinere Bezirke des Körpers gedacht. Das Hervorheben der Eigenschaft „feucht" erfolgt aus einem physikalischen Grunde. Die feuchte Haut leitet Wärme um ein Mehrfaches besser als die trocken belassene. Über eine Durchfeuchtung der Haut haben wir somit die Möglichkeit, die Wärmewirkung zu intensivieren.
Nach den speziellen Wirkungen bzw. Anwendungsgebieten unterscheiden wir zwischen den milderen Wärmemaßnahmen und denen, die intensiv wirken.
Die Temperatur der erstgenannten Formen feuchter Wärmeanwendung bleiben im Bereich des angenehm Empfundenen.
Die milden Wärmemaßnahmen dienen dazu, entweder ein örtliches Wärmedefizit auszugleichen (z. B. unterkühlte Füße) oder die örtliche Durchblutung an der behandelten Körperpartie zu verbessern und den Spannungszustand der Muskeln herabzusetzen.
Man verwendet hierzu: in ein feuchtes Tuch eingepackte Gummiwärmflaschen oder Wärmflaschen, die auf einen normal angelegten Wickel (s. o.) aufgelegt werden. Dabei ist zu beachten, daß die Wärmbeutel nur schwach gefüllt werden, um sich der Körperform gut anschmiegen zu können. Besonders häufig wird die Verbindung mit der Wärmflasche beim Leib- und Hüftwickel genutzt.
Sehr geeignet für örtliche Wärmeanwendungen ist schmiegsames Material, das sich den Körperformen gut anmodellieren läßt. Oft sind bei den gebräuchlichen Stoffen neben der Wärme noch besondere Inhaltsstoffe wirksam, so Schwefel bei gewissen Schlammarten, ätherische Öle bei den Heublumenpackungen. Auch reiner Lehm kann für Packungen verwendet werden. Er führt jedoch oft zu einer Entfettung der Haut, so daß zwischen den Behandlungen die Haut geölt oder gekremt werden muß.
Schlamm (Pelose, Fango, Torf [„Moor"], Lehm) können unter Haushaltsverhältnissen im Wasserbad erwärmt entweder direkt auf die Haut gebracht oder in einen Gazeschleier gehüllt aufgelegt und anmodelliert werden. Mit einer Folie

wird die Unterlage vor Nässe geschützt. Durch entsprechendes Bedecken sorgt man für gleichmäßige Ausbreitung der Wärme und längeres Anhalten der Wirkung. In der Regel kann man das Material – in einem Durchschlag bei strömendem Dampf wiedererwärmt – mehrmals benutzen.
Der in der Kneipp-Behandlung besonders geschätzte Heublumensack wirkt zusätzlich durch Duftstoffe, die aus Blüten und Samen eines guten Wiesenheues stammen. Das Material pflegt sich beim Lagern des Heues am Boden zu sammeln.
Die Heublumen werden in einen dem Umfang des zu behandelnden Körperbezirks entsprechenden Beutel gefüllt, der zugebundene Beutel in ein Gefäß gelegt, mit siedendem Wasser übergossen und 5–10 min zugedeckt. Der vollgesogene Beutel wird danach zwischen zwei Topfdeckeln oder Brettern ausgepreßt.
Der Patient liegt auf einem ausgebreiteten Wickeltuch. Nachdem die Temperatur, mit der Hand geprüft, richtig befunden wurde (39–40–41 °C), wird der Heusack aufgelegt, das Wickeltuch straff darum geschlagen, so daß es an allen Seiten des Heusacks eng anliegt. Der Patient ruht gut zugedeckt. Liegedauer 3/4 bis 2 Stunden. Der angewandte Wärmegrad muß angenehm empfunden werden. Nach Abnahme des Heusacks kalte Waschung oder Abgießung (Abb. 43).
Weniger intensiv, weil weniger wasserhaltig, ist der im strömenden Dampf erwärmte Heublumensack. Auch hier Nässeschutz durch eine Folie und warmes Bedecken.
Die genannten Formen feuchter Wärme eignen sich vor allem zur Behandlung von Gelenken, Wirbelsäulen- und muskelbedingter Schmerzzustände.

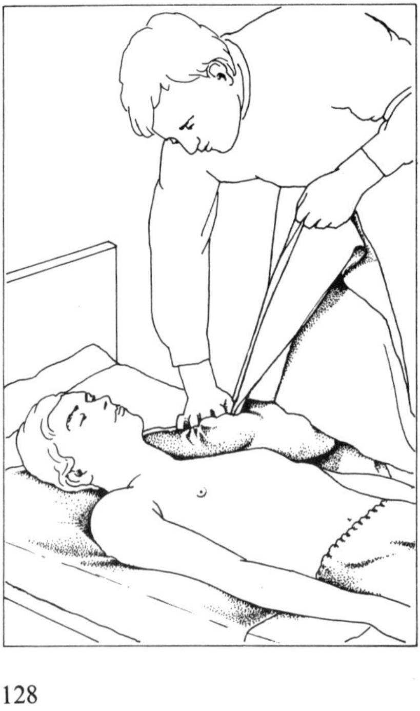

Abb. 43 Anlegen eines heißen Heusakkes für die linke Schulter.

Ein besonderes Anwendungsgebiet haben die warmen Leinsamensäckchen. Sie eignen sich dazu, eitrige Entzündungen zum Einschmelzen und zur Entleerung zu bringen (Furunkel, „Gerstenkorn"). Durch die Schleimstoffe des Leinsamens wird die behandelte Haut geschmeidig und setzt so dem zur Entleerung drängenden Eiter wenig Widerstand entgegen. Wegen der guten kosmetischen Ergebnisse (günstige Narbenbildung) wird diese Behandlung besonders gern im Kopfbereich angewandt.
Leinsamen wird in heißem Wasser gequollen, in einen Gazeschleier gehüllt, bis zum Nachlassen der Wärmewirkung aufgelegt. Die Behandlung wird mehrfach am Tage wiederholt. In einem Sieb über strömendem Dampf aufgewärmt, läßt sich das Leinsäckchen 2–4mal benutzen.
Die Formen intensiver örtlicher Wärmeanwendung dienen in erster Linie der reflektorischen Beeinflussung von Krampfzuständen an inneren Organen: Gallenkolik, Harnleiterkrampf, spastische Darmbeschwerden. Doch auch hexenschußartig auftretende Rückenschmerzen sprechen oft gut darauf an.
Die beiden vor allem angewendeten Verfahren sind die Dampfkompresse und die heiße Rolle. Im Gegensatz zu den milden Wärmespendern wird dabei mit höheren, fast schmerzhaft empfundenen Temperaturen gearbeitet.
Dampfkompresse zur Behandlung einer Kolik.
Erforderlich:

3 Handtücher,
Gefäß mit 3 l Wasser von ca. 80 °C,
Wasserkessel mit siedendem Wasser zum Nachgießen,
1 Wolltuch zum Abdecken.

Der Patient liegt bedeckt, so daß nur die zu behandelnde Region frei ist, bei der Gallenkolik die Gegend des rechten Rippenbogens. Bei der Nierenkolik ist der Patient in Seitenlage, die Knie sind leicht angezogen, die schmerzende Seite ist oben. Die Kompressen werden in diesem Fall parallel zum Verlauf der untersten Rippen angelegt; sie bedecken diese etwas überragend in einem Streifen, der an der Wirbelsäule beginnend schräg nach vorn bis unter den Nabel verläuft.
Eines der Handtücher wird zur Hälfte seiner Länge gelegt, darauf quer zu einem ca. 6 cm breiten Streifen gefaltet.
Das zweite Handtuch wird zum Wechseln in entsprechender Weise vorbereitet.
Man legt eine Kompresse in die Mitte des dritten ganz ausgebreiteten Handtuchs und schlägt sie ganz locker darin ein. Dann faßt man das Tuch an beiden Enden und taucht die in der Mitte liegende Kompresse in das heiße Wasser. Durch gegensinniges Drehen der Tuchenden wird danach die Kompresse soweit ausgewrungen, daß die nicht mehr tropft.
Nach dem Auswickeln läßt man die Kompresse soweit abkühlen, daß sie gerade mit den Fingern berührt werden kann. Mit der in beiden Händen gehaltenen Kompresse wird die zu behandelnde Hautpartie einige Male tupfend berührt, bis man sie auf die Haut legen kann. Mit dem Wolltuch bedeckt, bleibt die Kompresse 1–2 min liegen, während der Helfer die zweite Kompresse in entsprechender Weise vorbereitet. So werden die Kompressen in einer Serie 8–15mal gewechselt. Durch die immer neuen Impulse der frisch aufgelegten Kompressen wird eine besonders intensiv krampflösende Wirkung erreicht.
Durch das Einbringen der jeweils gebrauchten Kompresse geht die Temperatur

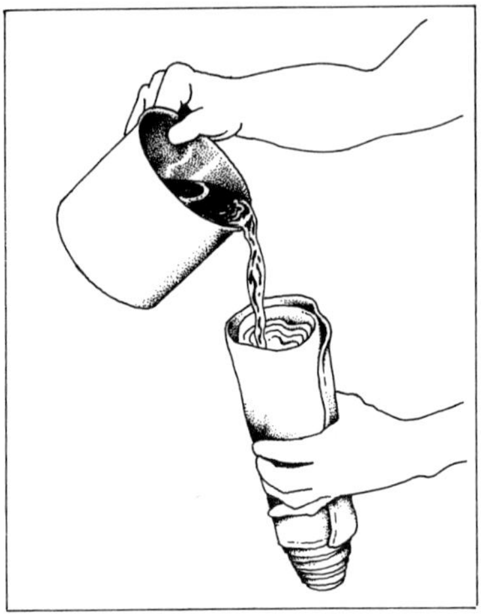

Abb. 44 Vorbereitung der heißen Rolle. Wassertemperatur 50–55 °C.

im Tauchgefäß zurück. Es muß daher wiederholt siedendes Wasser nachgegossen werden.
Der so behandelte Patient pflegt nach mehrfachem Wechsel der Kompressen in Schweiß zu kommen. Zum Abschluß der Behandlung ist daher eine kalte Waschung angezeigt.
Heiße Rolle. 4–6 Handtücher oder auch ein Bettlaken werden etwa 25 cm breit gefaltet und möglichst straff schraubenförmig so übereinander gerollt, daß ein Trichter entsteht (Abb. 44). Hierhinein wird heißes Wasser gegossen, das allmählich von innen zu den äußeren Lagen der Wicklung vordringt.
Man legt die heiße Rolle auf die zu behandelnde Körperregion. Durch Abwickeln der äußeren Lagen nähert man sich dem heißen Kern der Rolle. Die Intensität der Wärmewirkung läßt sich so stufen oder zeitlich verlängern.

9. Gezielte Kälteanwendung (Kryotherapie)

In der Physiotherapie wird viel mit Kältereizen gearbeitet. Fast stets geschieht dies in der Absicht, durch wohldosierte Kälteeinwirkung Antworten des Körpers hervorzurufen, die letztlich zu einer möglichst raschen Wiedererwärmung führen. In diesem Sinne wirken die kalten Güsse, Wickel, Tauchbäder oder das Wassertreten.

Im Folgenden ist jedoch die Anwendung von Kälte in einer besonderen Form beschrieben. Diese hebt sich nach den beabsichtigten Wirkungen und in der Anwendungsweise deutlich vom bisher Erörterten ab.

Bei der gezielten Kältebehandlung mit Temperaturen, die im Bereich der Tiefkühlgeräte des Haushaltes liegen (−5 bis −20 °C), werden sehr rasch physiologische Wirkungen ausgelöst, die zur Behandlung einer Reihe schmerzhafter und/ oder entzündlicher Vorgänge genutzt werden können.

Durch die tiefe Kälte werden Aufnahme- und Leitfähigkeit der schmerz- und temperaturempfindlichen Nervenelemente mehr oder weniger unterbrochen. Ebenso verändert sich die Funktionsfähigkeit der Nervenbahnen, deren Impulse die Spannung der Muskeln steuern. Die imponierenden Wirkungen sind daher Minderung der Schmerzempfindungen und Nachlassen von Muskelverspannungen, wie sie sich namentlich bei entzündlichen oder arthrotischen Gelenkprozessen, aber auch bei Weichteilverletzungen einstellen.

Wegen dieser Doppelwirkung kann die örtliche Tiefkühlbehandlung auch als Vorbereitung für nachfolgende Bewegungsübungen dienen. Bei schmerzbedingter Bewegungseinschränkung einzelner Gelenke werden in Verbindung mit der Tiefkühlbehandlung mobilisierende Maßnahmen möglich, die sonst wegen der Schmerzen und Muskelverspannungen nicht durchführbar wären.

Die Unterbrechung eines anhaltenden Schmerzreizes ist jedoch oft mehr als eine momentan empfundene Erleichterung. Nicht selten werden durch solche Schmerzausschaltungen zugleich Hemmungen eines eigentlichen Abheilungsprozesses überwunden. So kann ein Entzündungsvorgang zum Abklingen und ein chronisches Geschwür zur Abheilung gebracht werden.

Bei entsprechend abgewandelter Anwendungsweise können neben Gelenk- und Muskelleiden auch andere schmerzhafte Krankheitsprozesse mit Tiefkühltemperaturen behandelt werden. Insbesondere sprechen entzündliche Hämorrhoidalbeschwerden mit lästigen Krampfschmerzen des Aftermuskels gut an.

Es leuchtet ein, daß der Umgang mit so tiefen Temperaturen äußerste Sorgfalt erfordert. Die Grenzen zwischen der erwünschten Heilwirkung und lebensfeindlicher Unterkühlung der Körpergewebe liegen nahe beieinander. Daher sind die Regeln der Behandlung exakt einzuhalten. Dies gilt namentlich für die Einwirkungsdauer der Kälteträger, die genau, d. h. durch Uhr mit Sekundenzeiger, zu bemessen ist.

Die Intensität der Wirkung hängt von vier Faktoren ab:

1. der Temperatur des Kälteträgers (es wird daher unterschieden zwischen den im Tiefkühlschrank bzw. der Tiefkühltruhe und den im Tiefkühlfach des Normalkühlschranks vorbereiteten Kälteträgern),
2. der Auflagedauer,
3. dem Umfang der behandelten Hautfläche,
4. dem angewendeten Auflagedruck.

Erforderlich:

Tiefkühlschrank oder -truhe mit Lagerungstemperaturen von −18 bis −20 °C oder Kühlschrank mit eingebautem Tiefkühlfach,
mehrere vorbereitete Kompressen,
Plastbeutel zur Aufbewahrung der Kompressen,
1 Schale mit Leitungswasser,
(1 Paar Gummi- oder Lederhandschuhe).

Durchführung mit Tiefkühlkompressen

Aus Frottee- oder Moltontuch werden Kompressen zur gewünschten Größe mehrfach gefaltet und in einer 2%igen Kochsalzlösung satt getränkt (2 gestrichene Eßlöffel Salz auf 1 l Wasser).

Die Kompressen werden in einen Plastbeutel getan und mindestens 5–7 Stunden

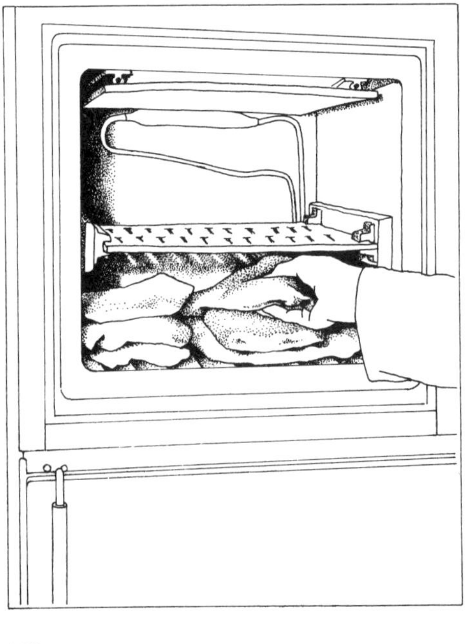

Abb. 45 Lagerung vorbereiteter Kompressen im Tiefkühlschrank.

in den Tiefkühlschrank bzw. das Tiefkühlfach eines Kühlschrankes gelegt. Sie können dort auch langfristig auf Vorrat gelagert werden (Abb. 45).
Zum Gebrauch werden die Kompressen aus der Hülle genommen und in eine Schüssel mit Wasser getaucht, um sie geschmeidig zu machen. Es wird so zugleich erreicht, daß die Haut durch Befeuchten leitfähiger wird.
Die aufgelegte Kompresse wird anmodelliert. Auf −10 bis −20 °C tiefgekühlte Kompressen bleiben 1 min liegen. Kompressen aus dem Kühlschrankfach (ca. −5 °C) 2–3 min. Nach 2–3 min Pause erneutes Auflegen einer Kompresse, insgesamt 2–3mal, danach Trocknen der Haut. Gegebenenfalls Durchführung von aktiven oder passiven Gelenkbewegungen.
Zum Kälteschutz arbeitet man beim Hantieren mit den Eiskompressen gegebenenfalls mit Handschuhen (Abb. 46).

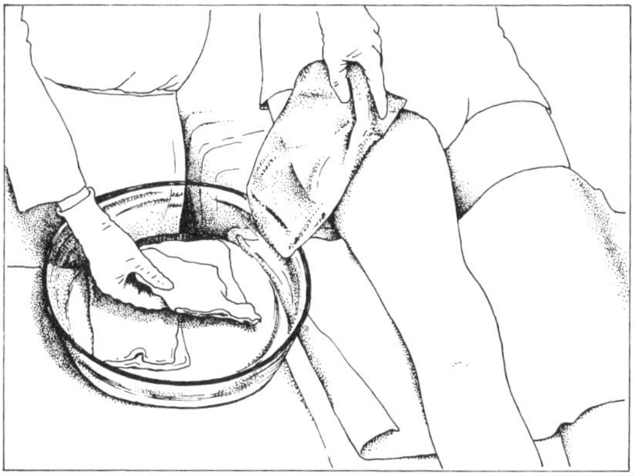

Abb. 46 Behandlung der Kniegelenke mit Tiefkühlkompressen. Die eingefrorenen Kompressen werden vor dem Auflegen aus der Plastehülle genommen und in der Wasserschüssel getränkt.

10. Sauna

Die Sauna ist ein Heißluftbad, das nach bestimmten Regeln mit kühlend wirkenden Maßnahmen verbunden wird. Sie hat eine lange Geschichte bei den Völkern der nördlichen Erdhälfte. Am treuesten wird diese Tradition in Finnland gepflegt, so daß man zurecht von der „finnischen Sauna" spricht und damit zugleich die spezielle bauliche Gestaltung, das Raumklima und die Handhabung ausdrückt, durch die sich die Sauna von anderen Einrichtungen unterscheidet. Für die Einwirkung auf den Menschen wichtige Unterschiede gibt es vor allem gegenüber dem russischen Dampfbad oder dem russich-römischen Bad, einer Baukombination von sehr trockenen Heißlufträumen mit dem sehr feuchten Dampfraum.
Dank ihres günstigen Verhältnisses von Raumtemperatur und Luftfeuchte ist die Sauna besonders zuträglich und wirkt weniger anstrengend als vergleichsweise die Formen des Dampfbades.
Die Gewichte der im Saunabad gesuchten Wirkungen haben sich im Laufe der Geschichte verschoben. Spielte in früheren Jahrhunderten die Körperreinigung eine größere Rolle, so stehen jetzt die zur Anhebung der allgemeinen Körperverfassung führenden Gesichtspunkte im Vordergrund. In der neuesten Entwicklung hat die Medizin ein steigendes Interesse an bestimmten therapeutischen Möglichkeiten der Sauna bekundet.
Die feste Tradition der Sauna im baltischen Raum ist ein interessantes Beispiel dafür, wie eine nützliche Form der Körperkultur in einem Land fest verankert sein kann. Bei 4,7 Millionen Einwohnern gibt es in Finnland etwa 1 Million Saunas. 90% der Bevölkerung pflegt einmal wöchentlich die Sauna zu besuchen. Diese Beständigkeit ist zugleich ein Hinweis dafür, wie sehr sich für viele die Erwartung erfüllte, im Saunabad einen wirksamen Weg zur Pflege ihrer Gesundheit zu finden.
Die gesundheitsfördernde Wirkung läßt sich mit den physiologischen Wirkungen des Saunabades im einzelnen gut erklären. Durch das Einatmen der heißen Luft wird die Durchblutung der Schleimhäute an den Luftwegen stark angeregt und der ständige Erregungsvorgang an den Schleimhautzellen gefördert.
Die Überwärmung wirkt sich mit ihrer Stoffwechselaktivierung am stärksten an der Haut aus. Hierdurch wie durch den stark schweißtreibenden Effekt wird die Sauna zu einer Hautpflegemaßnahme besonderer Art. Sicher erfreut sich die Sauna nicht zuletzt wegen ihrer kosmetisch günstigen Wirkung so großer Beliebtheit.

Die Vermittlung subjektiven Wohlgefühls durch die Sauna ist u. a. durch Anregung zahlreicher Drüsen mit innerer Absonderung zu erklären. Man könnte die Wirkung des Saunabades auch als Training gestörter Lebensrhythmen sehen. In einer geradezu gesetzmäßigen Folge wechseln das Vorherrschen des Sympathischen Nervensystems und seiner funktionellen Gegenspieler miteinander ab. Die praktische Erfahrung, wie die experimentell geprüfte Beeinflussung der Hirnströme zeigen, daß die Sauna auch die Schlafbereitschaft fördert.
Das unmittelbare Erleben des Saunabadenden findet Ausdruck in mancher finnischen Spruchweisheit, etwa: „In der Sauna verraucht der Zorn." Der finnische Schriftsteller F. E. Sillanpää meinte: „Auf der Saunabank werden Gefühle und Gedanken geboren, die an anderer Stätte unauffindbar sind."
Während in früheren Jahrhunderten in der Sauna vorwiegend die Minderung der Überlastungsfolgen am Bewegungsapparat nach Schwerarbeit gesucht wurde, ist es in unserer Zeit mehr die wohltuende psychische und vegetative Entspannung.
In sportlichen Bereichen hat sich das Saunabaden während der letzten Jahrzehnte international besonders rasch verbreitet. Neben der allgemeinen Konditionsverbesserung wird der günstige Einfluß auf die „Mikrotraumen" geschätzt, wie sie an Muskeln, Sehnen und Gelenken beim Leistungssport so häufig auftreten.
Unter den im Kapitel 3 behandelten funktionellen Störungen können besonders die folgenden durch das Saunabaden angegangen werden:
- Störungen des Wärmehaushaltes
- Mehrere Formen von Kreislaufregulationsversagen: Hochdruck (Stufe I und II), Blutdruckerniedrigung, Neigung zu örtlichen Gefäßspasmen an Herzmuskel und Gliedmaßen
- Störungen an den Atemorganen wie Neigung zu chronischen oder häufig wiederkehrenden Katarrhen. Manche Fehlatemformen, die von Störungen seitens des äußeren Atemapparates herrühren. Bei Belastung der Atemorgane durch Luftverschmutzung im Wohn- oder Arbeitsbereich, bietet die Sauna Chancen der Widerstandserhöhung
- Haut- und Schleimhautfunktionsstörungen
- Gestörte Abwehrfähigkeit. Hier ist die Infektanfälligkeit namentlich im Kindesalter hervorzuheben (Abb. 47, 48)
- Nervöses Versagen infolge Überforderung.

Grenzen der Saunaverträglichkeit

Betrachtet man das Saunabad unter dem Gesichtspunkt der Belastung namentlich des Herz-Kreislaufsystems, so ist es als mittelstarker Reiz, etwa dem ansteigenden Halbbad vergleichbar, einzustufen.
Die Verträglichkeit des Saunabades kann vom allgemeinen Kräftezustand, vom Trainiertsein, aber auch von einer Reihe spezieller Krankheitsprozesse begrenzt sein. Oft sind es im letzteren Falle nur bestimmte Phasen im Krankheitsablauf, nach deren Durchstehen das Saunabaden wieder gut verträglich und nützlich sein kann.
Absolute Gegenanzeigen für die Sauna sind:
- Ausgleichstörung des Herz-Kreislaufsystems
- Schwere Formen von Hochdruck (Stufe III und IV mit Nierenbeteiligung)

- Chronische Nierenentzündungen mit entzündlichem Harnbefund
- Anfallsleiden (insbesondere Epilepsie)
- Schwere neurovegetative Störungen
- Überfunktionen der Schilddrüsen.

Vorübergehende Unverträglichkeit bei:

- Lungen- und Hilusdrüsentuberkulose mit Aktivitätszeichen
- Akuten Virusinfekten, insbesondere bei Fieber und Zeichen von Kreislaufschädigung
- Akuten entzündlichen Erkrankungen innerer Organe: Leber, Bauchspeicheldrüse, Gallenblase, Herz
- Frischem Herzinfarkt.

Bekömmlichkeit und Wirkungsgrad des Saunabades hängen verständlicherweise von manchen Einzelheiten der Durchführung ab. Die Tatsache, daß die Sauna zumeist von einer Gruppe besucht wird, bedeutet nicht, daß man auf eine individuelle Anpassung verzichten müßte. In der üblichen Sauna ist es vielmehr möglich, sich das gewünschte Temperaturmilieu zu suchen, indem man auf der unteren, der mittleren oder auf der obersten Stufe Platz nimmt. (Die Temperaturspanne zwischen Fußbodennähe und Decke der Sauna beträgt ca. 60 Grad). Ebenso kann man die Luftfeuchte durch entsprechende Handhabung des Wasseraufgusses auf die Steine des Ofens regeln. Ein dritter wichtiger Dosierungsfaktor ist die Zeitdauer des Aufenthaltes in der Kabine. Man kann sogar einzelne Körperteile von unzuträglicher Überwärmung schützen, indem man diese mit einem feuchten Wickel (z. B. entzündliche Krampfadern) oder einer feuchten Kompresse (etwa gefährdete Augen) vor zu starker Überwärmung schützt.

Unter den Formen der Zwischen- und Schlußabkühlung steht eine Stufenleiter der Reizintensitäten zur Verfügung, aus der insbesondere der Saunagewohnte mit Bedacht auswählen wird. In steigender Reihe sind es: Luftbad – kalte Waschungen – Flachguß aus dem Schlauch – Regendusche – Tauchbad. Letzteres stellt den stärksten, kreislaufbelastenden Teil im Gesamtablauf dar und sollte nicht als selbstverständlich dazugehörend betrachtet werden.

Einzelheiten für den richtigen Ablauf des Bades sind in den folgenden Regeln wiedergegeben:

Die Sauna ist ein Heißluftbad mit eingeschalteten Wechselreizen. Die Lufttemperatur (60–95 Grad) nimmt vom Boden zur Decke des Saunaraums zu und gibt die Möglichkeiten einer Reizstufung.

Für den Ablauf des Bades soll man zwei Stunden Zeit zur Verfügung haben.

Benötigt werden: ein bis zwei Handtücher, Seife (Badepantoffeln).

Die Vorbereitung:

Besuch der Toilette. Körperreinigung am besten unter der warmen Regenbrause.

Bei kalten Händen und Füßen oder bei körperlicher Erschöpfung empfiehlt es sich, mit einem warmen, in der Temperatur langsam ansteigenden Fußbad für Aufwärmung und in bequemer Haltung für Entspannung zu sorgen: Beginn mit etwa 35 °C, innerhalb von 15 Minuten auf 40 bis 42 °C ansteigen lassen.

Beim Betreten der Sauna nehme man wegen der milden Wärmewirkung zunächst auf der unteren Stufe Platz. Am besten ist es zu liegen.

1–2 Minuten vor Beendigung des Aufenthalts setzt man sich besser aufrecht, um den Kreislauf für das Aufstehen vorzubereiten.

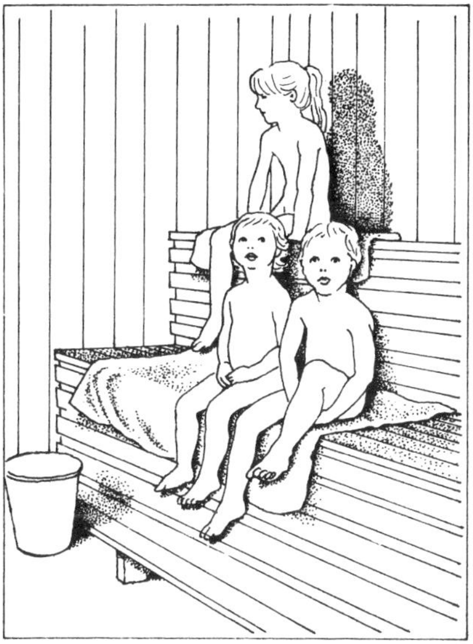

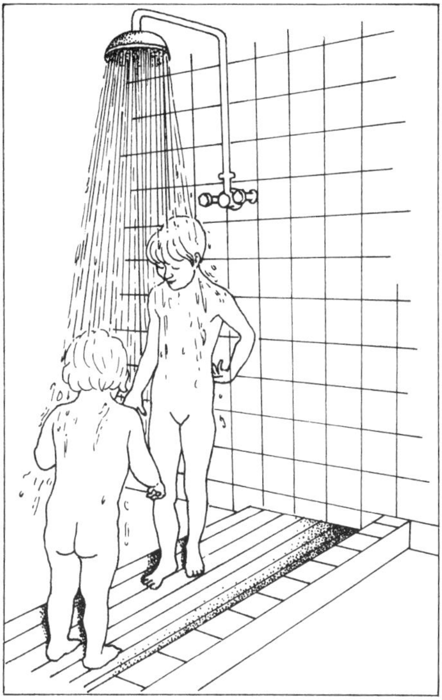

Abb. 47 Kinder in der Sauna.
Hier unterstützt das saunaerfahrene ältere Kind die Betreuungsfunktion des Saunawartes.

Abb. 48 Schlußabkühlung nach der Sauna unter der Regendusche.

Nach etwa acht Minuten verläßt man den Saunaraum zu einer Zwischenkühlung. Bei etwa auftretender Unpäßlichkeit bricht man früher ab. Nach Wohlgefühl wählt man für die Kühlung:
eine kalte Waschung, einen kalten Guß aus dem Schlauch, eine allmählich kälter werdende Regenbrause, ein kurzes Tauchbad in der Wanne.
Danach ein zweiter Gang in die Sauna von 8–15 Minuten Dauer. Nur selten empfiehlt es sich, mehrere Saunagänge zu wiederholen.
Bei der Schlußabkühlung läßt man durch Luftbad und die Wasseranwendungen die Wärmeaufladung des Körpers langsam abklingen.
Angenehm ist es, das Luftbad mit einem warmen Fußbad zu verbinden. Wenn möglich, ruht man – locker zugedeckt – im Liegen 1/2 Stunde nach.

11. Schleimhautpflege der Luftwege

Die der Funktionserhaltung und zum Überwinden bereits eingetretener Störungen dienenden Maßnahmen lassen sich unter folgenden Gesichtspunkten zusammenfassen.
Versorgung mit den für den Stoff- und Formwechsel, vor allem für die ständige Zellregeneration erforderlichen Nährstoffen.
Zeichen eines Mangels sind die Bildung von Rissen (Rhagaden), Entzündungen namentlich an der Mundschleimhaut, Trockenheit und Brennen sowie Neigung zu Blutungen der Schleimhäute. Auch das Nachlassen des Geruchsvermögens kann darauf beruhen. Beim Vorliegen diesbezüglicher Mangelzeichen ist es das Grundanliegen, eine reichliche Versorgung mit den in Frage kommenden Vitaminen zu sichern.

	Besonders reichlich enthalten in:
Vitamin A	Möhren, grünem Gemüse, Butter, vitaminierter Margarine, Eidotter, Leber, Lebertran.
Vitamin B-Komplex (insbesondere Lactoflavin und Pantothensäure)	Hefen, Vollkornprodukten, Weizenkeimen, Leinsamen, Mangold, Leber, Sojabohnen, Hülsenfrüchten.
Vitamin C	Früchten und Blattgemüsen, Paprika. Sehr konzentriert in schwarzen Johannisbeeren, Hagebutten, Sanddorn, Petersilie, Zitrusfrüchte.

Solche obst- und gemüsereiche Kost hat zugleich wegen ihres hohen Kaliumgehaltes günstige Wirkungen auf entzündliche Vorgänge an den Schleimhäuten.
Es kann für einen raschen Anfangserfolg angebracht sein, zusätzlich eine stoßartige Zufuhr einschlägiger Vitamine in Form von Vitaminpräparaten oder reichlicher Bemessung der konzentrierten natürlichen Vitaminträger zu geben.
Ob das Einträufeln von Vitamin-A-Öl in die Nase angenehm empfunden wird und spürbare Besserung bringt, muß im Einzelfall erprobt werden.

Schonung der Schleimhäute gegenüber vermeidbaren Belastungen.
Es geht hier vor allem um die Verhütung von Schäden durch verschmutzte, zu trockene oder unverträglich temperierte Atemluft. Selbst wenn es gelingt, den

größten Teil der Schwebstoffe in der Einatemluft auf dem Wege bis zu den Lungenbläschen abzufiltern, so bleibt das Problem, die Schleimhautbezirke bis dorthin zu schützen.
Bei dieser Aufgabe zeigt es sich, wie sehr wir unter Umwelteinflüssen stehen, die der Einzelne nur bedingt beherrschen kann. Umso wichtiger ist es, daß wir dort, wo es in unserer Hand liegt, überlegt und mit aller Sorgfalt etwas gegen die Schleimhautbelastungen tun.
Ganz Sache des eigenen Entschlusses ist es natürlich, die für viele wichtigste Ursache hartnäckiger Schleimhautreizung, das gewohnheitsmäßige Rauchen, auszuschalten. Hier wirken weniger die typischen Inhaltsstoffe des Tabaks, das Nikotin und ähnlicher Alkaloide, als vielmehr die teilweise sehr aggressiven Bestandteile des Rauchs. Es sind mehr als 1200 verschiedene chemische Verbindungen als Teile des Tabakrauchs bekannt. Unter diesen wirken die chemisch aktiven Aldehyde besonders schleimhautreizend.
Wer trotz des festen Entschlusses nicht allein vom Rauchen loskommt, sollte die Hilfe von Raucherberatungsstellen in Anspruch nehmen. Manche Maßnahmen der Physiotherapie lassen etwa auftretende Entziehungserscheinungen leichter überwinden, sie können auf eine Art, die keine negative Kehrseite aufweist, die Anregungen und Beruhigungen geben, die der Raucher von der Zigarette erwartet.
Es soll hier nicht nur auf die wichtigsten arbeitshygienischen Maßnahmen eingegangen werden, die sich auf die Luftverbesserung am staub- und abgasbelasteten Arbeitsplatz beziehen. Unsere Aufmerksamkeit soll vor allem den Wohn- und Schlafräumen gelten. Einfach ist das Überwinden schädlicher Lufttrockenheit durch Anbringen von Verdunstungskörpern oder feuchten Tüchern. Die Frage, wie wir die günstigsten Luftverhältnisse in Schlafräumen erreichen, in denen wir ja ein Drittel unseres Lebens zu verbringen pflegen, verdient eine sorgsame Prüfung. In der Regel ist es am günstigsten, bei mehr oder weniger geöffnetem Fenster zu schlafen. Haben wir die Entscheidungsfreiheit, den Schlafraum an einer akustisch weniger gestörten Hausseite zu wählen, so sollte man dies auch im Interesse besserer Luftverhältnisse während des Schlafs tun. Gegebenenfalls kann man einen wenig belästigenden Lärmschutz (Schaumstofftampon für die Ohren) benutzen. Falls man sich durch kühle Luft am Kopf belästigt fühlt, scheue man nicht, während der Nacht eine entsprechende Haube zu benutzen.
Je mehr die Luft unserer Umgebung staub- und abgasbelastet ist, desto dringender wird ein Ausgleich durch entsprechende Formen der Freizeitgestaltung. Der Aufenthalt im Wald, am Wasser oder in den Bergen bietet nicht nur unmittelbar reinere Luft an, er wirkt darüber hinaus für die Schleimhäute entschädigend.

Maßnahmen zur Funktionsanregung der Schleimhäute.
Die im Folgenden geschilderten Verfahren dienen dazu, den geweblichen Zustand und die spezifischen Funktionen der Schleimhäute zu verbessern. Sie eignen sich gleichermaßen für gefährdete und bereits geschädigte Schleimhäute. Der Wirkungsablauf ist zum großen Teil über die Anregung reflektorischer Vorgänge zu sehen. So wird durch kalte oder wechselwarme Güsse oder Anschwemmungen des Gesichts das Gefäßspiel in den blutreichen Bindegewebsschichten unter den Schleimhäuten ingang gesetzt. Durch regelmäßiges Anwenden der Maßnahmen

erreichen wir einen Übungseffekt, der sich bei vorkommendem fehlerhaftem Gefäßverhalten funktionsordnend auswirkt.
Die Nasentamponade und die weiche Vibrationsmassage im Nasen-Rachenraum wirken stark sekretionsanregend auf die schleimabsondernden Drüsen. Dieser Vorgang kann dazu dienen, zähe, fest anhaftende Schleimmassen durch einen Strom dünnflüssigen Sekretes zu lösen. Die zu Borken getrockneten Absonderungen beim trocknen Nasen-Rachenkatarrh werden nicht nur lästig empfunden, sie können durch die Bildung von Zersetzungsprodukten zusätzlich die Schleimhäute schädigen. Auch diese Borken können durch den hervorgerufenen Sekretstrom gelockert werden.
Die mit den genannten Verfahren gesetzten Reize wirken sich oft spürbar auf das ganze verzweigte System der Nasen-Nebenhöhlen aus, indem sie zur Entleerung sekretgefüllter Räume führen. Dies wird oft deutlich durch Befreiung von einem etwa vorhandenen Kopfdruck oder die Wiederherstellung verloren gegangener Resonanz der Stimme. Bei kunstgerechter Durchführung sind solche Maßnahmen ungefährlich und weit weniger bedenklich als etwa der ständige Gebrauch von Nasentropfen, deren Wirkung auf der Drosselung der Blutgefäße beruht. Diese Mittel können die Blutversorgung der Schleimhäute selbst wie deren Funktion als Klimatisierungs- und Abwehrorgan in Frage stellen.
Manch einer hat es verlernt, mit den normalen, mehr noch den krankhaft veränderten Sekreten der Luftwege richtig umzugehen. Was sich durch die Flimmerbewegung der Schleimhautfortsätze, den Luftstrom beim Ein- und Ausatmen oder den Gesetzen der Schwere folgend, an Sekreten im Rachen sammelt, sollte zur richtigen Zeit, d. h. so bald es mühelos bewegt werden kann, abgeräuspert werden. Die Gewohnheit, aus Gründen der „Schicklichkeit“ selbst schwer krankhaft veränderte Sekrete zu verschlucken, ist durchaus nachteilig. Der Gehalt an Mikroben, Eiterkörperchen und mancherlei Zersetzungsprodukten kann auch auf dem Weg über Magen und Darm belastend wirken.
Schleimhautpflege von Mund und Zunge. Die auf Säuberung und mechanische Anregung von Schleimhautfunktionen gerichtete Behandlung wirkt reflektorisch auch auf die weiteren, vom Atemstrom benutzten Wege, insbesondere des Rachenraums. Am besten verbindet man die Behandlung zeitlich mit der üblichen Zahnreinigung. Mit einer Bürste, die der individuellen Empfindlichkeit entspricht, wird die Zunge gründlich gebürstet. Besonders sorgfältig widmet man sich der Reinigung des hinteren Zungendrittels, wo sich vom Rachen und den Mandeln stammende Sekrete am stärksten zu einem Belag zu verdichten pflegen. Die 1–3mal am Tage vorgenommene Zungenbürstung wird jeweils bis zur völligen Entfernung des Belages geführt. Man kann sich dabei einer milden Zahnpaste oder der Schlemmkreide bedienen, benetzt die Bürste jedoch immer wieder neu unter fließendem Wasser. Unter der Behandlung gelockerte Sekrete sucht man möglichst gewaltlos abzuräuspern.
Abschließend wird mit kaltem Wasser mehrmals gegurgelt.
Gesichtsguß. Der Gesichtsguß wirkt funktionsordnend auf die Schleimhäute der oberen Luftwege und hebt zugleich den Tonus der Blutgefäße im gesamten Versorgungsgebiet der Kopforgane. Die experimentell nachgewiesene Leistungssteigerung von Sinnesorganen ist eine Wirkung, die vor allem der Ermüdete an sich selbst erleben kann.

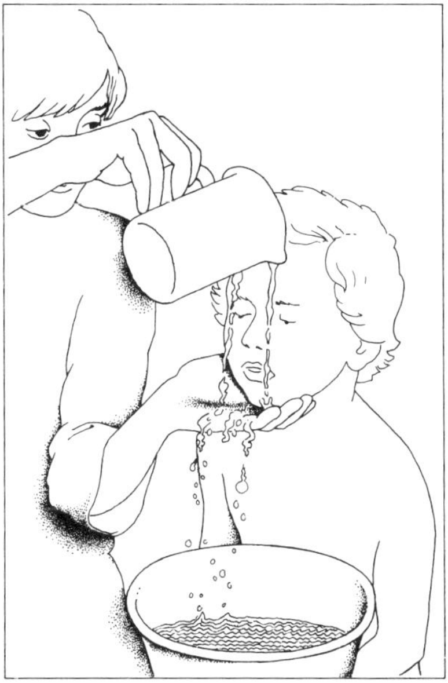

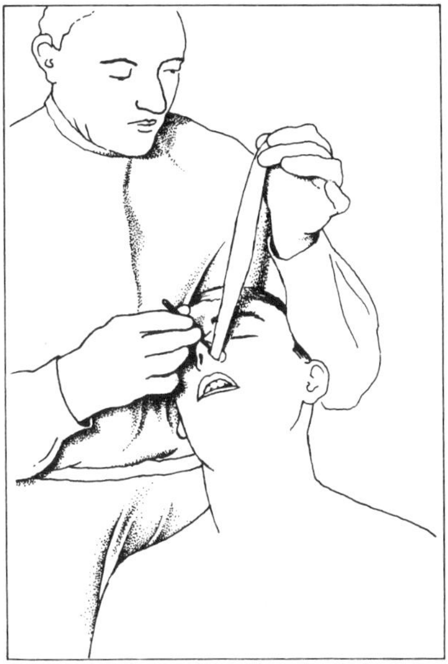

Abb. 49 Gesichtsguß
Der Gesichtsguß wird mit Hilfe eines etwa ¾–1 *l* fassenden Gießgefäßes oder mit dem Schlauch durchgeführt. Über das Ausgußbecken gebeugt, führt man den breiten Wasserstrahl über die Stirn von Schläfe zu Schläfe. Atmung durch den geöffneten Mund. Die linke Hand umgreift mit abgespreiztem Daumen die Kehlkopfgegend und verhütet so das Naßwerden der Kleider. Nach Wohlgefühl werden 3–8 Gefäße geleert.
Temperatur: in der Regel leitungskalt. Entstehen dabei Schwierigkeiten durch reaktives Fehlverhalten der Blutgefäße (Auslösung eines flüchtigen Kopfschmerzes), so gießt man zunächst einige Male warm und beendet mit einer kurzen kalten Abgießung. Mit fortschreitender Einübung geht man bei späteren Anwendungen immer mehr zum kalten Guß über. Abschließend trocken frottieren.
Abb. 50 Nasentamponade
Benötigt werden 20–40 cm lange, 1–2 cm breite Tamponstreifen (Mull, ausgewaschener Baumwollstoff, z. B. Hemdentuch), stumpfe Sonde zum Stopfen (z. B. Plastestäbchen).
Zum Tränken des Streifens Salbei- oder Kamillenauszug je nach gewünschter Reizwirkung.
Nasenwege werden beiderseits mit den feuchten Streifen ausgestopft. Danach Nasenflügel seitlich angedrückt. Nach 20 min werden die Streifen herausgezogen. Gelöste Sekrete durch Schneuzen entfernen.

Der Gesichtsguß wird 2–3mal am Tage vorgenommen. Die Dauer beträgt nicht mehr als 1–2 min (Abb. 49).

Die Nasentamponade nach Gottstein. Diese Methode dient vor allem der Anregung eines kräftigen Sekretstromes, sie ist angezeigt bei Neigung zu trockenen Schleimhautkatarrhen, der atrophischen Rhinitis. Hier besteht eine Neigung zum Gewebeschwund der Schleimhäute und ihrer gefäßführenden bindegewebigen Grundlage. Die Tamponade wird in Abständen von 1–2 Tagen vorgenommen (Abb. 50).

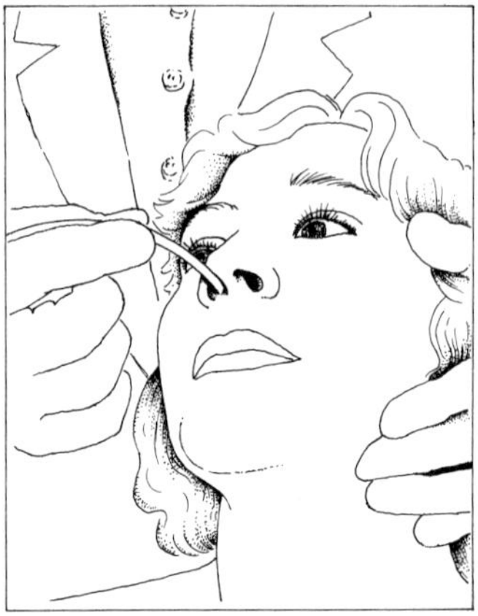

Abb. 51 Vibrationsbehandlung der Nase und des oberen Rachenraums.
Katheter oder Sonde aus Weichgummi werden mit der Spitze in Vitamin A-Öl oder Kamillenextrakt getaucht und mit leichter Hand vorsichtig tastend bis zur hinteren Rachenwand geführt (beim Erwachsenen etwa 16–18 cm). Unter vibrierenden Bewegungen der Hand wartet man, bis ein deutlicher Sekretionserfolg spürbar wird. Bei Auftreten von Würgereiz kurz pausieren. Bei geschicktem Vorgehen können die Vibrationsbehandlung wie die Tamponade selbst vorgenommen werden.

Vibrationsbehandlung des Naseninneren. Die Wirkungen dieser Maßnahme sind ähnlich wie bei der Tamponade. Man verwendet am besten einen zarten Weichgummikatheter, wie er in der Kinderurologie verwendet wird (Nelatonkatheter Nr. 8–10). Die Kathetereinführung erfolgt vorsichtig fühlsam bis zum hinteren Rachenraum. Die vibrierenden Bewegungen der einführenden Hand werden solange vorgenommen, bis ein kräftiger Sekretstrom spürbar wird. Wenn vom Rachen aus ein Würgereiz ausgelöst werden sollte, so ist dies nicht unerwünscht. Man unterbricht dann die Vibrationen vorübergehend, der Katheter bleibt dabei jedoch liegen (Abb. 51).
Angesammelte Sekrete werden gründlich abgeräuspert oder mit einem kräftigen Luftstoß durch die Nase entfernt. Man verschließt dabei jeweils eine Nasenseite mit dem Finger.
Bei lange bestehendem Nasen-Rachenkatarrh ist oft das Empfinden für die Sekretbelastung im Rachen abgestumpft. Es empfiehlt sich daher, in Verbindung mit den geschilderten Maßnahmen die Aufmerksamkeit hierauf zu richten, um wieder ein verfeinertes Empfinden für die Anwesenheit von Sekreten zu entwikkeln. Nur so wird man den Verhältnissen einer gestörten Sekretfunktion richtig begegnen können.
Zu den physiotherapeutischen Verfahren mit starkem Einfluß auf die Schleimhäute der Luftwege zählt das Saunabad. Gerade bei Verlust der natürlichen Anregung, wie er bei häufig wechselndem Aufenthalt in unterschiedlich temperierter Umgebung gegeben ist, bewährt sich das regelmäßige Saunabad hervorragend. Die Bronchialschleimhaut wird während der Saunaprozedur mit ihren Wechsel-

reizen kräftig angeregt. Dies ist einer der Gründe, weswegen durch regelmäßiges Saunabaden die Katarrhanfälligkeit von Kindern und Erwachsenen weitgehend überwunden werden kann.

Spezielle physiotherapeutische Maßnahmen bei der Behandlung von Schleimhauterkrankungen.

Während die bisher geschilderten Verfahren weitgehend als Teile einer allgemeinen Körperkultur empfohlen werden können, haben die im Folgenden dargestellten Methoden einen mehr therapeutischen Charakter. So eignen sich die Kopfdämpfe zur Behandlung eitriger Erkrankungen der oberen Luftwege. Sie können in akuten wie in chronisch verlaufenden Fällen angewandt werden. Je nach Art des Infektes werden die Kopfdämpfe mehrmals am Tage bis 3mal wöchentlich vorgenommen. Sie lassen sich auf unterschiedliche Weise improvisieren und auch beim Bettlägerigen anwenden. Die Hauptwirkung ist eine tiefe Durchwärmung und Durchblutungssteigerung an Gesicht und oberen Luftwegen. Daneben können durch Zusatz ätherischer Öle spezielle arzneiliche Wirkungen erzielt werden. Geeignet sind: Kamillenblüten (2 gehäufte Eßlöffel), Latschenkiefernöl (Oleum pini pumilionis) 4–6 Tropfen (Abb. 52).

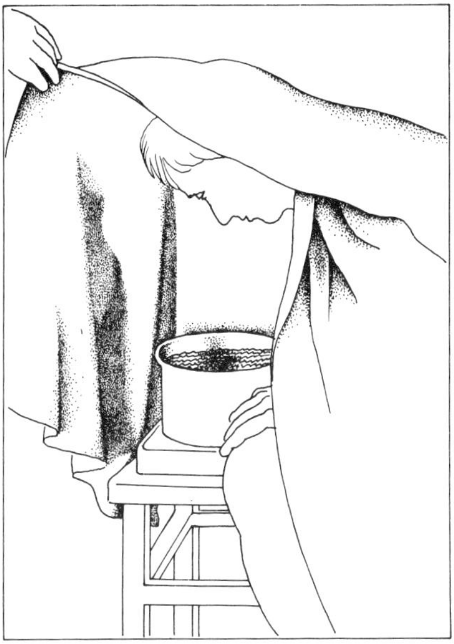

Abb. 52 Kopfdampf. Hier Durchführung mit Hilfe einer elektrischen Heizplatte. Erforderlich: Kochtopf mit nicht zu kleinem Durchmesser, etwa $\frac{3}{4}$ *l* Wasser, falls gewünscht, ätherische Zusätze: Kamillenblüten, Kiefernlatschenöl, Salbei. Elektrische Heizplatte mit Stufenschalter. Hocker für die Heizplatte, Badehandtuch oder Decke zum Abschirmen des Dampfraums. Das Wasser wird auf der Heizplatte zum Sieden gebracht. Nach Abschalten des Stroms setzt sich der Patient vor den Dampftopf und überdeckt Kopf und die Dampfquelle mit dem Tuch. Wenn erforderlich, wird das Tuch ab und an angehoben, um einen Luftwechsel zu ermöglichen. Atmen durch Nase und Mund. Dauer der Behandlung 8 bis 10 min. Falls die Dampfentwicklung vorzeitig nachläßt, Wiedereinschalten einer niederen Heizstufe. Abschließend kalte Abgießung des Gesichts und trocken reiben.

Die mit Hilfe der Spülbirne von Harke vorgenommenen Nasenspülungen haben ihr Hauptanwendungsgebiet beim chronischen Katarrh mit Neigung zur Sekretverhaltung. Es empfiehlt sich, die Anwendung dieser Spülungen jeweils mit dem Arzt abzustimmen (Abb. 54).
Die einzelnen Formen des Halswickels haben ihren Platz sowohl in der Versorgung des akuten Infektes im Nasenrachenraum wie bei chronischen Entzündungen. In beiden Fällen sind die abführenden Lymphgefäße mit den zwischengeschalteten Lymphknoten beteiligt. Diese für die Infektbewältigung wichtigen Organe sollen durch den langliegenden, z. T. auch über Nacht angelegten, Halswickel unterstützt werden (Abb. 49). Beim fieberhaften Rachenkatarrh wird der Halswickel oft in Verbindung mit einem Brust- oder Rumpfwickel angelegt (S. 119). Die Technik der Halswickel wurde an anderer Stelle (S. 125) geschildert.

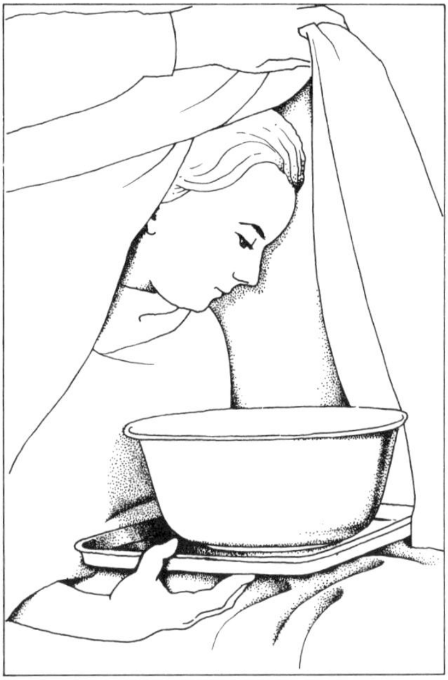

Abb. 53 Kopfdampf beim Bettlägerigen. Als Dampfquelle wird hier eine größere Schüssel mit 2–3 l siedendem Wasser genommen. Zur Sicherung steht die Schüssel auf einem Tablett. Durchführung im übrigen wie bei Abbildung 52.

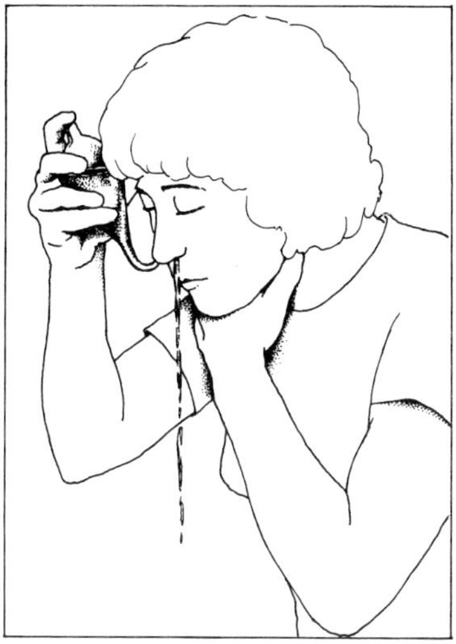

Abb. 54 Nasenspülung nach Harke.
Erforderlich Spülbirne nach Harke, die in ihren Maßen den individuellen Verhältnissen der Nasenöffnungen entspricht. Füllung der Birne bei geschlossen gehaltenem Auslauf mit Wasser oder: 1–2%iger Kochsalzlösung (1–2 Teelöffel auf $\frac{1}{2}$ l Wasser), Kamillen- oder Salbeitee. Temperatur je nach Annehmlichkeit warm oder kalt.
Der Patient beugt sich über ein Ablaufbecken und atmet durch den geöffneten Mund. Um nicht – durch Öffnen der Tuben – Wasser in das Mittelohr gelangen zu lassen, darf während der Spülung weder geschluckt noch gesprochen werden.
Füllung der Spülbirne bei geschlossen gehaltenem Auslauf. Die haltende Hand verschließt dann mit einem Finger die obere Öffnung. Festes Ansetzen des olivenförmigen Endes, so daß allseits guter Schluß an der Nasenöffnung erfolgt. Durch Lüften der oberen Öffnung wird der ausfließende Strahl dosiert. Die Spülflüssigkeit fließt bis zur hinteren Nasenhöhle und bewirkt hier reflektorisch den Abschluß gegen den unteren Rachenraum durch das Anlegen des Gaumensegels. Die Spülflüssigkeit fließt somit um die Nasenscheidewand zur Gegenseite und durch die freie Nasenöffnung.

12. Regeln für das Luftbad, Sonnenbad, Schwimmbad

Unter Luftbad wird die Einwirkung ruhender oder bewegter Luft auf den nackten oder minimal bekleideten Körper verstanden. Durch immer perfekter werdende „Klimatisierung“ der Wohn- und Arbeitsräume, oft auch durch individuelle Bekleidungsgewohnheiten werden die Fähigkeiten der Anpassung an unterschiedliche Temperaturverhältnisse beeinträchtigt. Solche Verluste im Regulationsvermögen des Wärmehaushaltes beeinträchtigen das unmittelbare Wohlgefühl, sie bedeuten aber zugleich eine Anfälligkeit gegenüber mancherlei Krankheitsprozessen.

Die mildeste und für viele am leichtesten zu verwirklichende Form des Luftbadens läßt sich in der Wohnung durchführen. Zunächst bei geschlossenem, dann bei geöffnetem Fenster lassen sich manche Verrichtungen der täglichen Körperpflege und Hausarbeit damit verbinden: Die Morgengymnastik, Trockenbürsten, Atemübungen, Waschen, Rasieren, Aufräumen und Reinigung der Wohnung, Vorbereitung von Mahlzeiten. Auch die Arbeit im Garten und die Gestaltung des Wochenendes sollte mit der Wohltat des Luftbades verbunden werden.

Der aufmerksamen Beachtung bedarf während des Luftbades der Wärmehaushalt. Dies gilt insbesondere für den Luftbadungewohnten. Selbstverständlich muß eine Unterkühlung vermieden werden. Daher wird es oft notwendig sein, wollene Socken oder Hausschuhe zu tragen und – falls erforderlich – durch kräftiges Reiben der Haut mit der flachen Hand oder einem Frottiertuch dem Ansprechen der Hautdurchblutung nachzuhelfen. Oft wird es erforderlich sein, durch lebhafte Bewegung die Wärmebildung anzuregen.

In der Krankenbehandlung verdient die Freiluftliegekur besondere Empfehlung. Bei Lungenentzündung und allen Erkrankungsformen der Bronchien wirkt der Aufenthalt auf dem Balkon oder der Veranda unmittelbar erleichternd und heilungsfördernd. Wo realisierbar, liegt der Kranke warm eingepackt mehrere Stunden am Tage im Freien, um danach wieder im Zimmer versorgt zu werden. Diese Behandlungsregie ist auch bei winterlichen Außentemperaturen sehr bewährt.

Das Sonnenbad ist durch die hier hinzukommende Strahlenwirkung intensiver. Neben dem sichtbaren Teil des Sonnenlichtes wirken hier die für unser Auge nicht wahrnehmbaren Bereiche des Sonnenspektrums: Die kurzwelligen ultravioletten und die langwelligen ultraroten Strahlen. Die nur 1 % der Gesamtstrahlung betragenden ultravioletten Strahlen sind der chemisch wirkende Teil der Sonnenstrahlung, während die Anteile des Langwellenbereichs der infraroten Strahlen tiefeindringenden Wärmestrahlen entsprechen.

Alle genannten Teile der Sonnenstrahlen haben für den Menschen physiologische Bedeutung. Für die Bewertung des Strahlungsklimas, in dem wir leben, ist es von hoher Bedeutung, daß durch die Dunstglocke über den großen Städten und Industrieanlagen erhebliche Ultraviolettanteile (bis 90%) abgeschirmt werden. Für die Praxis des Sonnenbadens ergibt sich hieraus, daß wir die Erfahrungen über unsere Sonnenverträglichkeit nicht auf jedes andere Klima übertragen können. Im Hochgebirge und an der See ist die Wirkungsintensität der Sonne und auch der diffusen Himmelsstrahlung weit größer.

Das Sonnenbad bietet uns die Möglichkeit, auf eine Fülle von Organen und Funktionen unseres Organismus anregend bzw. regenerationsfördernd einzuwirken und den Ablauf vieler Heilungsabläufe wirksam zu unterstützen.

Der fundamentale photochemische Vorgang bei der Besonnung der Haut findet Ausdruck in der Rötung und der nachfolgenden Pigmentbildung der Haut. Die – unerwünschte – Steigerung dieses Geschehens, der Sonnenbrand, bedeutet eine Entzündung, die bis zur Blasenbildung führen kann.

Die zugrundeliegenden biochemischen Abläufe betreffen zugleich die Aktivierung von Hormonen und Fermenten. Die Abwehrleistungen und die Wirksamkeit mehrerer Vitamine werden gesteigert. Neben der Blutbildung werden zudem gewebliche Regenerationsprozesse angeregt.

Aber auch der Tonus des vegetativen Nervensystems wird durch die Sonnenbehandlung verändert.

Die Besonnung kann dazu führen, klinisch bekannte oder unbemerkte schwelende Entzündungsvorgänge an inneren Organen anzuregen.

Das Sonnenbaden bedarf daher einer disziplinierten Regie, um nicht durch Übertreiben oder sonstiges Fehlverhalten das Gegenteil des Beabsichtigten zu bewirken. So ist besondere Vorsicht geboten bei aktiven Entzündungsvorgängen wie Lungentuberkulose, Hepatitis, bei allen Entzündungsvorgängen am Herzen, akuten gelenkrheumatischen Vorgängen, Gastritis und Magengeschwüren. Auch bei Überfunktion der Schilddrüse und reizbaren Formen der vegetativen Dystonie wirken Sonnenbäder beschwerdesteigernd. In den meisten genannten Fällen kann jedoch vom vorsichtig dosierten Luftbad im zerstreuten Licht mit gutem Erfolg Gebrauch gemacht werden.

Zur praktischen Durchführung. Man beginnt das Sonnenbad als Teilbesonnung und steigert die Bestrahlungszeiten stufenweise von Tag zu Tag. Bei sonnenungewohnter Haut und andererseits bei großer Intensität der Sonnenstrahlen (im Hochgebirge, am Meer) sei man besonders vorsichtig. Eine Teilbesonnung des Körpers von 2 × 10 Minuten entspricht hier in der Regel einer bekömmlichen Anfangsdosis. Innerhalb einer Woche kann man auf Ganzbestrahlungen von 2stündiger Dauer steigern. Bei mehr oder weniger bedecktem Himmel können die Zeiten entsprechend gesteigert werden. Die Unterbrechung der Besonnung durch Aufenthalt im Schatten oder Halbschatten bewährt sich besser als die einmalige langdauernde Besonnung.

Gleichmäßige Bräunung wird umso besser erreicht, je sorgfältiger man den zur Schälung der Haut führenden Sonnenbrand wie auch zu starke Überwärmungen der Haut vermeidet.

Öleinreibungen werden am besten nach Beendigung des Sonnenbades gegen Abend vorgenommen.

Überwärmungen der Haut und des ganzen Körpers beugt man bei heißem und insbesondere schwülem Wetter durch häufige kleine Zwischenkühlungen vor. Am einfachsten benetzt man sich ab und an aus einer bereitstehenden Schüssel mit Wasser und läßt die feuchte Haut an der Sonne trocknen. Sehr bewährt sind kalte Abgießungen, Regenduschen oder kalte Freibäder während des Sonnenbades. Kopf und Nacken sind durch ein helles Tuch oder einen Sonnenhut vor direkter Besonnung zu schützen.
Sind doch einmal stärkere Hautreizungen oder Provokationen an inneren Organen aufgetreten, so lassen sich diese am besten durch das Anlegen eines kalten Prießnitzwickels beruhigen. Je nach Lokalisation der Symptome wählt man einen Rumpf- oder Extremitäten-Wickel bzw. eine ¾-Packung. Diese sehr angenehm empfundenen Wickel bleiben je nach Wohlgefühl eine bis mehrere Stunden liegen.
Durch wohlüberlegtes Verhalten haben wir es in der Hand, die durch andere Mittel kaum erreichbaren Regenerationsmöglichkeiten des Sonnenbades voll auszuschöpfen und etwaige Schäden zu vermeiden.
Beim Freibad pflegen die Wirkungen des Luft- und Sonnenbades durch den kräftigen thermischen Wechselreiz des Bades erweitert zu werden. Hinzu kommen Muskelleistungen des Schwimmens und oft der mächtige Reiz brandender Wellen.
Um die beim Freibad vom Körper geforderten Leistungen richtig einzuschätzen, seien die folgenden Hinweise gegeben.
Die besonderen Beanspruchungen des Kreislaufs beim Schwimmen entstehen aus der Muskelleistung, den Auswirkungen des Wasserdruckes auf die Oberfläche des Körpers und von der Wassertemperatur abhängige Beanspruchung des Wärmehaushaltes.
Bei ruhigem Schwimmen ist der Energieaufwand 2–4mal höher als beim Gehen, beim Wettkampfschwimmen um das 8–10fache gesteigert.
Der Wasserdruck bedingt eine Verlagerung von strömendem Blut aus den Gefäßen der Körperoberfläche zu den inneren Organen.
Die durch den Wärmeentzug im Freibad hervorgerufene Steigerung der chemischen Wärmebildung ist erheblich. Am geringsten ist sie in Verbindung mit den Schwimmbewegungen – bei Wassertemperaturen von 18 °C, unterhalb von 16 °C steigt sie sprunghaft an und erreicht ein Mehrfaches der Ruhewerte.
Unsere Hauptaufmerksamkeit beim Freibad sollte darauf gerichtet sein, Überforderungen der Wärmeregelung und der Kreislaufbeanspruchung zu vermeiden. Bezüglich der Belastbarkeit spielen konstitutionelle Verhältnisse eine erhebliche Rolle. Magere, grazil Gebaute sind durch Auskühlung weit stärker bedroht als Über- oder Normalgewichtige.
Zeichen fehlerhaften Badeverhaltens sind: bläuliche Verfärbung der Haut, anhaltendes Frösteln (evtl. mit Gänsehautbildung), Nichtwiederwarmwerden der Gliedmaßen.
Die hier zu ziehenden Folgerungen sind: Abkürzen der Badedauer, Ablegen des nassen Badezeuges und kräftiges Trockenfrottieren sofort nach dem Bad, Beschleunigung der Wiedererwärmung durch lebhaftes Bewegen.
In jedem Jahr erschrecken Meldungen über plötzliches Ertrinken beim Baden. Es seien daher die häufigsten Ursachen des plötzlichen Badetodes genannt:

- Versäumnis der Herz- und Kreislauflabilen zu Beginn des Bades durch vorsichtiges Abkühlen, den Kreislauf anzupassen,
- plötzlicher Herztod durch Überanstrengung bei infekt- oder gefäßgeschädigtem Herzen,
- Ertrinken durch Überanstrengung infolge zu großer Schwimmleistungen,
- Erstarren durch Unterkühlung,
- krankhaft gesteigerte Kälteempfindlichkeit mit den Zeichen der Kälteurtikaria („Nesselsucht") und damit verbundenem Gefäßversagen.

13. Bewegungsbehandlung

Sich körperlich bewegen ist eine der elementaren Lebensäußerungen des Menschen. Vom Wie und Wieviel unserer Bewegung hängt Entscheidendes für unser gesundheitliches Befinden ab. Auch auf unsere Stimmung und geistige Leistungsfähigkeit hat unser Bewegungsverhalten oft mehr Einfluß, als es auf den ersten Blick scheint.

Unter den Funktionskreisen des menschlichen Organismus ist die Bewegung am leichtesten willkürlich zu beeinflussen. Hierdurch bietet sich die Möglichkeit, die Leistungen vieler Organe und Funktionskreise des Körpers zu entwickeln und über lange Zeit zu erhalten.

Die Eigenschaft der Organe, sich den jeweils gestellten Anforderungen anzupassen, hat jedoch auch eine negative Seite. Übungsmangel führt zwangsläufig zur Leistungsabnahme. So häufen sich heute „Krankheiten aus Bewegungsmangel" (s. S. 26).

Solche negativen Folgen körperlicher Inaktivität sind u. a.: – Verlust körperlicher und geistiger Ausdauer – Versagen der Kreislaufregulationen – Neigung zu Gewichtszunahme und Stuhlträgheit – Abnahme des Muskelumfangs und der Muskelkraft, Stabilitätsverlust der Knochen, Gelenke und Bindegewebe.

Wieviel Bewegung braucht der Mensch?

Aus der dominierenden Anlage der Bewegungsorgane ist zu schließen, wie entscheidend körperliche Bewegung für jedermann ist. Die Muskulatur macht etwa $\frac{1}{7}$ unseres Körpergewichtes aus.

Im Folgenden werden wichtige Formen körperlichen Übens beschrieben, die teils im Rahmen allgemeiner Körperkultur, teils als Form physiotherapeutischer Behandlung bestehender Funktionsstörungen einzuordnen sind.

Ausdauertraining

Der Gedanke und die systematische Praxis des auf Steigerung der Ausdauer orientierten Bewegungstrainings haben sehr an Boden gewonnen. Dies entspringt der Erkenntnis, daß wir hierdurch einen wirksamen Ausgleich schaffen können, wenn wir durch unsere veränderten Lebensverhältnisse in Bewegungsverarmung mit ihren verhängnisvollen Folgen geraten sind.

Durch kunstgerechten Aufbau solchen körperlichen Leistungstrainings erreichen wir zahlreiche Organsysteme bzw. Funktionskreise unseres Körpers. Die positiven Gesamtwirkungen können gar nicht hoch genug eingeschätzt werden. „Kunstgerecht" besagt dabei, welche unseren individuellen Möglichkeiten ent-

sprechende Übungsart wir wählen und daß die bei den Ausdauerübungen ideal anpassungsfähigen Belastungsstufen richtig eingehalten werden.
Dadurch, daß wir uns geeignete körperliche Leistungen abverlangen, wirken wir teils funktionsordnend, teils leistungssteigernd auf viele Funktionsbereiche des Körpers.
Ziel eines Ausdauertrainings ist es, sehr lang dauernde und auch hohe körperliche und geistige Leistungen bei nur geringer Ermüdungsneigung zu ermöglichen. Eine zentrale Bedeutung hat dabei die ausreichende Verfügbarkeit von Sauerstoff. Dieser gibt die Grundlage zur Energiegewinnung für alle Lebensvorgänge.
Es hat sich gezeigt, daß Ausdauertrainierte auch in fortgeschrittenem Alter durchschnittlich einen höheren Sauerstoffspiegel im Arterienblut haben als Untrainierte. Um auf dieser Basis eine höhere Vitalität zu erreichen, muß jedoch auch das Transportsystem für den Sauerstoff, der Blutkreislauf, genügend funktionstüchtig sein. Dies wiederum ist eine Frage der Leistungsfähigkeit des Herzens, wie des Anpassungsvermögens des Gefäßsystems.
Durch das Ausdauertraining wird die Leistungsfähigkeit des Herzens erhöht. Dies geschieht einmal durch Vergrößerung des Schlagvolumens, sodann durch Senkung der Pulszahl. Das Schlagvolumen, die bei jeder Zusammenziehung der Herzkammer ausgetriebene Blutmenge, ist bei Untrainierten in Ruhe wie bei der Arbeit deutlich kleiner als beim Ausdauertrainierten. Die Pulszahl liegt bei dem Trainierten zudem um etwa 20 Schläge je Minute niedriger als beim Bewegungsverarmten. Sie steigt bei gleichen körperlichen Leistungen auch weniger an. Dies bedeutet eine Verbesserung der Arbeitsbedingungen für das Herz. Mit Verlängerung der Pause zwischen zwei Herzschlägen kann im Herzmuskel mehr Energiematerial für die folgende Zusammenziehung bereitgestellt werden. Zugleich werden die Herzkammern besser gefüllt.
Über eine Verbesserung des Tonus im Bereich der Skelettmuskulatur wie auch des gesamten Gefäßsystems werden die Rückstrombedingungen des Blutes zum Herzen angehoben.
In ähnlicher Weise kann durch das Training die Leistungsfähigkeit der Lungen bzw. des gesamten Atemapparates verbessert werden. Die Atemzüge werden tiefer, die Verteilung der eingeatmeten Luft auf die Atemräume der Lunge erfolgt gleichmäßiger, so daß die dem Körper je Atemzug zugeführte Sauerstoffmenge ansteigt.
Der allen Organen so vermehrt zugeführte Sauerstoff wird durch den Trainingsvorgang zugleich besser ausgeschöpft. Dies geschieht einmal durch verstärkte Öffnung ruhender Haargefäße in den Organen, aber auch durch vermehrte Bildung von Enzymen des Energiestoffwechsels. So wird es verständlich, daß ein Ausdauertraining wie kaum ein anderer Weg die Vitalität unseres Organismus schlechthin erhöhen kann.
Mit dem praktischen Erfolg eines Ausdauertrainings kann fest gerechnet werden, sofern wir nur bereit sind, die Anstrengung regelmäßigen Übens auf uns zu nehmen.
Viele Trainierende erleben eine Neuordnung bislang gestörter Funktionsbereiche, etwa das Ausbalanzieren von Energieverbrauch und Nahrungsverlangen, von Leistung und Schlaf. Auch das Verlangen nach Anregungs- und Genußmitteln

wird oft geringer. Nicht zuletzt wird manch einer mehr Selbstsicherheit gewinnen, und empfinden, eine „höhere Lebensqualität" für sich gewonnen zu haben.

Die in Frage kommenden Übungsarten
Die Art der für ein Ausdauertraining geeigneten Übungen wird danach entschieden, in welchem Maße diese die Funktion des Herzens, der Kreislaufregulation, der Atmung und des Energieumsatzes beanspruchen. Von diesen Wirkungen des Übungsprogramms hängt der Gewinn für die allgemeine Kondition ab. Es kommen daher nicht Übungsarten in Betracht, die etwa bevorzugt auf die Entwicklung der maximalen Kraft einzelner Muskeln oder der Muskulatur insgesamt gerichtet sind, jedoch eine anhaltende Bewegungsdynamik vermissen lassen. Auch auf Geschicklichkeit bei dieser oder jener Bewegungsart orientiertes Üben kann die für das gesundheitliche Befinden wichtigen Wirkungen nicht erreichen. Damit engt sich der Kreis der zum Ausdauertraining geeigneten Bewegungsarten ein. An erster Stelle steht das Lauf- bzw. Gehtraining. Es ist am leichtesten über das ganze Jahr zu verwirklichen und setzt keine aufwendigen Geräte voraus. Auch in der Stufungsmöglichkeit ist es an erster Stelle zu nennen.
In der Art der körperlichen Beanspruchung vergleichbare Behelfe sind das Training auf der Laufmatte (z. B. einer dicken Kokosmatte) oder mit der Tretkurbel (Abb. 55), notfalls systematisches Treppensteigen im Hochhaus.
An zweiter Stelle ist das Radfahren einzuordnen. Nachteilig gegenüber dem Lauftraining ist hier die Fixierung von Armen und Schultern mit ihrer Auswirkung auf den Atemablauf. Auch die Einschränkung der schwingenden Mitbewegungen des Oberkörpers ist nachteilig. Die große Abhängigkeit der Leistung vom Neigungsgrad der Fahrbahn erschwert eine systematische Dosierung. Durch die Entlastung von Fuß-, Knie- und Hüftgelenken bietet das Radfahren dagegen für Gelenkbehinderte Trainingsmöglichkeiten, die diesen über das Lauftraining nicht zugänglich wären.
Das Schwimmen bietet als dritte Bewegungsart gute Möglichkeiten eines harmonischen Trainings. Hier sind auch für weitergehend Behinderte (z. B. Amputierte) gute Trainingsmöglichkeiten gegeben.
Nach Erreichen einer der Konstitution entsprechenden Leistungsfähigkeit kommen viele Formen spielerischer und sportlicher Betätigung in Frage, um den Stand zu erhalten: Bergsteigen, Klettern, Handballspiel, Basketball, Golf.
Voraussetzungen eines Ausdauertrainings. Das Training als ein Belastungsgrad, der nicht nur auf Erhaltung, sondern auf Zuwachs des körperlichen Leistungsver-

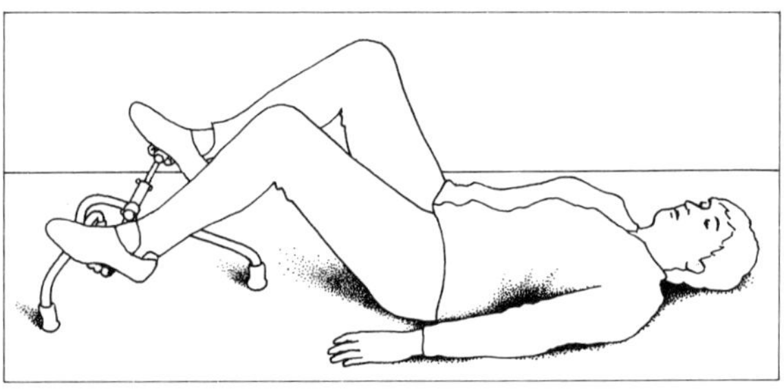

Abb. 55 Ausdauertraining mit der Tretkurbel.

mögens ausgerichtet ist, setzt eine Bilanzierung der gesundheitlichen Verhältnisse voraus. Nur so werden wir gewiß sein können, daß Überforderungen vermieden werden. Zumeist lassen sich die Testungen selbst vornehmen. In anderen Fällen ist die Befragung eines Arztes notwenig.

Was könnte geschehen, wenn wir uns – vielleicht mit zuviel Ehrgeiz – zwingen würden, ein vorgenommenes Programm unbedingt durchzuhalten? Ein schlecht durchbluteter Herzmuskel könnte unter der erzwungenen Mehrleistung in gefährliche Durchblutungsnot geraten. Ähnlich könnte bei einem einengenden Gefäßleiden der Beinarterien die Leistungsgrenze der minder durchbluteten Muskeln überzogen werden, so daß es zu Gewebsschädigungen aus Sauerstoffmangel kommt.

Es gibt eine Vielzahl von gesundheitlichen Störungen und Krankheiten, die durch ein Training gut gebessert werden, jedoch auch solche, die zunächst oder auch andauernd einer funktionsschonenden Entlastung bedürfen. Dies gilt für alle Entzündungen an Herz, Lungen und an inneren Organen, schwere Herzrhythmusstörungen und Angina pectoris-Formen. Bei Hochdruckkranken und stark Übergewichtigen ist zu prüfen, wie weit das hier andauernd überlastete Herz-Kreislaufsystem durch ein Ausdauertraining beansprucht werden kann. Leichtere Formen von Hochdruck pflegen gut auf das Training anzusprechen. Nach überstandenem Herzinfarkt ist der Zeitpunkt eines möglichen Trainingsbeginns zu prüfen. Nach der – individuell bemessenen – Übergangszeit, dies ist in der Regel nach der Krankenhausentlassung, kann unter ärztlicher Kontrolle mit dem Training begonnen werden. Schließlich stellt sich – auch bei organisch Gesunden – die Frage nach der Altersabhängigkeit des Trainings. Verständlicherweise ist die Aussicht auf einen Leistungszuwachs in hohem Alter geringer als in mittleren oder jüngeren Jahren.

Das Ausmaß des Erfolges wird dem Trainierenden am besten – und in vielen Fällen nur – aus der Selbsterfahrung deutlich werden. Nach 8 Wochen pflegt die Leistungsfähigkeit spürbar angehoben, nach weiteren 8 Wochen der den Anlagen und dem Alter entsprechende Leistungsstand erreicht zu sein.

K. H. Cooper hat ein wissenschaftlich sorgfältig begründetes Programm für den Leistungstest und die Trainingsdosierung erarbeitet, dem wir hier folgen wollen. Die Maßstäbe für den Leistungstest sind dabei der Sauerstoffverbrauch bei den einzelnen Übungen und das zum Erreichen eines ausreichenden Trainingseffektes erforderliche Ansteigen der Pulszahl auf 150 Schläge in der Minute. Dies alles wurde eingearbeitet in ein übersichtliches Punktsystem, das eine rasche Selbstorientierung gestattet.

Der Test zur Feststellung der Leistungsfähigkeit besteht in einem 12-Minuten-Lauf (s. S. 34).

Aus der in den 12 min zurückgelegten Strecke ergibt sich die Einordnung in Leistungsgruppen. Hieraus leiten sich die Bedingungen für das beabsichtigte Training ab. Zugleich kann uns das Ergebnis zeigen, ob wir des Ausdauertrainings bedürfen.

In den Industrieländern zeigen heute etwa 80% der Menschen einen Stand der Dauerleistungsfähigkeit, der den Gruppen I bis III (sehr schlecht bis mäßig) entspricht. Wenn aus äußeren Gründen oder wegen körperlicher Behinderung irgendwelcher Art die geschilderte Leistungsprüfung nicht möglich ist, sollte man

vorsichtig vorgehen und sich auf das sehr langsam gesteigerte Trainingsschema der Gruppe I einstellen. Der relativ anstrengende Leistungstest sollte nur durchgeführt werden, wenn Krankheiten ausgeschlossen werden können, welche die Leistungsfähigkeit stärker einschränken, oder die durch Überanstrengungen provoziert werden können. Gesunde können dem Test bis 35 Jahre, die in regelmäßiger Bewegung Stehenden darüber hinaus unbedenklich unterzogen werden.
Wer unter die Auszuschließenden fällt, beginnt das Training mit einer niedrigeren Belastungsstufe.
Das von Cooper erarbeitete Punktsystem beruht auf der Ermittlung des Sauerstoffverbrauchs bei bestimmten körperlichen Leistungen, die als Methode des Ausdauertrainings geeignet sind. Hierdurch lassen sich – wie mit einem Baukastensystem – individuell angepaßte Übungsprogramme gestalten.
Es ist das Ziel, durch das Training auf eine Leistung von 30 Punkten je Woche zu kommen und diesen Wert zur Erhaltung der erreichten Kondition beizubehalten.

Tab. 2 Übungsprogramm – Gruppe I
GEHEN

Woche	Entfernung (km)	Gehen	Zeitziel (Minuten)	Übungstage pro Woche	Punkte pro Woche
1.	1,6	Gehen	15:00	5	5
2.	1,6	Gehen	14:00	5	10
3.	1,6	Gehen	13:45	5	10
4.	2,4	Gehen	21:30	5	15
5.	2,4	Gehen	21:00	5	15
6.	2,4	Gehen	20:30	5	15
7.	3,2	Gehen	28:00	5	20
8.	3,2	Gehen	27:45	5	20
9.	3,2	Gehen	27:30	5	20
10.	3,2	Gehen	27:30	3	
	und				22
	4,0	Gehen	35:30	2	
11.	3,2	Gehen	27:30	3	
	und				22
	4,0	Gehen	35:00	2	
12.	4,0	Gehen	34:30	4	
	und				26
	4,8	Gehen	41:30	1	
13.	4,0	Gehen	33:15	3	
	und				27
	4,8	Gehen	42:00	2	
14.	4,0	Gehen	33:00	3	
	und				27
	4,8	Gehen	41:30	2	
15.	4,8	Gehen	42:00	5	30
16.	6,4	Gehen	56:00	4	32

Tab. 3 Übungsprogramm – Gruppe I
LAUFEN

Woche	Entfernung (km)	Gehen/Laufen	Zeitziel (Minuten)	Übungstage pro Woche	Punkte pro Woche
1.	1,6	Gehen	13:30	5	10
2.	1,6	Gehen	13:00	5	10
3.	1,6	Gehen	12:45	5	10
4.	1,6	Gehen/Laufen	11:45	5	15
5.	1,6	Gehen/Laufen	11:00	5	15
6.	1,6	Gehen/Laufen	10:30	5	15
7.	1,6	Laufen	9:45	5	20
8.	1,6	Laufen	9:30	5	20
9.	1,6	Laufen	9:15	5	20
10.	1,6	Laufen	9:00	3	21
	und				
	2,4	Laufen	16:00	2	
11.	1,6	Laufen	8:45	3	
	und				21
	2,4	Laufen	15:00	2	
12.	1,6	Laufen	8:30	3	
	und				24
	2,4	Laufen	14:00	2	
13.	1,6	Laufen	8:15	3	
	und				24
	2,4	Laufen	13:30	2	
14.	1,6	Laufen	7:55	3	
	und				27
	2,4	Laufen	13:00	2	
15.	1,6	Laufen	7:45	2	
	und				
	2,4	Laufen	12:30	2	30
	und				
	3,2	Laufen	18:00	1	
16.	2,4	Laufen	11:55	2	
	und				31
	3,2	Laufen	17:00	2	

Als Beispiel für solchen Übungsaufbau bei einer „sehr schlechten" Ausgangssituation der Leistungsgruppe I (s. o.) geben die Tabellen 2–4 Zeitwerte und die sich ergebende Punktzahl wieder. Es wurden die Übungsarten Gehen, Laufen und Radfahren ausgewählt. Durch Austausch der Übungsarten und der aufgewendeten Zeiten läßt sich das Programm variieren. Entscheidend für den Erfolg ist jeweils das Erreichen der Punktzahl 30 je Woche und die Verteilung der Übungszeiten auf 4 oder 5 Tage in der Woche.
Das hier abgekürzt dargestellte Übungsschema gestattet viele Abwandlungen durch den Einbau anderer Bewegungsarten aus Sport und Spiel. Besonders sinnvoll ist es zu überdenken, ob es nicht möglich ist, täglich auf dem Wege zur Arbeit

Tab. 4 Übungsprogramm – Gruppe I
RADFAHREN

Woche	Entfernung (km)	Radfahren	Zeitziel (Minuten)	Übungstage pro Woche	Punkte pro Woche
1.	3,2	Radfahren	10:00	5	5
2.	3,2	Radfahren	9:00	5	5
3.	3,2	Radfahren	7:45	5	10
4.	4,8	Radfahren	11:50	5	15
5.	4,8	Radfahren	11:00	5	15
6.	4,8	Radfahren	10:30	5	15
7.	6,4	Radfahren	15:45	5	20
8.	6,4	Radfahren	15:30	5	20
9.	6,4	Radfahren	14:30	5	20
10.	6,4	Radfahren	14:00	4	
	und				21
	8,0	Radfahren	18:30	1	
11.	6,4	Radfahren	14:00	3	
	und				22
	8,0	Radfahren	18:00	2	
12.	6,4	Radfahren	13,45	3	
	und				24
	9,6	Radfahren	23:30	2	
13.	6,4	Radfahren	13:30	3	
	und				24
	9,6	Radfahren	23:00	2	
14.	8,0	Radfahren	17:00	3	
	und				27
	9,6	Radfahren	22:00	2	
15.	9,6	Radfahren	21:00	5	30
16.	12,8	Radfahren	28:30	4	32

oder/und nach Hause einige „Punkte“ abzuleisten. Dies zur festen Gewohnheit gemacht, gibt die sicherste Gewähr für regelmäßiges Erreichen des erforderlichen Bewegungsmaßes. Zudem kann der Abbau vegetativer Spannungen auf dem Wege zum oder vom Arbeitsplatz eine wichtige Lebenshilfe sein.
Für alle, die – aus welchem Grund auch immer – nur in der Wohnung trainieren können, seien die Daten des Auf-der-Stelle-Laufens gegeben (Tab. 5).
Das Ausdauertraining in der Rekonvaleszenz nach Herzinfarkt, einer Leistungsschwäche des Herz-Kreislaufsystems oder nach anderen schwächenden Krankheiten erfordert ein vorsichtigeres Vorgehen als bisher geschildert. Wenn aus ärztlicher Sicht keine Bedenken gegen die Aufnahme des Trainings bestehen, beginnt man mit einer Gehstrecke von 1,6 km in 20 min und steigert in Abständen von 14 Tagen Strecke und Tempo in kleinen Stufen, bis man nach 30 Wochen mit einer Leistung von etwa 5 km in 42 min die Punktzahl 30 erreicht hat. Gehen ist hier als Übungsart in erster Linie zu empfehlen.
Für den Aufbau einer besseren Herz-Kreislaufleistung ist das Ausdauertraining in dieser Phase eines Krankheitsablaufes oft unersetzlich.

Tab. 5

	Dauer (Minuten)	Schritte pro Minute	Übungs-häufigkeit pro Woche	Punkte pro Woche
Laufen auf der Stelle	10:00 morgens und 10:00 nachmitt.	70–80 70–80	5	30
	oder 15:00	70–80	7	30
	oder 15:00	80–90	5	30
	oder 20:00	80–90	4	32

Welches sind die dringend zu beachtenden Zeichen einer Überforderung beim Bewegungstraining? In erster Linie sind ein Unregelmäßigwerden des Herzschlages und das Auftreten von Schmerzen im Sinne des Brustkrampfes (Angina pectoris) unter der Belastung zu nennen.
Diese auf Überforderung des Herzens deutenden Zeichen zwingen zum Abbrechen der Übung und zum Überprüfen der Leistungsgrenzen. Weniger schwerwiegend sind nach dem Lauf auftretende Schwierigkeiten des Kreislaufs zu bewerten: Blutdruckabfall, Schwäche infolge Störung der Blutverteilung. Diese Erscheinungen pflegen sich jeweils bald zu verlieren.
Beschwerden an Muskeln und Sehnen sind als vorübergehende Zeichen auf dem Wege einer Anpassung zu sehen, die sich im Laufe des Trainings bald zu verlieren pflegen.

Intervalltraining für Durchblutungsgestörte

Der Begriff des Intervalltrainings wird hier einschränkend verstanden als Übungsart bei Krankheiten des Gefäßsystems an den Gliedmaßen, insbesondere den Beinen.
Die zur Einengung der Arterien führenden Krankheiten schränken die Leistungsfähigkeit der Muskeln ein und gefährden in schwereren Fällen die Ernährung der Gewebe auch im Ruhestand. Das typische Zeichen des Leidens ist der bei einer bestimmten Arbeitsbelastung der Muskeln auftretende dumpfe Schmerz, ein Symptom, das die aufgetretene Sauerstoffnot des Muskels anzeigt. Die Beschwerde pflegt beim Stehenbleiben, also in der Muskelruhe, zu verschwinden. Zumeist läßt sich recht exakt feststellen, wann dieser kritische Belastungsgrad beginnt, indem man bei einem bestimmten Tempo gehend, feststellt, nach welcher Strecke sich der Schmerz einstellt.
Sinn des „Intervalltrainings“ ist es, durch eine Gehleistung die Tätigkeit des

Herz-Kreislaufsystems und der Atmung anzuregen und dadurch die Kapazität der Sauerstoffversorgung des ganzen Körpers anzuheben. Man bleibt bei dieser anregenden Gehleistung aber bewußt unter der kritischen Gehstrecke, die durch den auftretenden Schmerz gekennzeichnet ist. In der Regel werden ⅔ dieser Strecke als Übungsmaß genommen. Durch das Einschalten einer Gehpause kommt der vermehrt zirkulierende Sauerstoff, der jetzt nicht für Muskelarbeit benötigt wird, dem unterversorgten Gewebe zugute. Die Übung wirkt so regenerationsfördernd. Daneben werden durch die wohldosierten durchblutungsfördernden Impulse Anregungen gegeben zur Entwicklung von Umgehungsblutbahnen in der Region des Gefäßverschlusses.

Man geht also praktisch so vor, daß man zunächst die individuelle schmerzfreie Gehstrecke ermittelt und dann unter strengem Einhalten der Regel ⅔ dieser Strecke als Übungsmaß nimmt. Nach dieser Strecke 1–2 min sitzend oder im Stehen ruhen, dann erneut die gleiche Strecke gehen. In solchen Etappen wird eine individuell zu bemessende Zeit lang geübt.

Ein praktisches Beispiel:

Bei einem Gehtempo von 100 Schritten in der Minute trat der Beinschmerz nach einer Strecke von 150 m auf. Die Gehstrecken des Intervalltrainings werden auf 100 m festgelegt. Unter Einschalten von 2minütigen Ruhepausen wird 15 min geübt. Die Gesamtübungsdauer wird in Stufen gesteigert. Nach einigen Wochen Überprüfung der schmerzfreien Gehstrecke. Wenn – wie zu erwarten – eine Ausweitung erfolgt ist, wird die Übungsstrecke dem entsprechend neu bestimmt.

In ähnlicher Weise läßt sich das Prinzip des Intervalltrainings auf andere Übungsarbeiten übertragen: Standfahrrad, Laufband, auf der Stelle laufend, Treppen steigen. Wichtig ist auch hier, immer unterhalb der Schmerzen verursachenden Leistungsgrenzen zu bleiben.

Formen der Bewegungsübung

Es ist oft nützlich, Bewegungsübungen, Sportarten und Spiele nach den ihnen eigenen Wirkungen individuell auszuwählen. Bestimmend hierfür können gesundheitliche oder Altersgesichtspunkte aber auch Fragen der Persönlichkeitsstruktur sein.

Beim Ausdauertraining sahen wir das Schwergewicht in der Leistungssteigerung des Energiestoffwechsels und deren Voraussetzungen seitens des Kreislaufs und der Atemorgane. Beim Intervalltraining war es vor allem die Unterstützung unter Sauerstoffmangel leidender Teile des Körpers durch das Prinzip sorgsam bemessener, kurzdauernder Impulsgebung für das Herz-Kreislaufsystem.

Andere Formen körperlichen Übens können dazu dienen, die Anmut und/oder den Ausdrucksgehalt der Bewegungen zu erhöhen. Sie dienen somit der Persönlichkeitsentwicklung und haben oft auch einen Platz im Rahmen einer Psychotherapie. Formen der tänzerischen und Ausdrucksgymnastik sind der hier bevorzugte Weg.

Das Schulen des Bewegungssinnes kann – für sich genommen – eine sinnvolle Aufgabe sein, wenn die Fähigkeit unterentwickelt ist, Muskelspannungen, Körperhaltungen und Bewegungsabläufe richtig zu empfinden. Oft ist das hier in Frage kommende Üben aber auch Voraussetzung für den Erfolg ganz anderer Bewegungsübungen, z. B. zum Überwinden eines körperlichen Haltungsverfalls.

Andere Bewegungsübungen sind darauf gerichtet, den eingeschränkten Bewegungsumfang von Gelenken wieder auszuweiten. Rheumatische Gelenkleiden, Unfallfolgen oder Aktivitätsverlust bei längerem Krankenlager geben vor allem Anlaß für diese Art zu üben. Da eine Fülle von Schäden an den Muskeln, Sehnen, Gelenkkapseln und Knorpeln die Beweglichkeit der Gelenke beeinträchtigen können, sind diese mobilisierenden Übungen auch wichtig, um die Beweglichkeit im Alter zu erhalten.
Eine weitere Zielsetzung von Bewegungsübungen kann die Erhöhung der Reaktionsgeschwindigkeit sein. Das Heben des Selbstgefühls, im besonderen Fall wohl auch der Selbstverteidigung, können damit gewonnen werden.
Im Folgenden seien zwei Übungsaufgaben herausgegriffen: Das Muskelkrafttraining und die Geschicklichkeitsübungen.

Muskelkrafttraining

Die Funktionsschwäche einzelner Muskelgruppen oder der Muskulatur insgesamt kann mancherlei Ursachen haben.
Bei einer die Bewegungsorgane insgesamt betreffenden Leistungsschwäche ist daran zu denken, daß die tägliche Beanspruchung unter dem Übungsmaß liegt, das zur vollen Entwicklung von der Natur mitgegebener Anlagen nötig ist. Die zur Abhilfe erforderliche Lebensweise liegt auf der Hand: Mehr Bewegung im täglichen Leben, den Anstrengungen des Alltags, z. B. Treppensteigen, nicht ausweichen, sondern sie als willkommene Trainingsgelegenheit nutzen, vielleicht, indem man 2 Treppenstufen auf einmal nimmt und versucht, möglichst rasch nach oben zu kommen. 2–3mal in der Woche eine Sportstunde mit vielseitiger Beanspruchung des ganzen Körpers. Der Urlaub ist mit Wanderungen, Bergsteigen und Schwimmen so zu gestalten, daß er die Kondition der Bewegungsorgane deutlich verbessert.
Die Schwäche einzelner Muskeln oder Muskelgruppen ist oft verhaltensbedingt, sie kann zumeist nur mit Hilfe einer sorgfältigen klinischen Funktionsprüfung ermittelt werden. Hier sei nur auf den zur Selbstprüfung von Kraus und Weber empfohlenen Test hingewiesen (Abb. 12).
Die Abschwächung einzelner Muskeln kann unmittelbar störend empfunden werden durch Kraftlosigkeit oder vorzeitige Erschöpfung bei bestimmten Bewegungen. Lästiger sind oft in der Folge sich einstellende Beschwerden, die aus dem Mißverhältnis zwischen den abgeschwächten Muskeln und ihren funktionellen Gegenspielern entstehen. Namentlich bei Haltemuskeln im Nacken-Schulter-Rückenbereich können hieraus Unausgeglichenheiten der Körperhaltung und lästige Wirbelsäulenbeschwerden entstehen. Schwäche der Nackenmuskeln führt oft schon im Kindesalter bei angestrengtem Schreiben und Lesen zum Kopfschmerz. Eine wichtige Ursache des „Schulkopfschmerzes" ist die Überbeanspruchung bindegewebiger Strukturen des Halteapparates der Wirbelsäule. Die Wirbel ruhen hier nicht in einer kräftigen und wohltonisierten Muskulatur, sondern „hängen" in ihrem Bandapparat. Aus dem harmonischen Zusammenspiel der jeweils tätigen Muskelgruppen und ihrer Gegenspieler treten die Bauchmuskeln be-

sonders hervor. Funktionell versagende Bauchmuskeln haben ungünstige Auswirkungen auf die Funktionsmöglichkeiten des Zwerchfells. Beeinträchtigung der Atemfunktion ist die Folge. Zugleich wirken sich die Gegenspielerfunktionen zu den Haltemuskeln des Rumpfes ungünstig auf die Körperhaltung aus. Das Überwinden eines Hohlrückens gelingt zumeist erst über die Kräftigung zu schwacher Bauchmuskeln.
Der Weg zum Kraftzuwachs eines Muskels führt über kräftiges Anspannen seiner Fasern. Es braucht dabei nicht zu deutlich sichtbaren Verkürzungen der Muskeln, also zu Bewegungen der übenden Teile zu kommen. Einfaches Muskelanspannen, das „isometrische Üben", ist ein bevorzugtes Vorgehen beim Muskelkrafttraining. Ein Vorzug dieser Übungsart ist es, daß sie auch bei unbeweglichen Gelenken vorgenommen werden kann, also bei strenger Fixierung im Bett bzw. bei schonungsbedürftigen Gelenken.
Die erforderliche Intensität der Übungen hinsichtlich Spannungsaufwand, Dauer und Häufigkeit des Übens wurde in langen Reihen sorgfältig untersucht. Um die erwünschte Kraftzunahme zu erreichen, muß die eingesetzte Muskelanspannung mindestens 50% der jeweils höchstmöglichen Muskelspannung betragen. Spannungsübungen, die darunter liegen, bleiben ohne den Erfolg einer Kraftzunahme. Die Muskelanspannung braucht jedoch nur jeweils wenige Sekunden anzudauern. In dieser Art 2mal am Tage durchgeführtes Üben kann die Kraft einer Muskelgruppe innerhalb einer Woche um 4% steigern.
Die Übungen für gezieltes Muskeltraining können zum größten Teil ohne Geräte

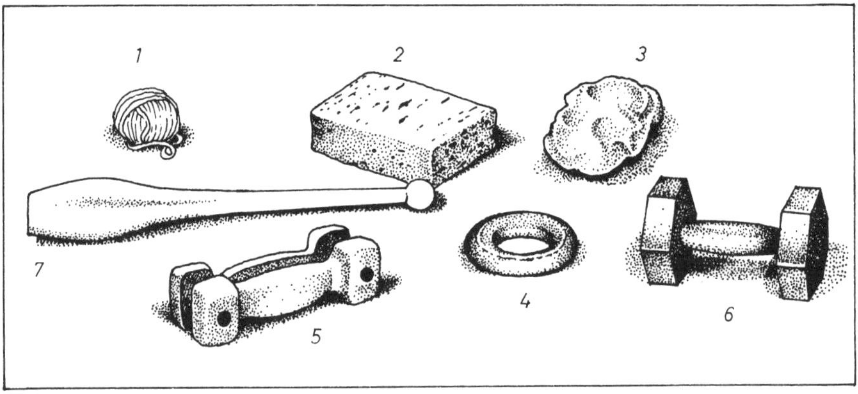

Abb. 56 Hilfsmittel zum Muskelkrafttraining und Üben versteifender Gelenke für unterschiedliche Belastungsgrade.

1 Wollknäuel für Knetübungen bei rheumatischen Behinderungen der Fingergelenke und für leichte Muskelübungen bei langdauerndem Krankenlager. Statt dessen auch elastischer Schaumgummiball verwendbar.
2 Schwamm für Knetübungen, gegebenenfalls im warmen Unterarmbad.
3 Knetbare Plastemasse (oder Ton) für Knetübungen.
4 Gummiring zum intensiv kräftigenden Üben der Hand- und Unterarmmuskeln.
5 Übungsgerät mit Stahlfedern für intensiveres Kräftigen der Fingerbeuger (Ausführung in Holz oder Stahl, je nach Belastbarkeit).
6 Stahlhanteln unterschiedlichen Gewichts zum kräftigenden Üben von Arm- und Schultermuskeln.
7 Holzkeule für Übungen, insbesondere der Hand- und Schultergelenke; (statt dessen auch entsprechend geformte Flaschen, die leer oder gefüllt den individuellen Belastungserfordernissen angepaßt verwendet werden).

durchgeführt werden. Die Abbildung 56 zeigt einige einfache Hilfsmittel, vorwiegend zum Üben der Hand- und Armmuskeln.

Zehn Übungen zur Kräftigung wichtiger Muskelgruppen:

1. Hand- und Fingermuskeln.
   Durchzuführen im Stehen, Liegen oder Sitzen:
   Sehr kräftiger Faustschluß für 5–10 s.
   Langsames Lösen der Spannung, Hand ganz öffnen.
   Finger sehr kräftig überstrecken.
   Erneut Faustschluß.
   10mal wiederholen.
   Bei Verwenden der in der Abbildung 56 wiedergegebenen Hilfsmittel kann durch knetendes Bewegen während der Spannung die Zahl der beteiligten Handmuskeln erhöht werden. Bei schmerzenden oder versteifenden Gelenkerkrankungen Ausführung der Übung im warmen Unterarmbad.
2. Spannungsübung der Arm- und Brustmuskeln (Abb. 57a u. b).
   Ausgangsstellung mit Blick auf eine Wand einen knappen Schritt davor stehend. Die nach vorn gestreckten Arme stützen sich mit nach innen gerichteten Händen an die Wand.
   Langsam nach vorn beugen, wobei ein starker Druck von den Füßen ausgehend zur Wand hin gegeben wird.
   Die angewinkelten Arme geben starke Gegenspannung.
   Die Spannung der Beine und Arme wird 10 s lang gehalten. Langsames Strekken der Arme.
   Übung 5mal wiederholen.

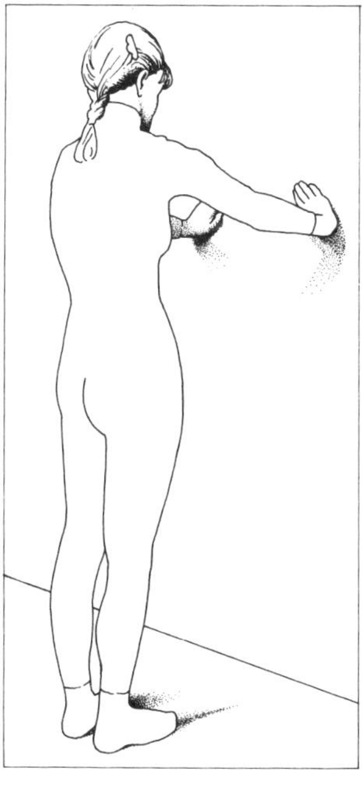

Abb. 57a

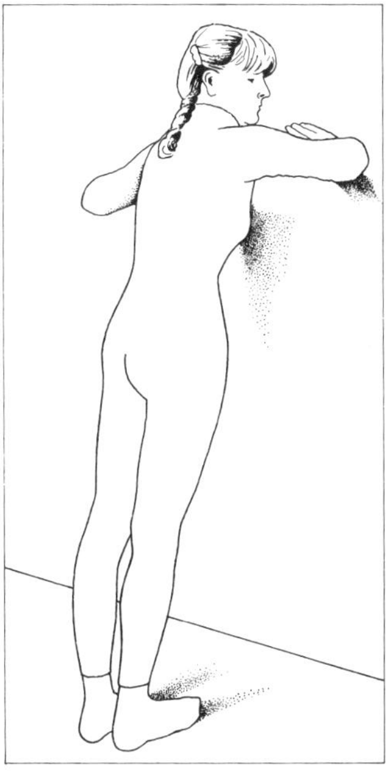

Abb. 57b

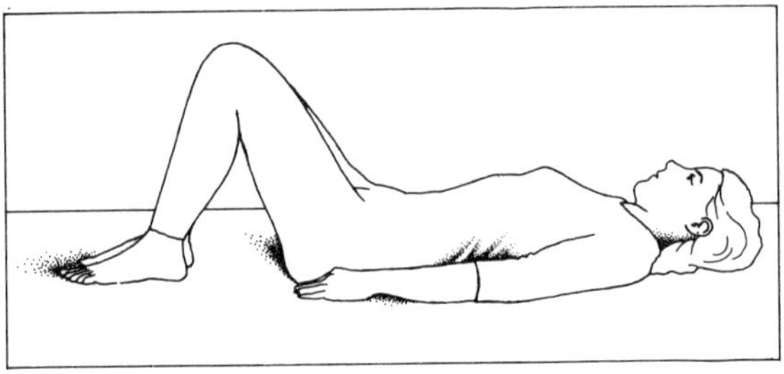

Abb. 58a

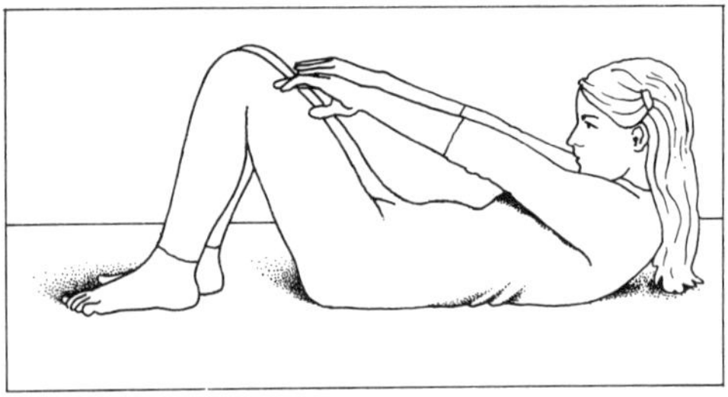

Abb. 58b

Mit gleicher Zielsetzung kann das „Elastik"- oder „Bali"-Gerät verwendet werden.

3. Armmuskeln. Liegestützübung. In Bauchlage werden die Arme angewinkelt, die Handflächen auf den Boden gestützt. Strecken der Arme bei gerade gehaltenem Körper.
   Die Zahl der Übungen wird mit dem eintretenden Kraftzuwachs gesteigert.
4. Bauchmuskeln (Abb. 58a und b).
   Ausgangslage mit aufgestellten Beinen. Die Fußsohlen bleiben während der ganzen Übung fest auf dem Boden.
   Aufrichten mit nach vorn gestreckten Armen bis zur Sitzhaltung, weiterführen der Vorbeuge bis zu den Oberschenkeln. Langsam wieder zurück zur Ausgangslage.
   5mal wiederholen, bei fortgeschrittenem Training häufiger. Der Anstren-

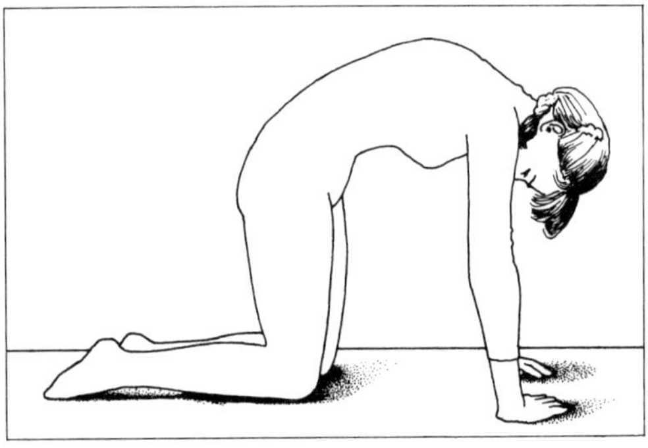

Abb. 59

gungsgrad kann durch Hochhalte der Arme über den Kopf gesteigert werden.

5. Bauch- und Einatemmuskeln (Abb. 59).
   Knieen im Vierfüßlerstand, wobei das Gewicht vorwiegend auf die Hände verlagert wird. Tief ein-, dann völlig ausatmen.
   Bei angehaltenem Atem den Bauch maximal einziehen, zugleich kräftiges Spannen der Hals- und Brustmuskeln bei energischem Einatemimpuls, ohne jedoch Luft einströmen zu lassen.
   Spannung für 1–2 s halten, dann plötzlich die Spannung lösen und die Atemwege wieder freigeben.
   Nach tiefem Ein- und Ausatmen Wiederholung, zunächst 5mal, nach längerem Training öfter.
   Abschließend einige ausgleichende Atemzüge.
6. Beckenbodenmuskeln. Die Übung kräftigt die Muskeln am Beckenausgang bei Neigung zu Eingeweidesenkung und funktioneller Schwäche von Blase und Mastdarm.
   Ausgangslage: Auf dem Rücken liegend, Hände seitlich abgelegt.
   Tief ein- und ausatmen.
   In Ausatemstellung bei angehaltenem Atem kräftiges Zusammenziehen der Gesäßbacken, Einziehen der Aftergegend sowie der Bauchmuskeln. 3 s lang Spannung halten.
   Nach einigen ausgleichenden Atemzügen Übung 5mal wiederholen. Bei aktuellen Beschwerden 3mal am Tage üben.
7. Nacken- und Halsmuskeln (Abb. 60).

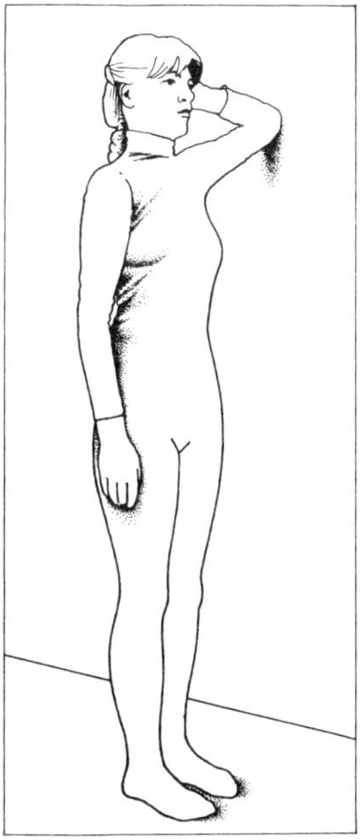

Abb. 60

Ausgangshaltung im Stehen. Spannungsübung der Nackenstrecker:
Arme angewinkelt, die Hände liegen mit verschränkten Fingern am Hinterkopf und geben kräftig Widerstand.
Durch gleichzeitiges kräftiges Spannen suchen die Nackenmuskeln den Kopf nach hinten, die gebeugten Arme nach vorn zu drücken. Die Spannung wird 10 s gehalten.
Nach Lockerlassen erneut Anspannen. Übung 5mal wiederholen.
Durch Variieren der Spannung in der Schrägen nach rechts und links hinten vergrößert sich die Zahl der beanspruchten Muskelgruppen. Nach Beenden der Spannungsübungen lockerndes Beugen des Kopfes nach hinten und nach vorn sowie einige kreisende Bewegungen unter voller Nutzung des Bewegungsspielraums.
Seitbeuger: Ausgangsstellung im Stehen oder Sitzen.
Der Kopf wird von der geöffneten Hand abgestützt. Der Ellenbogen sucht Widerhalt an einer Wand bzw. an einer Tischplatte.
Kräftiger Druck gegen die Hand für 10 s.
5mal wiederholen.
Danach einige lockernde Beugebewegungen des Kopfes nach beiden Seiten.

8. Rückenstreckmuskeln (Abb. 61 a, b).
   Ausgangsstellung Bauchlage mit über den Kopf gestreckten Armen. Arme, Kopf, Brust und Beine werden zugleich, soweit wie möglich vom Boden abgehoben.
   Rückenspannung solange wie möglich halten.
   Wenn es zunächst nicht gelingt, den Oberkörper bzw. die Beine stärker vom Boden abzuheben, soll doch die Spannung gehalten werden.
   Wer bei der Übung große Mühe hat und sehr schlank ist, kann ein Kissen unter den Bauch legen.
9. Hüftbeuger und Bauchmuskeln (Abb. 62).
   Rückenlage. Arme liegen seitlich am Körper mit den Handflächen zum Boden. Beine gestreckt langsam anheben bis die Fersen 20 cm über dem Boden sind.
   Einige Sekunden so verweilen.

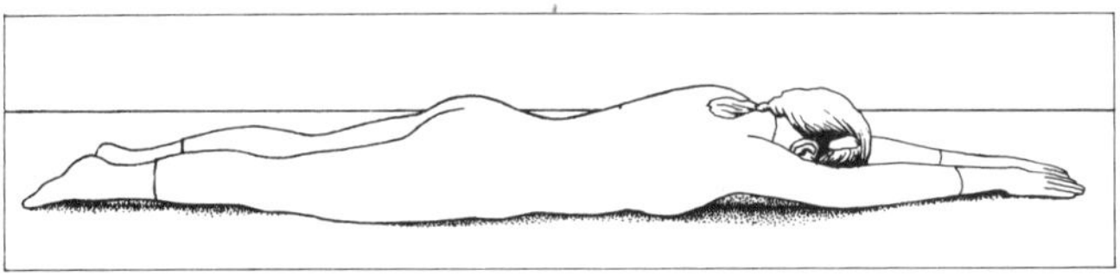
Abb. 61a

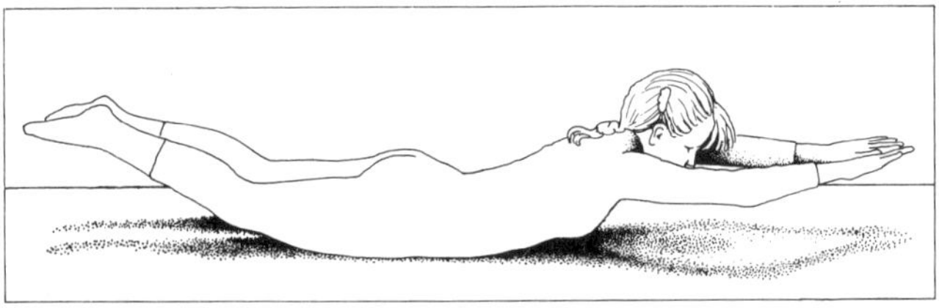
Abb. 61b

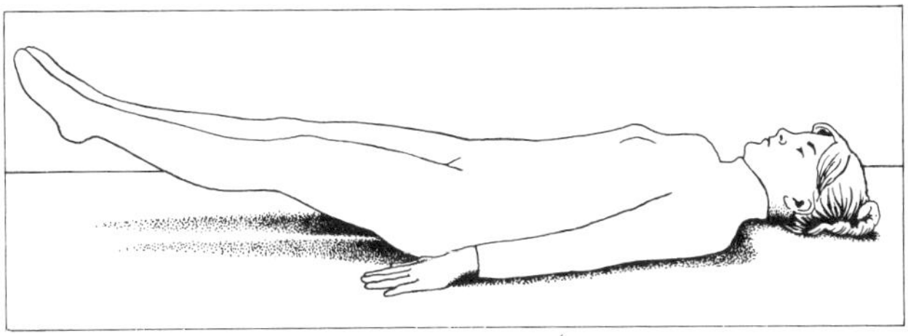

Abb. 62

Danach Beine 20 cm weiter anheben, wiederum mehrere Sekunden verweilen. Beine senken.
2mal wiederholen.
Der Atem wird während der Übung nicht angehalten. Mit dem Kraftzuwachs im Laufe des Trainings Spannungszeiten verlängern.

10. Beinmuskeln. Kniebeugen. Ausgangsstellung stehend mit leicht nach außen gedrehten Füßen.
Knie beugen und strecken mit jeweils nach vorn geführten Armen. Bei Schwierigkeiten im Balancehalten leichtes Festhalten an einem Möbelstück.
Je nach Trainingszustand Übung 5–50mal wiederholen.

Geschicklichkeitsübungen.

Geschicklichkeit in der Bewegung läßt sich nicht zuletzt durch Charakterisieren des Gegenteils beschreiben, also nicht: unbeholfen, nicht verlangsamt, zögernd, unsicher, unkoordiniert, sich mit mehr Kraftaufwand bewegen als erforderlich.
Ungeschicklichkeit im Bewegungsverhalten ist teils von der Persönlichkeitsstruktur her, zum anderen vom Versäumen einer Entwicklung der Bewegungsfunktionen zu erklären. Oft ist sie jedoch Krankheitsfolge, sei es, daß die frühere Geschicklichkeit durch erzwungenen Übungsmangel verloren ging oder durch eine der zahlreichen Erkrankungen der Empfindungs- oder Bewegungsnerven.
Schon der Versuch, einem bei Belastung auftretendem Schmerz auszuweichen, kann das gesamte Bewegungsverhalten ungünstig beeinflussen. Doch auch das Versagen zentralnervöser Funktionen spielt eine beachtliche Rolle beim Leistungsabfall der Bewegungsorgane.
Bei der übenden Entwicklung einer höheren Geschicklichkeit der Bewegung sollte im einzelnen auf Folgendes geachtet werden: Koordination der an den einzelnen Bewegungen beteiligten Muskeln, wobei insbesondere das zeitgerechte Zusammenspiel der Muskelgruppen wichtig ist.
Bewegungsphysiologisch betrachtet besagt dies, daß nicht mehr Muskeln tätig werden, als für die Ausführung der Bewegung erforderlich und sich die funktionellen Gegenspieler der jeweils aktiven Muskeln rechtzeitig entspannen. Da uns diese Vorgänge kaum oder gar nicht bewußt sind, sollte man sich den Bewegungsablauf bei Menschen, die durch besondere Geschicklichkeit auffallen, einprägen

und immer wieder in diesem Sinne üben, bis schließlich die Bewegungen spürbar leichter werden.
Wie bei so vielen Übungsaufgaben ist es auch beim Geschicklichkeitstraining eine wichtige Voraussetzung, die Empfindungsfähigkeit für Muskelspannung, Bewegungsabläufe und Körperhaltung zu entwickeln. Speziell hierauf gerichtete Übungen sollten daher in das Programm eingefügt werden.
Ein drittes Anliegen ist die Förderung der Reaktionsgeschwindigkeit. Mit einem Partner zu üben ist hier besonders wirksam: Ballspiele, Fangübungen. Je nach körperlicher Belastbarkeit eignen sich Federball, Tischtennis, Pendelball, Tennis; aber auch Fechtübungen aller Art und nicht zuletzt Gruppentänze.
Es kommt im einzelnen darauf an, die Genauigkeit von Bewegungen zu steigern (z. B. durch Zielübungen), Bewegungen rasch abbremsen zu können und die Fähigkeit zu entwickeln, auf labile statische Bedingungen sinnvoll und rasch zu reagieren (Balanceübungen).
Da beim Reagieren vorwiegend zentrale Bereiche des Nervensystems angesprochen werden, ist es verständlich, daß Fortschritte in der Reaktionsgeschwindigkeit der Bewegungsorgane oft dem geistigen Gesamtverhalten zu gute kommen.
In den folgenden zehn Übungen wird jeweils eines der genannten Übungsprinzipien besonders verwirklicht. Bei den ersten 2 Übungen soll vor allem das Empfinden für Tonus und Haltung, das „Spüren" des eigenen Körpers und seiner Funktionen geschult werden.

1. Liegen auf dem Stab zur Schulung des Körperempfindens (Abb. 64). Erforderlich ist ein Holzstab von 80–120 cm Länge (Gymnastikstab oder Besenstiel).
   Entspannte Rückenlage auf einer Matte oder dem Teppich (Abb. 63). Wer Schwierigkeiten hat, ganz flach zu liegen, unterstützt den Kopf durch ein kleines Kissen.

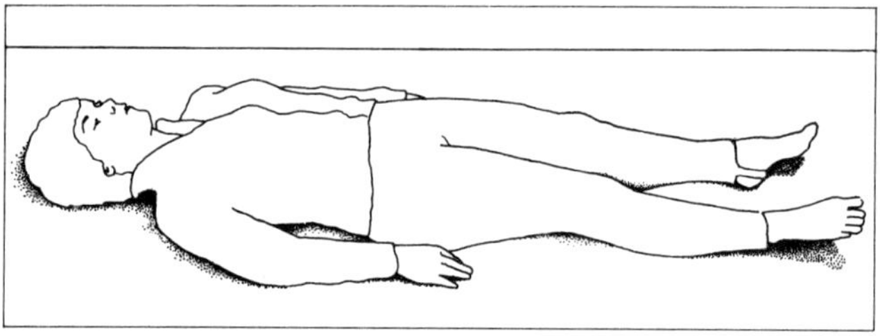
Abb. 63

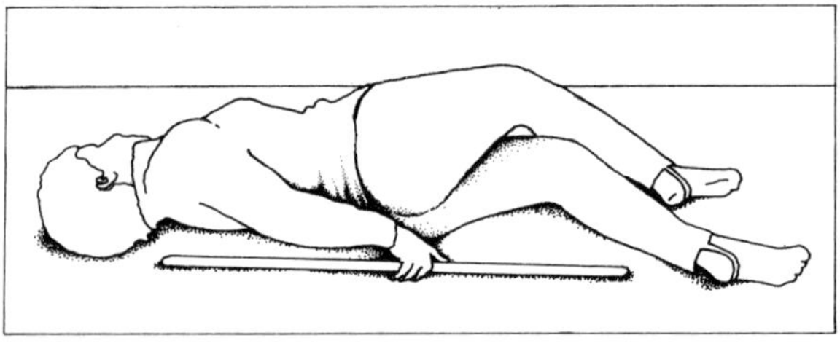
Abb. 64

Die Handflächen sind dem Boden zugewandt. Man durchwandert mit seiner Aufmerksamkeit den Körper vom Kopf bis zu den Füßen. Werden an irgendeiner Muskelgruppe unangenehme Spannungen gespürt, so gibt man wenige Male kleine Bewegungsimpulse in diese Muskeln, um dann wieder ganz zu entspannen.

Nachdem der Körper so spürend geprüft wurde, schiebt man den seitlich abgelegten Stab unter die Wirbelsäule, so daß er dicht neben den Dornfortsätzen liegt.

In dieser unangenehmen bis leicht schmerzhaften Lage beobachtet man erneut die – jetzt veränderten – Empfindungen namentlich an den Körperteilen, die dem Stab aufliegen. In der Regel verliert sich das anfangs vorhandene Druckgefühl.

Die Übung dauert 10 min oder länger.

2. Auf dem Kopf tragen (Abb. 65).

   In aufrechter Haltung wird ein leichter Gegenstand, etwa ein dünnes Buch, auf die Scheitelgegend des Kopfes gelegt. Man geht damit umher, ohne es mit den Händen festzuhalten.

   Das Buch wirkt als „Erinnerung“, sich gut aufzurichten und ruhig, ausgeglichen zu bewegen.

   Die Übung ist umso vollkommener, je ungezwungener die Bewegungen sind.

3. Zielübungen (Abb. 66).

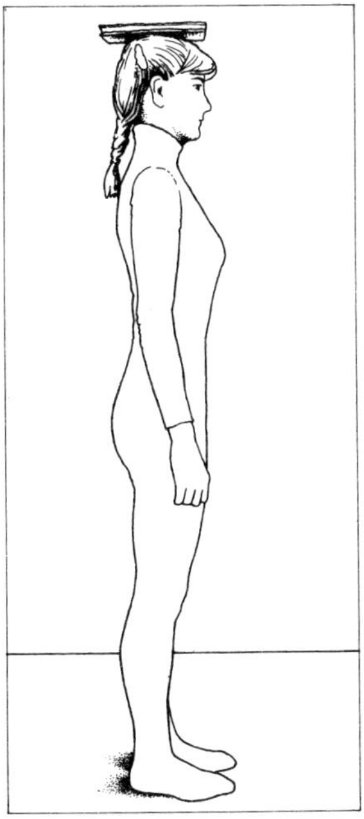

Abb. 65

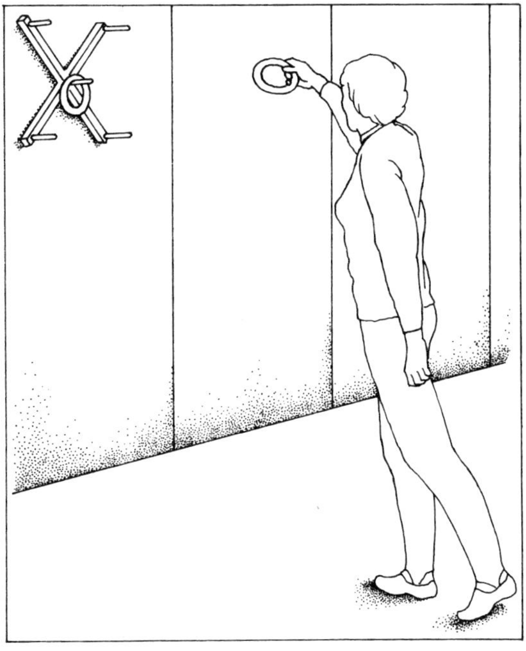

Abb. 66

Benötigt werden Gummi- bzw. Plasteringe und ein an die Wand zu hängendes Gerät mit waagerechten Stäben oder auch nur ein großer Nagel in der Wand bzw. in den Boden gesteckte Stäbe.
Der Ring wird gezielt auf die Stäbe geworfen. Mit größer werdender Entfernung kann der Schwierigkeitsgrad der Übung erhöht werden.
Mit Tennisbällen und einem bereitgestellten Gefäß lassen sich entsprechende Zielübungen improvisieren.

4. Gezieltes Gehen (Abb. 67).
   Auf einer Bahn, die durch ein ausgelegtes Band, einen Teppichrand oder eine gezeichnete Linie markiert wurde, geht man so, daß die markierende Linie mitten unter der Fußsohle verläuft.
5. Drehübungen aus dem Zehenstand (Abb. 68), eine Gleichgewichtsübung zur Verbesserung der Haltung und zum Geschmeidigmachen der Wirbelsäule.
   Ausgangsstellung mit leicht nach außen gedrehten Füßen. Man hebt sich langsam auf die Fußballen und streckt die Arme nach vorn. Die Handflächen sind nach innen gerichtet, die Daumen miteinander verhakt.
   Arme und Oberkörper werden langsam und so weit wie möglich nach links gedreht. In der Endstellung über etwa 2 Atemzüge verweilen, dann wieder nach vorn, darauf zur Gegenseite drehen.
   Die Übung wird 2mal wiederholt.

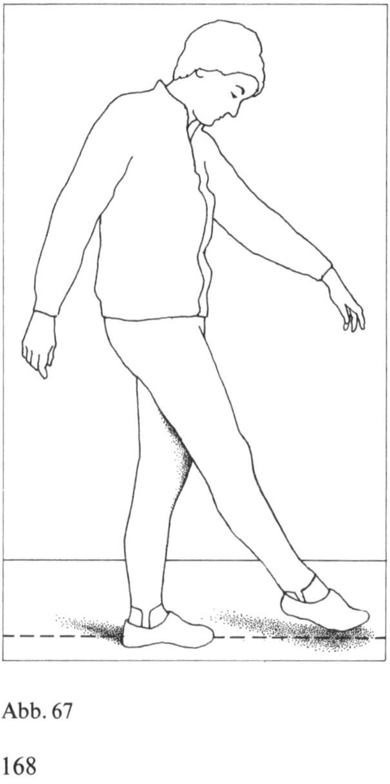

Abb. 67

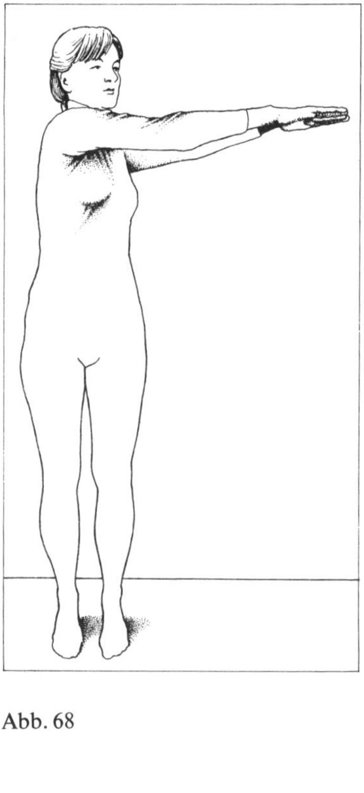

Abb. 68

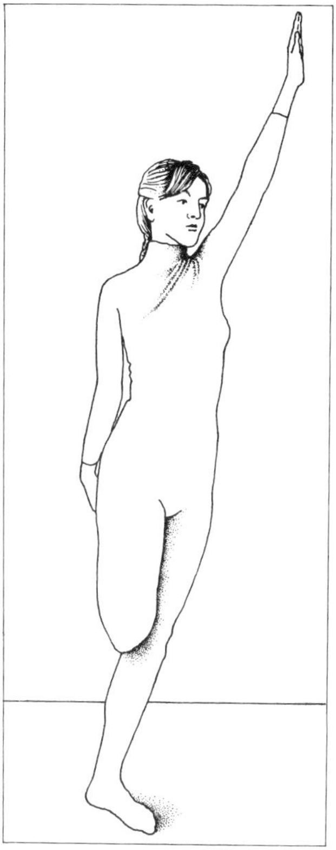

Abb. 69

6. Sich Strecken im Ein-Bein-Stand (Abb. 69).
   Aufrechte Ausgangsstellung mit geschlossenen Fersen, Füße leicht nach außen gedreht.
   Der linke Arm wird langsam gestreckt über den Kopf gehoben, das rechte Bein maximal angewinkelt, der Fuß von der rechten Hand gefaßt. Alle Muskeln der Vorderseite kräftig dehnend wird der Körper nach hinten gebeugt.
   Festes Fixieren eines Punktes mit den Augen erleichtert es, Balance zu halten.
   2mal durchatmen, darauf mit der Spannung nachlassen.
   Wiederholen der Übung auf der Gegenseite.
   3mal üben.
7. Dirigieren als Koordinationsübung.
   Die Übung fördert Leichtigkeit der Bewegung. Durch Hingabe an die Musik werden muskuläre Gegenspannungen, welche die Bewegungen „eckig" erscheinen lassen, abgebaut. Mit dieser Zielsetzung sind melodiöse und getragene Musikstücke geeignet z. B. Mozart, Corelli, zum großen Teil Bach aber auch viele andere. Natürlich ist eine umso günstigere Wirkung zu erwarten,

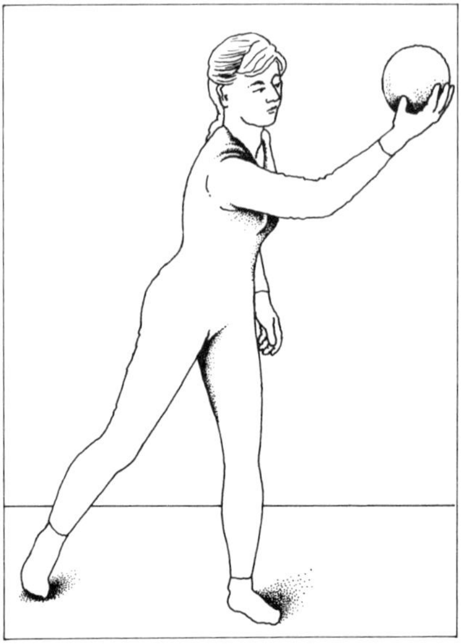

Abb. 70a

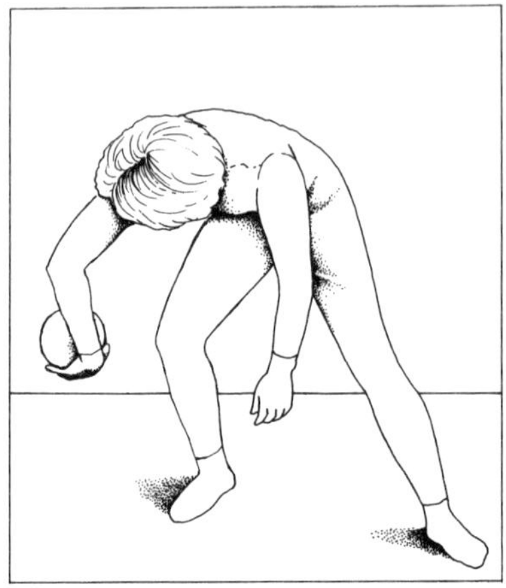

Abb. 70b

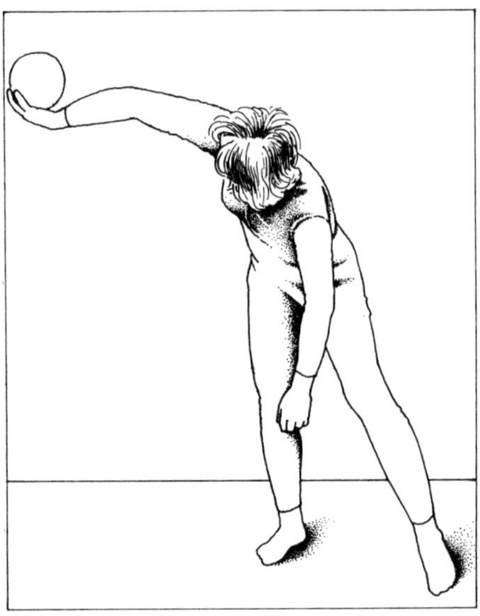

Abb. 70c

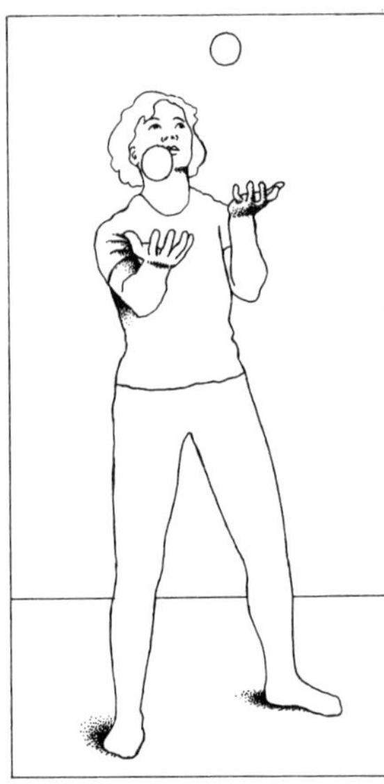

Abb. 71

jemehr der Übende eine ausgeprägte innere Beziehung zu der gewählten Musik hat.
Der Übende begleitet die mit dem Plattenspieler oder anderen elektronischen Medien wiedergegebene Musik mit dirigierenden Bewegungen. Dies kann ohne oder mit „Dirigentenstab“ geschehen.

8. Seilspringen. Erforderlich ist ein Sprungseil. Durch Hüpfen mit dem Sprungseil bei wechselnden Tempi wird die Koordination der Arm- und Beinbewegungen geübt.
9. Üben mit der Kugel oder dem Ball (Abb. 70a, b, c).
   Erforderlich sind eine Holzkugel (Krocketkugel) oder ein etwas größerer Ball.
   Mit frei gestalteten zügigen Spiral- und Schleifenbewegungen ist das Üben sehr geeignet, Harmonie der Bewegungsabläufe zu schulen.
10. Jonglieren mit 2 Tennisbällen (Abb. 71).

14. Entspannungshilfen

Mit den Begriffen Spannung und Entspannung wird versucht, die Funktionslage unseres Organismus in seiner Gesamtheit oder auch in einzelnen Teilen zu kennzeichnen. Vom ausgewogenen Wechsel dieses Tonus hängen das momentane Wohlgefühl und – in weiterer Sicht – der störungsfreie Ablauf zahlreicher Einzelfunktionen ab. Das Überwiegen der einen oder anderen Tonuslage gehört zu den häufigsten Gefährdungen des Wohlbefindens und der Gesundheit. Die Menschen unserer Zeit sind dabei mehr von einem übersteigerten und/oder in der zeitlichen Dauer unverträglichen Gespanntsein bedroht als vom Spannungsverlust. „Streß", „Verspannung", „Überspanntsein" oder „Sich-nicht-lösen-können", sind Begriffe, die in aller Munde sind.

Unverträgliches Gespanntsein ist freilich nicht nur unter dem Aspekt von Belastungen aus dem weitverbreiteten Lebensstil, sondern oft auch als individuelles Problem zu sehen, etwa als Folge einer nicht gelungenen Erlebnisverarbeitung. Sicher neigen manche Menschen auch anlagemäßig dazu, mehr als andere mit Verspanntsein zu reagieren.

Die weittragende Bedeutung des ausgewogenen Wechsels von Spannung und Entspannung wird deutlich, wenn wir diese Vorgänge mit der Leistungs- und Erholungsphase des Nervensystems gleichsetzen. Leistung bedeutet Verbrauch von Aktionssubstanzen, Entspannung dagegen Regeneration, Bereitstellung neuer Potentiale.

Die aus dem Überwiegen der Spannungsphase entstehenden Beschwerdebilder sind mannigfach. Sie verdeutlichen die alle Organe des Körpers verbindende Funktion des Nervensystems. Oft schleifen sich bestimmte Beschwerdekomplexe ein. Sie entstehen dann rascher und verfestigen sich oft. So antwortet der eine auf provozierende Erlebnisse mit „Spannungskopfschmerz", der andere mit Druckgefühl in der Herzgegend, während ein dritter den Magen oder die Gallenwege als das Resonanzorgan empfindet, auf die sich seine nervösen Spannungen richten. Aber auch die Skelettmuskeln, namentlich die vorwiegend der Körperhaltung dienenden Muskelgruppen an Nacken, Schulter und Rücken können beteiligt sein.

Die Vielfalt der Verspannungsfolgen macht es zugleich verständlich, daß man diesen Zuständen auf sehr unterschiedliche Weise begegnen kann. Ohne das Wissen um das Netzwerk des funktionssteuernden Nervensystems wäre eine Erklärung hierfür schwer möglich.

Die im Folgenden aufgeführten Hilfen für eine vegetative Entspannung sind z. T. von so allgemeiner Bedeutung, daß ihre Anwendung stets erwogen werden sollte.

Zum Teil sind sie nur dort am Platze, wo sie für den Einzelfall wichtige Ansatzpunkte schaffen.
Der Raum. Stille hilft entspannen. Manch einer empfindet die Notlösung, eindringende Geräusche durch Ohr-Schaumstoffpfropfen abzuschirmen als hilfreich.
Grelles Licht stört. Blaue Farben und ein gedämpftes Grün wirken beruhigend. Ein Ruhe ausstrahlendes Bild kann das Sich-Entspannen erleichtern, vor allem, wenn es individuell anspricht und vielleicht gute Erinnerungen wachruft.
Die Körperhaltung. Eine weitgehende Funktionsentlastung der Haltemuskulatur wirkt allgemein entspannend. Die meisten Menschen bevorzugen es, auf dem Rükken zu liegen. Andere mögen zeitweise eine nach vorn gebeugte Seitenlage mit angezogenen Beinen, ähnlich der Haltung des Embryo vorziehen. Die Unterlage soll nicht durchhängen, doch weich genug sein, um unangenehmen Auflagedruck zu vermeiden.
Unterkühlung im Ganzen oder an den Gliederspitzen ist der Entspannung abträglich. 1–2 Gummiwärmflaschen können gegebenenfalls eine wesentliche Hilfe sein. Eine leichte Wolldecke schafft eine gleichmäßige Umhüllungswärme und hält zugleich störende Empfindungsreize ab. Mancher empfindet ein Seidentuch über Stirn und Augen als Entspannungshilfe.
Zu den Hemmungen der Entspannung gehören Schmerzempfindungen in hartgespannten Muskelgruppen. Als Ursache kommen zahlreiche statische Überbeanspruchungen in Frage. So beim Autofahren, Maschineschreiben, Spielen eines Instruments und bei vielen anderen Tätigkeiten. Aber auch das psychisch bedingte Nicht-Loslassen-können spielt eine erhebliche Rolle.
Lösen sich die Spannungen nicht unter der entlastenden Lagerung und milder Wärme, so hilft oft das Impulsgeben mit nur ganz geringen Bewegungsausschlägen, gerade genug, um ein Bewegen des Muskels zu spüren. Ein aufmerksames Durchspielen der verspannten Muskeln mit jeweils nur 3–4 kleinen Bewegungsimpulsen gibt oft den Anstoß zum Lockerwerden.
Mit diesem Beachten- und Spürenlernen örtlicher Muskelverspannungen gewinnt man mehr als ein Lösen für den Augenblick. Die entwickelte Sensibilität für einen überhöhten Tonus der Muskeln ist zugleich die Voraussetzung für dessen Verhütung.
Die doppelläufigen Beziehungen zwischen Atmung und der vegetativen Spannungslage sind eine uralte Erfahrung. Wie der Kundige aus dem Ablauf der Atmung vieles über die seelische Verfassung seines Gegenüber ablesen kann, so eignet sich die Führung der Atmung, um das Gestimmtsein des Nervensystems zu harmonisieren. Eine Hilfe zum Selbstentspannen ist es für viele, auf den Ablauf ihrer Atembewegungen zu lauschen.
Der Versuch, einige Male herzhaft zu gähnen hilft oft, Fehlspannungen zu lösen. Dies gilt ganz besonders, wenn man ein kräftiges Räkeln damit verbindet.
Die Physiotherapie hat jedoch auch ganz anders geartete Verfahren anzubieten, um die überwertige Leistungsphase des Nervensystems zu beenden, also vor allem dem zu helfen, dem es schwer gelingt „abzuschalten“. Die Sauna hat hier besondere Bedeutung und wird von vielen genutzt, um auf angenehme und in vielfacher Sicht nützliche Weise zur Entspannung zu kommen. Die finnische Spruchweisheit: „In der Sauna verraucht der Zorn“, kennzeichnet wohl am deut-

lichsten die Erfahrung regelmäßiger Saunabesucher. Aber auch das am Abend durchgeführte ansteigende oder wechselwarme Unterschenkelbad bringt wohltuende Beruhigung nach einem erregenden Arbeitstag. Ein nach solchem Bad für 1–2 Stunden angelegter Leibwickel steigert die entspannende Wirkung.
Die Grenzen zwischen dem Sich-Selbst-Entspannen-Können und dem Notwendigwerden einer fachärztlich geführten Therapie sind fließend.
Durch eine psychotherapeutische Behandlung können neben anderen Lebensschwierigkeiten auch Probleme des Verspanntseins gelöst werden. Oft sind diese Verhaltensfehler tief verankert, so daß es nur über eine ärztlich geführte Behandlung gelingt, die verborgenen Zusammenhänge aufzudecken.
Als Zwischenstufe vor dem Weg einer analysierenden Psychotherapie können mehrere Methoden der Entspannungsbehandlung gesehen werden. Diese übenden Verfahren verfolgen das Ziel, Änderungen im Alltagsverhalten zu erreichen. Sie versuchen insbesondere, den Übenden dahin zu führen, mit innerer Gelassenheit tätig zu sein, ohne sich den Gefahren überhöhter Spannungen auszusetzen. Über die nur durch persönliche Einführung seitens eines erfahrenen Lehrers zu vermittelnden Verfahren (z. B. die Methode des Autogenen Trainings von J. H. Schultz) soll hier nicht berichtet werden.
Die neuere Entwicklung des „Bio-Feedback“ verdient u. E. ebenfalls Beachtung. Es handelt sich hierbei um das Wahrnehmbarmachen körperlicher Funktionen, deren Kontrolle unseren Sinneswerkzeugen weitgehend oder ganz entzogen ist. Mit Hilfe elektronischer Geräte können u. a. Aktionsströme unseres Gehirns, der Muskeln und des Herzens für uns sichtbar und hörbar gemacht werden. Besonderes Interesse haben die aus den Bewegungen des Brustkorbes oder aus der Strömung der Atemluft im Kehlkopf abgeleiteten Impulse (s. S. 15).

15. Methoden der Selbstmassage und reflektorischen Schmerzbekämpfung

Massage wird üblicherweise von sorgfältig ausgebildeten Fachkräften durchgeführt. Es ist nicht zu erwarten, daß eine selbst vorgenommene Massage alle Wirkungen erreicht, die der geschulten Hand möglich sind.
So kann die Selbstmassage bezüglich Wirkung der speziellen Technik wie auch in der Lokalisation der Anwendung nur einen bescheidenen Teil dessen geben, was die „klassische" oder eine der Spezialmassage-Methoden zu leisten vermögen. Ihr großer Vorzug ist jedoch, daß sie uns sofort und so oft wie gewünscht zur Verfügung steht.
Worin sind die Möglichkeiten der Selbstmassage zu sehen? Zunächst wird eine Verbesserung der Durchblutung erreicht. Diese erfolgt am stärksten in den unmittelbar behandelten Geweben, also der Haut, den Unterhautbindegeweben und den Muskeln. Die Wirkungen werden zum Teil über die Bildung gefäßaktiver Stoffe ausgelöst, die von der Blutbahn aufgenommen im ganzen Körper kreisen. Dadurch werden auch die übrigen – nicht massierten – Teile des Körpers in die Kreislaufwirkungen einbezogen. Insbesondere wird der Stoffaustausch zwischen dem strömenden Blut der Haargefäße und den Strukturen der Gewebe angeregt. Hierdurch lassen sich die Lebensvorgänge in ungenügend durchbluteten, blassen und oft auch unterkühlten Geweben anregen.
In dieser Sicht ergeben sich für die Selbstmassage dankbare Anwendungsgebiete nach stumpfen Verletzungen, in den späteren Verlaufsstadien nach Knochenbrüchen oder bei Durchblutungsmängeln infolge erzwungener langzeitiger Ruhigstellung der Gliedmaßen.
Auch deutliche Förderungen der Lymphströmung lassen sich als Massageerfolg nachweisen. Neben Methoden der Wasserbehandlung kommt der Selbstmassage daher große Bedeutung zur Besserung von Lymphstauungen zu. Dies gilt für Lymphstauungen, die als Folge abgelaufener Entzündungen oder auf konstitutioneller Grundlage vorkommen.
Die Bewährung der Sportmassage zur Konditionsverbesserung beruht u. a. auf der Anregung zu- und abführender Gefäße und der damit erzielten Verbesserung des Muskelstoffwechsels.
Verklebungen zwischen den Schichten einzelner Organstrukturen, wie sie sich nach Quetschungen, Blutergüssen oder entzündlichen Vorgängen einstellen, lassen sich durch einfühlend durchgeführte Massagen lösen. So hilft die Massage, eingeschränkte Gleit- und Dehnfähigkeit verlöteter Faserstrukturen zu beheben.

Ein wichtiges Anwendungsgebiet der Selbstmassage sind schließlich Verspannungen und Verhärtungen (Gelosen) der Muskulatur.
Da das Bindegewebe in seinem strukturellen Verhalten auf die Beanspruchung von Druck und Zug reagiert, vermögen geschickt vorgenommene Massagegriffe die Neubildung bzw. Regeneration bindegewebiger Strukturen formend zu beeinflussen. Hierauf beruhen u. a. die kosmetischen Zwecken dienenden Massagen.
Jeder an der Oberfläche des Körpers gesetzte mechanische Reiz pflegt sich auf reflektorischen Wegen auf die Funktionen innerer Organe auszuwirken. Mit solchen über das Nervensystem vermittelten Impulsen ist praktisch bei jeder Massage zu rechnen. Manche Spezialmassagemethoden sind auf diese Möglichkeit innerer Organbeeinflussung ausgerichtet (Segmentmassage, Reflexmassage, „Atemmassage", Kolonbehandlung).
Im Folgenden sind einige Massagegriffe beschrieben, die sich – zum mindesten an gut erreichbaren Körperteilen – zur Selbstbehandlung eignen.
Maßnahmen zur reflektorischen Schmerzbekämpfung. Durch mechanische Einwirkungen auf die Haut oder die Oberfläche von Knochen lassen sich Schmerzen unterschiedlicher Art lindern oder beseitigen. Diese uralte Erfahrung hat schon früh und in jüngerer Zeit erneut zur Entwicklung schmerzbehebender Behandlungsmethoden geführt. Auf diesem Prinzip beruhen die Akupunktur (Stechen mit Nadeln), die Akupressur (ein Druckpunktverfahren), das kräftige Kneifen

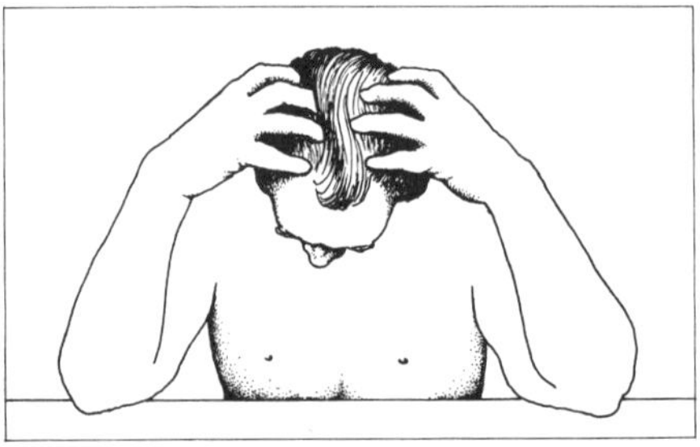

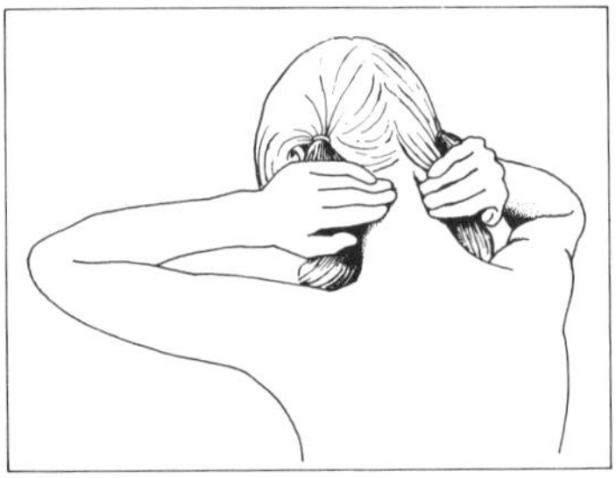

Abb. 72 Lockerung der Kopfhaut.
Die gespreizten Finger beider Hände ruhen fest auf dem behaarten Kopf, wobei jeder Finger etwa gleichmäßigen Druck ausübt. In nicht zu raschem Tempo führen beide Hände koordinierte kreisende Bewegungen aus. Die dabei entstehenden Verschiebungen vollziehen sich zwischen Schädel und Kopfhaut bzw. innerhalb der Unterhautgewebe. Die Lockerung fördert vor allem den Abfluß von Venenblut aus dem Kopfinneren und wirkt erleichternd auf stauungsbedingten Kopfdruck.

Abb. 73 Dehnende Streichung der Nackenmuskeln.
Die Ausführung ist im Stehen und Sitzen möglich. Im Sitzen: Die Ellenbogen sind auf die Oberschenkel gestützt. Der Kopf wird rückwärts gebeugt. Festes Aufsetzen der 3 mittleren Finger beider Hände am Nackenansatz über der rechten und linken Streckmuskelgruppe. Gleichzeitig mit dem langsamen Vorbeugen des Kopfes streichen beide Hände unter kräftigem Druck zur Schulter. Nach erneuter Rückbeuge des Kopfes Wiederholung dieser dehnenden Streichung. Der Turnus wird 5–10mal vorgenommen. Die aktive Kopfbewegung und der dehnende Massagegriff wirken wohltuend auf gespannte und verkürzte Nackenmuskeln ein.

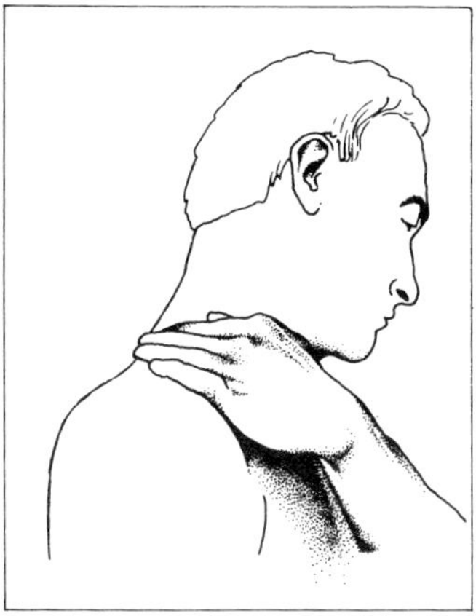

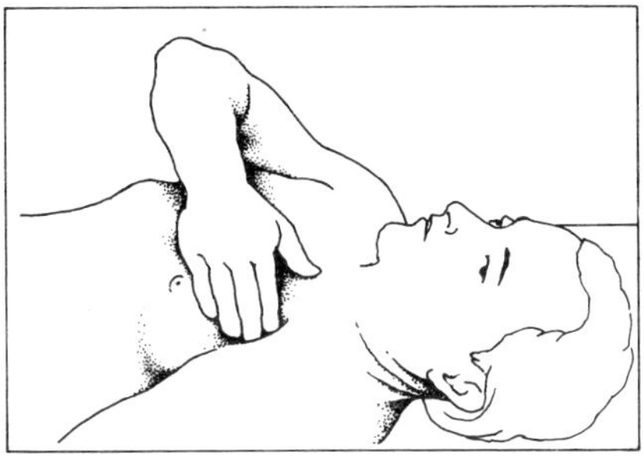

Abb. 74 Dehngriff zur Behandlung der Schultermuskeln.
Durch starke Halsbeuge nach seitlich-vorn wird die Schultermuskulatur der Gegenseite gedehnt. Die Hand liegt dem oberen Rand des Trapezmuskels fest auf und führt nach vorn gerichtet kräftig dehnende Streichungen durch. Der Griff bringt eine wohltuende Belebung und Lockerung für die so oft verspannte Haltemuskulatur des Schultergürtels.
Abb. 75 Zirkelungen in den oberen Brustmuskeln.
Die Behandlung ist besonders hilfreich bei den häufig vorkommenden schmerzhaften Muskelverspannungen, wie sie in Verbindung mit Herzbeschwerden auftreten. Der linke Arm ruht ganz entspannt. Falls erforderlich wird er durch ein kleines Kissen unterstützt. Die rechte Hand ertastet die schmerzhaften Muskelbezirke und führt mit den drei mittleren Fingern in die Tiefe wirkende kreisende Bewegungen durch. Der Durchmesser der geführten Kreise beträgt etwa 3 cm. Die Finger bleiben fest auf der Haut, so daß die Massagewirkung ganz in den tiefen Gewebeschichten, vor allem der Muskulatur, erfolgt.

einer Hautfalte mit den Fingern oder einer Klemme, die Ignipunktur (das Setzen eines Brennreizes mit Hilfe glimmender Kräuterkegel). Unter den modernen Reflexmethoden sei die Periostbehandlung (Periost = Knochenhaut) genannt, bei der mit der Fingerbeere oder dem Knöchel die sehr sensible Knochenhaut (Periost) geeigneter Knochenflächen punktförmig angeregt wird.
Nach dem jeweiligen Entwicklungsstand der Medizin und der allgemeinen Naturwissenschaften fielen die Erklärungsversuche für die Wirkungen der Methoden, aber auch die Vorschriften für das praktische Vorgehen bei deren Anwendung unterschiedlich aus. Dies darf nicht über die sich immer wieder bestätigenden Erfahrungen täuschen, daß es mit Hilfe solcher mechanischer Reize möglich ist, über das Nervensystem Schmerzen, wie auch belästigende Funktionsstörungen anderer Art zu überwinden.
Wie bei der Selbstmassage gilt auch bei der selbst ausgeführten Reflextherapie, daß sich nur ein begrenzter Teil der Wirkungen erzielen läßt, die einer erfahrenen Fachkraft möglich sind. Im Folgenden sind in vereinfachter Form einige reflextherapeutische Techniken insbesondere aus der Periostbehandlung zur Selbstausübung dargestellt.
Bevor man sich solcher Verfahren der Schmerzausschaltung bedient, jedoch ein

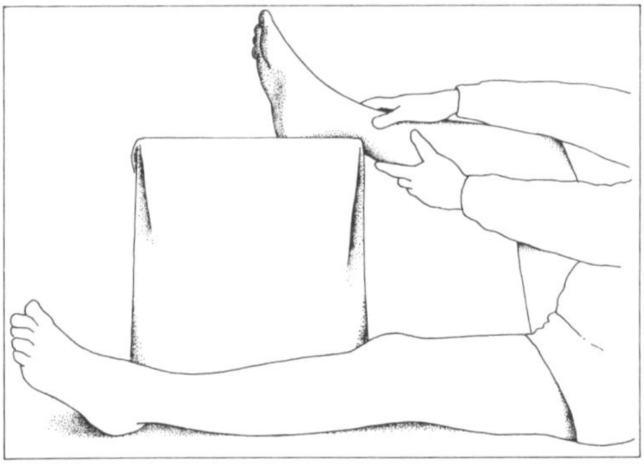

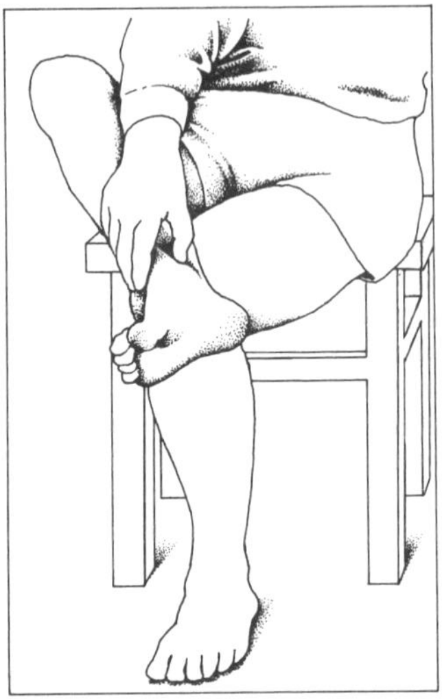

Abb. 76 Ausstreichende Massage der Unterschenkel
Der Massagegriff dient zur Unterstützung des Rückflusses von Blut und Lymphe. Bei Blutergüssen, wie sie bei Verstauchungen oder stumpfen Weichteilverletzungen entstehen, wird in die Gewebespalten eingesickertes Blut weiterverteilt, so daß die Aufsaugung gefördert wird.
Bei abgespreizten Daumen umfassen die Hände, überall fest anliegend, einen möglichst großen Bezirk des Beines. Mit gleichsam „saugenden" Bewegungen werden Streichungen in Richtung auf den Rumpf durchgeführt. Man arbeitet dabei Hand über Hand: Während die eine Hand zügig streicht, greift die andre, fußwärts, um dann ihrerseits mit dem Streichen zu beginnen.
Abb. 77 Kleine Zirkelungen in Gelenknähe.
Der Griff dient der Schmerzlinderung und Heilungsanregung bei chronischen arthrotischen Gelenkbeschwerden und Sehnenreizungen. Häufigste Anwendungsbereiche sind die Knie-, Sprung- und Ellenbogengelenke.
Hier werden mit der Daumenkuppe unter kräftigem Druck an den schmerzenden Stellen, bzw. dicht daneben, kreisende Bewegungen mittleren Durchmessers (etwa 1 cm) vorgenommen.

wichtiger Hinweis: Nicht in jedem Schmerz, von dem wir betroffen werden, ist ein Versagen unseres Organismus zu sehen, dessen Ausschaltung der Heilung gleichzusetzen ist. Der Schmerz kann vielmehr Teil eines durchaus nützlichen Warnsystems sein, etwa um die Ruhigstellung einer Körperregion und damit günstigere Abheilungsbedingungen zu bewirken. Neben solcher zielgerichteten Betrachtung müssen wir uns oft auch nach den auslösenden Ursachen des Schmerzes fragen, um nicht über der ausschließlichen Schmerzbehandlung wichtige Therapieerfordernisse zu versäumen.
Dies leuchtet ein, wenn z. B. ein Stirn- oder Schläfenkopfschmerz als Begleitzeichen einer akuten Stirnhöhlenentzündung oder eines Grünen Stars (Erhöhung des Augeninnendruckes) entstanden ist.

Doch auch bei Beachtung solcher ursächlichen Zusammenhänge gibt es Schmerzfälle genug, bei denen die unmittelbare Beseitigung der Schmerzen eigentliches Anliegen der Behandlung ist. Dies gilt namentlich für das verbreitetste Schmerzleiden, den Kopfschmerz. Dieser wird zu 95% durch Tonusstörung der Blutgefäße in den Kopforganen hervorgerufen. Oft spielt eine konstitutionelle Neigung zu solchen Gefäßstörungen eine Rolle. Hier wäre es ein sinnvolles Behandlungskonzept, Methoden der reflektorischen Schmerzlinderung mit physiotherapeutischen Maßnahmen zu verbinden, die in umfassender Weise die Kreislaufregulation regeln helfen.

Allgemeine Technik der Periostbehandlung
Die Methode besteht in der Anwendung eines langsam an- und abschwellenden Druckes der mit einer Fingerkuppe – oder – wo stärkere Behandlungsintensitäten erforderlich – mit dem Knöchel eines gebeugten Fingers vorgenommen wird (Abb. 78a, b, c). Der aufgewendete Druck ist je nach Empfindlichkeit der behandelten Stelle sehr unterschiedlich und liegt im Bereich von etwa 1 bis 15 kp. (Durch Druck auf eine Neigungswaage kann man sich leicht das Empfinden für diese Druckintensitäten vermitteln.) Während der Druckanwendung führt der be-

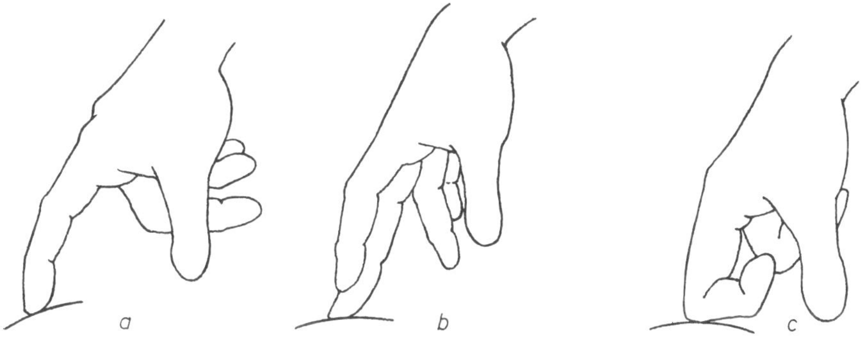

Abb. 78a, b Behandlung mit der Fingerbeere (Zeigefinger, Mittelfinger oder Daumen). Zunächst orientierendes Durchtasten von Haut, Unterhaut, Muskeln und Knochenhaut (Periost). Markieren wichtiger Tastbefunde. Bei Feststellung von Verklebungen, Verquellungen oder auffälligem Elastizitätsverlust der oberflächlichen Gewebe werden mit den fest aufgelegten 3 mittleren Fingern einige großflächige Kreisführungen vorgenommen. Danach schiebt man bedeckende Weichteile mit der Kuppe eines Fingers etwas beiseite, um dicht an den Knochen zu gelangen und beginnt die Periostbehandlung. Mit langsam anschwellendem Druck führt der Finger kleine Kreisführungen durch, deren Durchmesser 3–4 mm beträgt. Nach kurzem Verweilen in der Tiefe langsames Nachlassen des Druckes. Dauer des einzelnen Behandlungsaktes 3–6 s. Danach wird dieser rhythmische Turnus erneut begonnen. Jeder Punkt wird so 2–3 min behandelt.
c) Periostbehandlung mit dem Knöchel.
Das Mittelglied des gebeugten Zeigefingers liegt der zu behandelnden Körperstelle auf. Die Druckgebung erfolgt vorwiegend über den Knöchel des gebeugten Fingers. Kreisführung und rhythmischer Ablauf wie oben angegeben. Ein konzentrisches Bohren mit dem Knöchel wird unangenehm empfunden und ist zu vermeiden.

handelnde Finger kreisende Bewegungen von wenigen Millimeter Durchmesser aus. Die Dauer von Druckgeben und -nachlassen entspricht etwa einer Atemperiode (3–4 s).

Bei der Behandlung stärker gewölbter Knochen ist es wichtig, dafür zu sorgen, daß der arbeitende Finger nicht abgleitet. Man erreicht dies am besten durch Abstützen mit den übrigen Fingern (Abb. 78a, c).

Die Wahl der Behandlungspunkte richtet sich einmal nach den nervenanatomischen Beziehungen zwischen dem anzusprechenden Organ und den zugeordneten Teilen des Knochensystems. Der Einfachheit halber sind in der Abbildung 79 einige schematische Hinweise gegeben. Innerhalb des skizzierten Feldes werden durch sorgfältiges Abtasten etwa vorhandene Punkte erhöhter Tast- oder Druckempfindlichkeit ermittelt. Das Durchtasten der Haut erfolgt am besten mit kleinen kreisenden Bewegungen des Mittelfingers. Neben dem Grad der Schmerzempfindung registriert man dabei auch Besonderheiten des Tastbefundes, etwa knirschende Geräusche beim Durchtasten der Gewebe, Verhärtungen oder Verquellungen der Gewebsstrukturen. Die in dieser Weise auffälligen Bezirke markieren wir am besten auf der Haut mit einem Stift. Sie sind die bevorzugten Ansatzpunkte für unsere Behandlung. Die Periostbehandlung kann etwas schmerzhaft sein, darf aber nie unerträglich empfunden werden. Ist ein Punkt zu schmerzhaft für die Behandlung, so setzt man den Finger so weit vom Schmerzmittelpunkt entfernt an, wie erforderlich, um unter gut erträglichen Bedingungen arbeiten zu können. Nach einigen Behandlungssitzungen pflegt die Empfindlichkeit nachzulassen. Man arbeitet dann mit der Tendenz, immer näher an das Zen-

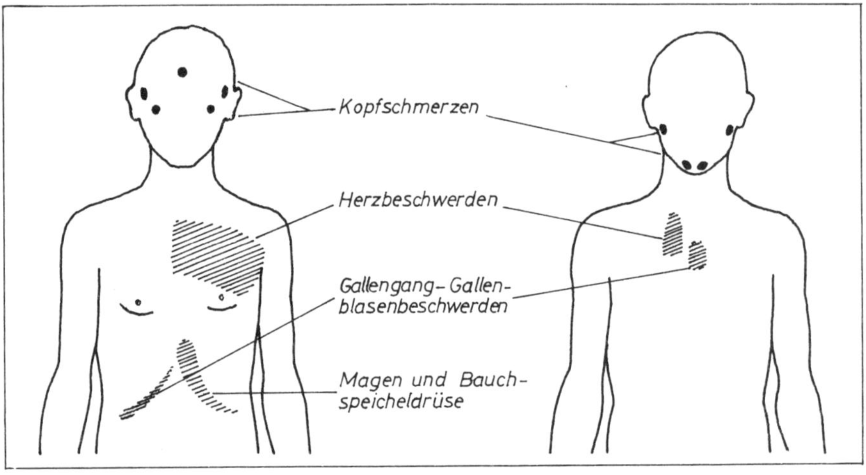

Abb. 79 Häufig genutzte Felder und Behandlungspunkte der Reflexbehandlung.
Die getönten Felder entsprechen Regionen, in denen bei Beschwerden an den verzeichneten Organen vorwiegend behandelt wird. Durch die orientierende Durchtastung wurde geprüft, ob spezielle Reflexpunkte vorhanden sind. An den markierten Punkten kommen klinisch besonders häufig Schmerzen bzw. andere reflektorische Krankheitszeichen vor, ihre Verteilung liegt nicht anatomisch generell fest, sondern ist individuell.

trum des Schmerzes heranzukommen, um schließlich die Überempfindlichkeiten ganz zu beseitigen. Bei der Selbstausführung wird die Dauer eines Behandlungspunktes auf 1–2 min bemessen. Danach streicht man mit der Hand einige Male großflächig kreisend aus.

In einer Sitzung sollen nicht mehr als 4–6 Punkte behandelt werden.

Die Periostbehandlung dient dazu, Schmerzen zu lindern, etwa einen Herzschmerz, eine spastische Gallenbeschwerde oder Kopfschmerzen. Sie wird in diesen Fällen beim aktuellen Anlaß vorgenommen. Man verwendet die Methode aber auch, eine bestehende Schmerzbereitschaft abzubauen. Hierzu kann sie anfangs täglich, später in größeren Zeitabständen durchgeführt werden.

Behandlung im Kopfbereich. Die Behandlung kann im Sitzen wie im Liegen vorgenommen werden.

Vor der orientierenden Tastuntersuchung führt man mit den flachen Händen großflächig einige kreisende Reibungen der Gesichtshaut und der oberen Nakkengegend durch. Mit vorsichtigen Zirkelbewegungen suchen danach beide Mittelfinger das Gesicht auf Schmerzpunkte und reflektorische Zeichen ab. Wenn erforderlich, Markierung der Befunde. Durchführung der Behandlung erfolgt wie beschrieben (Abb. 80).

Falls es sich – bei nur geringfügigen Mißempfindungen – um eine kurze Prüfung etwa im Rahmen der Morgentoilette handelt, genügt es oft, einzelne Reflexpunkte nur kurz (5–10 s) zu behandeln. Auf die abschließende Gesichtsreibung sollte jedoch nicht verzichtet werden.

Behandlung am Rücken. Große Teile des Rückens fallen für die manuelle Selbstbehandlung aus. Das Prinzip der reflexwirksamen Druckbehandlung läßt sich jedoch improvisieren, indem man sich ein geeignetes Widerlager sucht. Ein Türknopf, selbst ein im Schloß steckender Schlüssel, kommen in Frage. Den Knopf genau auf den Behandlungspunkt gerichtet, lehnt man sich zurück, um mit dem Rumpf den rhythmisch an- und abschwellenden Druck und die kreisende Bewegung der Methode zu vollziehen.

Auch im Liegen läßt sich die Druckbehandlung mit Behelfsmitteln vornehmen. Man legt sich unter den zu behandelnden Punkt eine Billardkugel, ein ovales Stück harter Seife oder einen entsprechend geformten Körper. Der Behandlungs-

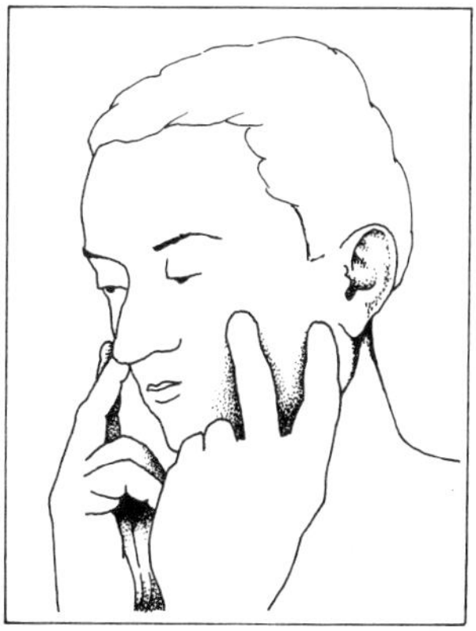

Abb. 80 Reflextherapie im Gesicht, hier mit Hilfe der Periostbehandlung. Von den Jochbögen aus lassen sich Kopfschmerzen oft gut beeinflussen.
Durchführung entweder im Liegen, indem beide Mittelfinger gleichzeitig behandeln oder auch im Sitzen. Im letzteren Fall arbeitet man am bequemsten mit aufgestützten Ellenbogen.

druck am Reflexpunkt ergibt sich durch das Gewicht des Rumpfes. Die kleinen kreisenden Bewegungen lassen sich bei fest auf den Boden gelegten Armen gut steuern.
Behandlung am Rumpf. Die selbst vorgenommene Periostbehandlung kommt hier vor allem bei Beschwerden in der Herzgegend und an den Oberbauchorganen (Magen, Zwölffingerdarm, Gallenwege) in Frage. Die Häufigkeit sehr belästigender funktioneller Beschwerden an diesen Organen unterstreicht die praktische Bedeutung der Möglichkeit, auf reflextherapeutischem Wege Erleichterung zu schaffen.
Vom Herzen ausgelöste oder in die Herzgegend projizierte Beschwerden haben eine unterschiedliche Tönung. Sie werden als Schmerz, Beklemmung, dumpfer Druck, Unruhegefühl empfunden. Die für die Behandlung in Frage kommenden Knochenflächen sind die 2.–5. linke Rippe vorn und seitlich sowie das Brustbein. Die Behandlung kann im Liegen, aber auch sitzend vorgenommen werden. Die erstrebten Wirkungen können von den genannten Teilen der Rippen und vom Brustbein aus erzielt werden, am sichersten jedoch von getasteten Schmerzpunkten oder deren unmittelbarer Umgebung (Abb. 81).
Die Organe des Oberbauchs: Magen, Zwölffingerdarm, Leber-Gallen-System und Bauchspeicheldrüse haben wichtige Projektionsfelder an den Rippenbögen und der unteren Hälfte des Brustbeins. Wir erreichen diese am besten im Liegen oder zurückgelehnt in einem Sessel sitzend (Abb. 82).
Behandlung an den Gliedmaßen. Die Periostbehandlung kann hier zur Schmerzlinderung bei arthrotischen und chronischen rheumatisch entzündlichen Gelenkbeschwerden eingesetzt werden. Mit der gezielten Einwirkung auf narbig ge-

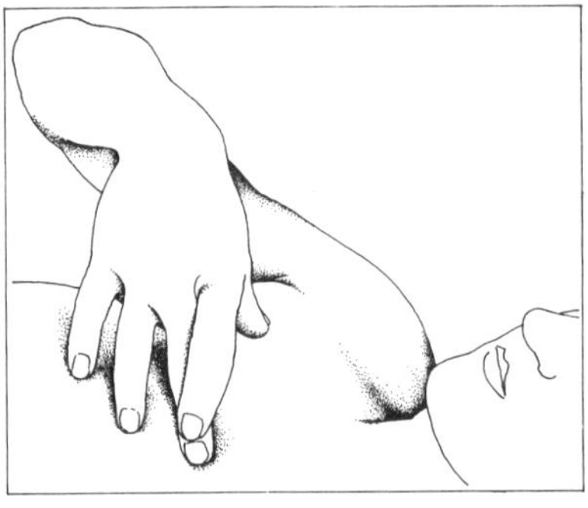

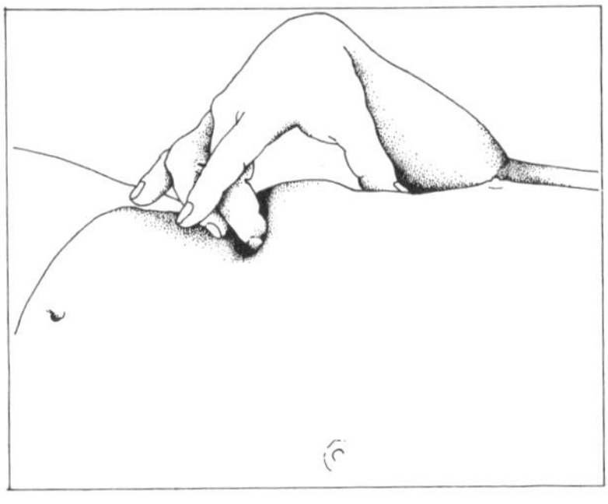

Abb. 81 Reflexbehandlung über der Herzgegend.
Der behandelnde Mittelfinger wird durch den Zeigefinger unterstützt. Nachdem etwa über dem Behandlungspunkt liegende Muskelzüge beiseite geschoben sind, sucht der Mittelfinger Kontakt mit der Rippe und führt die Druckbehandlung in typischer Weise durch. Der abgespreizte Daumen sowie der 4. und 5. Finger vermitteln dem Mittelfinger sicheren Halt.
Abb. 82 Reflexbehandlung über dem rechten Rippenbogen.
Der Mittelfinger sucht hier einen schmerzhaften Bezirk auf, wie er bei den genannten Leiden häufig an den Ansätzen der Bauchmuskeln bzw. an der Innenseite des Rippenbogens gefunden wird.

schrumpfte Gewebe der Gelenkkapseln und Sehnenansätze lockert man darüber hinaus narbige Strukturen auf und erweitert so den eingeschränkten Spielraum der Gelenke. Über durchblutungsfördernde Impulse wird oft die Durchwärmung wie auch die Muskelleistung angehoben.
Als „Gegenreiz“ kann die Behandlung ausstrahlende Schmerzen vor allem des Ischiasnerven lindern.
Ein wichtiges Feld der mechanischen Reflexmethoden sind die Fußsohlen, dies nicht nur, weil sie in unserem Alltag besonders strapaziert und von uns oft vernachlässigt sind. In der Sicht der Stammesentwicklung des Menschen sind die Fußsohlen ein wichtiges Tastorgan. Vieles spricht dafür, daß zwischen den Fußsohlen und inneren Organen lebhafte Reflexbeziehungen bestehen. Die Impulse

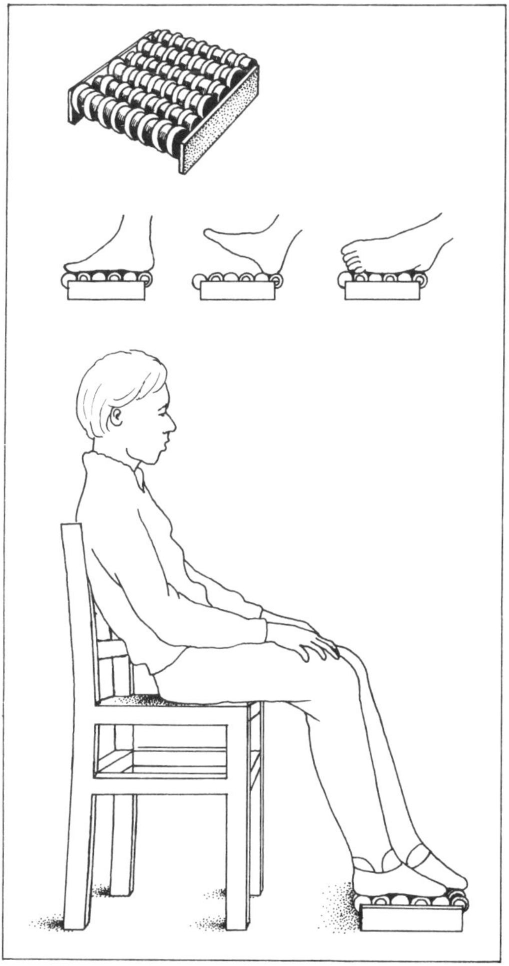

Abb. 83 Fußroller als funktionsanregendes und trainierendes Hilfsmittel.

wirken in beiden Richtungen: Von krankhaft gereizten Organen zum Fuß und vom Fuß auf Organe bzw. Funktionskreise des übrigen Körpers. Es soll hier nicht auf spezielle organbezogene Reflexe eingegangen werden. Es sei nur darauf hingewiesen, daß sich sehr spürbare Verbesserungen des Allgemeinbefindens durch anregendes Einwirken auf die Fußsohlen erzielen lassen.
Intensiv wirkt das Benutzen des Fußrollers (Abb. 83). Steht ein Fußroller nicht zur Verfügung, so kann notfalls mit einem Nudelholz oder mit einer mit einem Strumpf überzogenen Rotweinflasche gearbeitet werden. Diese Fußmassage kann auch während anderer Tätigkeiten, etwa beim Fernsehen, geübt werden.
Das Barfußgehen auf Rasen, Kieswegen oder dem Kieselgrund eines Baches leistet Ähnliches zum Überwinden von Fehlbelastungsfolgen. Es übermittelt zugleich vielseitige anregende Impulse.

16. Angewandte Physiotherapie an ausgewählten Beispielen

Versorgung des gestörten Wärmehaushaltes

Zunächst sei ein Normalprogramm zur Pflege des Wärmehaushaltes bei der häufigsten Störung skizziert: Wärmeunterbilanz bei habitueller Unterkühlung der Füße (und Hände)

- Vermeiden unzureichender Raumtemperaturen.
- Vermeiden insbesondere auskühlender Fußböden (Abhilfe durch wärmedämmende Fußbodenbeläge: Teppiche, Fußmatten am Sitzplatz, gefüttertes Schuhwerk oder Filz-Hausschuhe).
- Warmhaltende, jedoch poröse Unterkleidung, insbesondere Strümpfe, „bewegliche" Bedeckung im Bett (s. S. 30).
- Besteht neben der Auskühlung vermehrtes Schwitzen der Füße: Bereithalten von Strümpfen und gegebenenfalls saugfähigen Einlegesohlen zum Wechsel im Laufe des Tages.
- Morgentoilette: Trockenbürstung (auch des Rückens), anschließend wechselwarme Dusche, kräftige Trockenreibung oder stattdessen wechselwarme Naßbürstung, anschließend Trockenfrottieren. Kalte Gesichtsanschwemmung mit kräftigen Reibungen oder kalte Gesichtsgüsse. Die Anregung von Gesicht und Rücken ist besonders wichtig, da hier die Nervenfühler lokalisiert sind, von denen die Anregung zur chemischen Wärmebildung ausgeht.
- Bei starker Auskühlung der Füße am besten ansteigendes Fußbad für 20 min.
- Wer unterwegs mit der Warmhaltung gar nicht zurecht kommt, mag sich eine kleine Wärmeflasche in die Manteltasche stecken.
- Falls erforderlich, Fußwärmflasche im Bett.
- Sorge für ausreichende Bewegung (Gehen mindestens 2–3 km täglich), Wanderungen,
- Benutzen des Fußrollers, z. B. vor dem Fernseher.
- im Reisegepäck: Wollsachen, Gummiwärmflasche.
- Wochenendprogramm: Wanderungen, evtl. mit Luftbädern und Barfußlaufen. Falls nach Konstitution und Kreislauf möglich, Steigerung der Wochenendleistungen im Sinne eines Ausdauertrainings.

Bei der Kranken- und Altenpflege sind örtliche Unterkühlungen (Füße, Knie oder segmental begrenzte Unterkühlungszonen) besonders zu versorgen (Wärmeflasche mit feuchter Umhüllung, Knieschützer aus Wolle oder Pelz).

Für die Gruppe der Wärmeüberschüssigen mit lästiger Neigung zum Schwitzen, Blutandrang zum Kopf oder Herzunruhe sind Vorkehrungen zur Verbesserung der Wärmeabgabe und Einschränkung der Wärmebildung wichtig. Im einzelnen:

- Einschränken des Eiweißverzehrs,
- Korrektur etwa vorhandenen Übergewichts durch Reduktionskost,
- besondere Beachtung luftdurchlässiger und saugfähiger Kleidung loser Machart,
- Luftbäder so oft wie möglich,
- bei Neigung zu Blutandrang zum Kopf: mehrfach am Tage durchgeführte kalte Gesichtsgüsse,
- bei Neigung zu Herzunruhe in Verbindung mit Wärmestauung: kalte Unterarmbäder (1–3 min),
- kalte Tauch-Fußbäder oder Wassertreten in der Wanne oder kalte Knie- bzw. Schenkelgüsse ein- oder mehrmals am Tage.

Regulationstrainierende Maßnahmen für den Wärmehaushalt
Die hier genannten Anwendungsformen erfüllen ihren Sinn, wenn sie in ausreichend großer Serie und mit einem jeweils guten Reaktionserfolg durchgeführt werden. Sie ermöglichen es dann, ein primär nicht genügend entwickeltes Regelungssystem des Wärmehaushaltes in seiner Leistungsfähigkeit anzuheben und/oder mangels genügender Beanspruchung gekümmerte Fähigkeiten wieder aufzubauen.
Es lassen sich leicht Stufenprogramme aufstellen, mit deren Hilfe auch der Schwerstgestörte solches Training beginnen kann. Zunächst sollen jedoch Maßnahmen mittlerer Reizstärke dargestellt werden, die für die meisten verträglich und erfolgversprechend sind.
Bei dem so häufigen Zeichen chronischer Fußkälte ist besonders auf die alte Regel der Wasserbehandler zu achten: „Nie kalt auf kalt." Es gelingt hier zumeist nicht, nach einem – auch sehr starken – Kältereiz eine ausreichende Wiedererwärmung zu erreichen. Die stärkste in der Kältebehandlung zur Verfügung stehende Möglichkeit, das Barfußlaufen im Schnee, führt zumeist nur dann zu einem guten Erfolg, wenn durch zügigen Schnellauf (1–3 min) zugleich eine kräftige mechanische Anregung der Durchblutung von den Fußsohlen her einwirkt und die kräftige Muskelarbeit beim Laufen die chemische Wärmebildung erheblich steigert.
Ein bewährtes Trainingsprogramm besteht in täglich durchgeführten ansteigenden Unterschenkelbädern mit einer nachfolgenden Kaltanwendung sowie einem Saunabad wöchentlich.
Das ansteigende Bad beginnt – je nach dem Grad der Unterkühlung – mit 32–36 °C und läßt die Temperatur in 10–15 min auf etwa 40 °C ansteigen. Bei dieser Temperatur verweilt der Badende weitere 10 min.
Die in jedem Fall angeschlossene Kaltanwendung wird im Laufe der Serie entsprechend dem sich bessernden Reaktionsvermögen gesteigert: Anfangs nur kurze kalte Übergießung der Unterschenkel (ca. 1 l). Sorgfältiges Abtrocknen. Das Verhalten der Fußwärme wird nach dem Bad mehrfach mit der Hand geprüft, um Erfahrungen über das reaktive Verhalten zu sammeln.

Eine Steigerung des dosierten Kaltreizes erfolgt über ein kaltes Tauchbad (3–5 s), dessen Dauer bei guter Entwicklung des Warmhaltevermögens im weiteren Verlauf der Serie gesteigert werden kann.
Beim Saunabad ist das Prinzip des Wechselreizes durch sorgfältige Handhabung der Zwischen- und Schlußabkühlung zu betonen. Der sicherste Weg, während der Schlußkühlung ein Auskühlen der Füße auf den Fliesen des Naßraums zu vermeiden, ist das Luftbad während eines körperwarm gehaltenen Fußbades (s. S. 134).
Bei weniger ausgeprägter Fußkälte kann das Training über die Serie kunstgerecht durchgeführter Wechselfußbäder erfolgen. Doch auch hier ist die kritische Kontrolle der Fußwärme 1–2 Stunden nach dem Bad erforderlich, um die Eignung dieses Trainingsweges zu beurteilen.
Bei bettlägerig Kranken oder Menschen sehr geschwächter Kondition kommen zunächst nur die leichtesten thermischen Reize in Frage, um das darniederliegende Regulationsvermögen wieder aufzubauen. Geordnet als Stufenleiter:

wechselwarme Teilwaschung – Ganzwaschung, möglichst mit vorangehender Trockenbürstung,
wechselwarme Abreibung,
Luftbad: Bettluftbad – Zimmerluftbad bei offenem Fenster mit Trockenfrottieren der Haut und Umhergehen.

Wenn diese Maßnahmen gut vertragen eine Zeit lang geübt wurden, kommen die oben geschilderten Fußbäder als nächste Steigerung in Frage.

Physiotherapeutische Versorgung des Fiebernden

Stärkere Erhöhungen der Körpertemperatur deuten zumeist auf eine Auseinandersetzung mit einem Infekt. Im Fieber findet hier eine erhöhte Tätigkeit des Abwehrsystems Ausdruck. Die Temperaturerhöhung erweist sich dabei als ein zentral geregelter Vorgang, dessen medikamentöse Ausschaltung durch „Fiebermittel“ nicht gleichbedeutend ist mit der Überwindung des verursachenden Infektes.
Nur verhältnismäßig selten kommen überschießende Fieberreaktionen vor mit Temperatursteigerungen (über 41 °C), die in sich bedenkliche Folgen haben können.
Die physiotherapeutische Versorgung des Fieberkranken wendet physikalische und diätetische Maßnahmen an, die darauf gerichtet sind, die Vorgänge der Infektabwehr zu unterstützen, belästigende Beschwerden zu lindern und den Tonus des Kreislaufsystems anzuheben.
Im Mittelpunkt der Wasserbehandlung eines Hochfiebernden steht der Rumpfwickel von längerer Liegedauer. Durch den Wärmeüberschuß des Fiebernden bereitet die Erwärmung im kalt angelegten Wickel auch ohne vorangehende wärmezuführende Maßnahme keine Schwierigkeiten. Im Gegenteil, der Wickel wird wohltuend und erfrischend empfunden. Die durchschnittliche Liegedauer des Wickels beträgt 2 Stunden. Mit entsprechenden Pausen werden die Wickel im Laufe des Tages 1–3mal wiederholt. Schläft der Patient im Wickel ein, so wird

der Wechsel erst nach dem spontanen Aufwachen vorgenommen. Bestehen örtliche Entzündungsherde, die in den Rumpfwickel nicht einbezogen sind, so werden diese mit zusätzlich angelegten Wickeln versorgt, etwa:

Halswickel bei Angina,
Hals- und Ohrenwickel bei Mittelohrentzündung,
Waden- bzw. Beinwickel bei akuter Venenentzündung.

Beim Abnehmen der Wickel jeweils kurze kalte Waschung mit triefend nassem Tuch oder Schwamm, danach Trockenfrottieren.

Diese Regie der langliegenden Wickel und Kalten Waschungen bewährt sich während erhöhter Temperaturen bis zum Eintritt der Entfieberung.

Entsprechend dem unterschiedlichen Verlauf der Fieberkurven muß man jedoch mit einem unterschiedlichen Verhalten des Wärmehaushaltes rechnen. Der Fieberkranke hat jeweils ein verläßliches Gefühl für die Bekömmlichkeit kalter, wärmezuführender oder wechselwarmer Maßnahmen, so daß man sich nach diesem instinktiven Verlangen richten kann.

Zu Beginn einer Fieberperiode fröstelt der Kranke. Die Frostschauer sind die Vorbedingung für die verstärkte Wärmebildung. Die Haut ist blaß. Oft entsteht eine durch verstärkte Aktivität der Hautmuskeln hervorgerufene „Gänsehaut". In dieser Phase bringen wärmezuführende Maßnahmen: ansteigende Fuß- oder Schenkelbäder, an den Füßen und seitlich angelegte Gummiwärmflaschen Erleichterung. Mit der Wickelbehandlung wird erst nach völliger Aufwärmung der Kranken begonnen.

Fühlt sich der Kranke bei besonders hoch angestiegenem Fieber allgemein belästigt oder matt, so kann auf einfache Weise etwas vom Wärmeüberschuß „abgeschöpft" werden, ohne den Ablauf der Infektüberwindung zu stören. Mehrfach in kurzen Zeitabständen gewechselte Rumpfwickel oder 3/4-Packungen schaffen rasch ein Gefühl der Erfrischung und regen den Tonus etwa erschlaffter Gefäße an. Die Wickeltücher werden in diesem Fall besonders satt getränkt und nur wenig ausgewrungen. Die Erneuerung erfolgt, sobald der Wickel warm geworden ist, im Durchschnitt nach 10 min.

Nur selten ist es angezeigt, die erhöhte Temperatur stärker zu senken. Man erreicht dies am besten mit Hilfe eines in der Temperatur absteigenden Halbbades. Bei ca. 34 °C beginnend, wird die Badetemperatur sehr langsam (in etwa 20 min) um etwa 10 °C gesenkt. Durch Beschöpfen und streichendes Massieren mit der flachen Hand kann die Wärmeabgabe beschleunigt werden.

Häufig gewechselte kalte Wadenwickel bewähren sich als „ableitende" Maßnahme bei lästigem Blutandrang zum Kopf.

Die günstigste Diät des Fieberkranken besteht in der Verabreichung verdünnter oder naturbelassener Fruchtsäfte. Verlangt der Kranke danach, so kann Kompott, Apfelmus oder Obstsalat gereicht werden. Wurde der Darm nicht spontan entleert, sollten durch einen täglich zu wiederholenden Darmeinlauf (ca. ½ l) toxische Belastungen vom Darm her verhütet werden.

Bei allen Infekten der Luftwege, insbesondere Lungenentzündungen, bringt die Sorge für möglichst frische Atemluft Erleichterung und zugleich eine wichtige Unterstützung des Kreislaufs. Bei entsprechender Einhüllung des Kopfes kann die Freiluftbehandlung auch bei winterlichen Außentemperaturen durchgeführt werden.

Durch sorgfältiges Pflegen der Mundschleimhaut kann oft das Wohlgefühl des Fieberkranken gehoben werden. Neben wiederholten Mundspülungen mit Kamillen- oder Salbeitee werden Bürstungen der Zunge und der Zähne vorgenommen.
Die physiotherapeutische Versorgung des fieberkranken Kindes.
Die physiotherapeutische Versorgung des fiebernden Kindes ist eine ebenso wichtige wie dankbare Aufgabe. Kinder erkranken in der Regel häufiger fieberhaft als Erwachsene. Sie neigen dabei zu lebhaften, oft überschießenden Reaktionen. Bei sachgerechter Ausführung der physiotherapeutischen Versorgung wird oft die Anwendung antibiotischer Mittel – deren Wirksamkeit bei virusbedingten Infekten ohnehin gering ist – überflüssig.
Wegen der besonderen körperbaulichen Verhältnisse und der psychischen Beeindruckbarkeit der Kinder unterscheidet sich die Wasserbehandlung etwas von dem beim Erwachsenen üblichen Verfahren. Das Verhältnis der Körperoberfläche zur Masse des Körpers ist umsomehr zugunsten der Körperdecke verschoben, je kleiner das Kind ist. Hieraus ergibt sich die bekannte Erfahrung, daß Kälte und Wärme umso stärker auf den Wärmehaushalt wirken, je jünger bzw. je kleiner das Kind ist. Man wird daher den Säugling mit weniger extremen Kälte- bzw. Wärmereizen behandeln als das ältere Kind. Hierdurch wird zugleich vermieden, daß schreckhafte Kinder irritiert oder verängstigt werden.
Die häufigsten Infekte betreffen die oberen Luftwege. Zu Beginn eines solchen Infektes verabfolgt man am besten einen Kopfdampf mit nachfolgendem kalten Gesichtsguß. Anschließend ruht das Kind im Halswickel.
Bei Beginn einer fieberhaften Reaktion bzw. dem Auftreten bronchitischer Zeichen beginnt man mit dem täglichen Abgußbad und dem nachfolgenden Rumpf- bzw. Brustwickel. Diese Maßnahmen wirken beruhigend auf das Kind und stützen zugleich seinen Kreislauf. Bei anhaltend hohen Temperaturen und Unruhe des Kindes können die Wickel – ohne vorangehendes Bad – mehrfach am Tage wiederholt werden.
Nach Abnahme des Wickels erfolgt jeweils eine kurze Kälteanwendung. Den Säugling wird man lediglich mit der in kaltes Wasser getauchten Hand abreiben. Bei älteren Kindern wird mit einem gut ausgewrungenen Tuch kalt abgerieben und danach trockenfrottiert.
Bei kleinen Kindern wird man für das Wickeltuch um etwa 22°C temperiertes Wasser verwenden. Bei älteren mit leitungskaltem Wasser arbeiten. Die Liegedauer der Wickel beträgt mindestens 30 min. Man wird sich aber nach der Lage des Wärmehaushaltes richten und darauf bedacht sein, sowohl eine Auskühlung wie Wärmestauungen zu vermeiden.
Abends angelegte, mehrfach gewechselte Wadenwickel wirken beruhigend und fördern den Nachtschlaf.

Anregen der Darmfunktion

Die chronische Stuhlträgheit ist in den Industrieländern eine verbreitete Funktionsstörung. Sie wird weitgehend hervorgerufen durch Unstimmigkeiten der Lebensführung, vor allem in der Ernährung, des weiteren im Bewegungsverhalten.

Wir hatten in den letzten Jahrzehnten Gelegenheit, diese Abhängigkeit von den stark wechselnden Lebensbedingungen in drastischer Weise zu beobachten. 1947 litten nur 4,5% der Neuzugänge unserer Poliklinik unter Stuhlträgheit. 1957 waren es 39%, unter den Frauen sogar 45%. Diese Steigerung um das 8- bis 9fache hat seine Hauptursache in der während dieses Zeitraums erfolgten Änderung der Ernährungsgewohnheiten. An die Stelle einer Kost mit viel Gemüsen und Vollkornprodukten war inzwischen eine weitgehend verfeinerte Kost getreten.
Die Abhängigkeit der Stuhlfunktion von den Eigenschaften der Nahrung ist so groß, weil die mechanische Anregung der Nervenfühler in der Darmschleimhaut den wichtigsten Reiz für die Ordnung von Tonus- und Bewegungsverhalten des Darms darstellt. Dieser ist aber nur gewährleistet, wenn die Kost einen genügend hohen Gehalt an nicht aufsaugbaren, massebehaltenden Bestandteilen hat.
Wie erheblich die Unterschiede der Kost in dieser Hinsicht sein können, zeigt ein einfacher Versuch. Der aus einer reinen Vollkornkost entstehende Stuhl ist um das 7fache schwerer als der aus einer gleichen Menge Weißgebäck resultierende Kot. Der erstere ist infolge seines hohen Wasserbindungsvermögens weich, der letztere wasserarm und knotig-trocken.
Allein durch Umstellung auf eine den Darm anregende Kost gelingt es, mehr als die Hälfte der Stuhlganggestörten von dem Leiden zu befreien. Da neben den Ernährungsfehlern weitere Entstehungsursachen Berücksichtigung verlangen, seien die wichtigsten Verursachungsmöglichkeiten genannt:

1. Mangel an mechanisch anregenden, massebehaltenden Inhaltsstoffen der Nahrung: pflanzliche Rohfaser, wie sie in Obst, Salaten, Gemüsen, Vollkornprodukten gegeben ist.
2. Mangel an chemisch wirksamen Nahrungsreizen für den Darm, insbesondere Milchsäure bzw. Milchzucker, den die Darmbakterien zu Milchsäure verwandeln, Fruchtsäuren (Obst in jeder Form).
3. Mangel an Vitaminen, insbesondere der Vitamin B-Gruppe, die für das Funktionieren des Magen-Darm-Organs unerläßlich sind.
4. Bewegungsverarmung. Fehlende Anregung der Verdauungsorgane durch das Muskelspiel der Rumpfmuskeln und des Zwerchfells bei körperlicher Bewegung.
5. Ausgewöhnung des Stuhlgangreflexes bei beginnender Füllung des Enddarms; oft Folge eines in die Kindheit zurückzuverfolgenden Erziehungsfehlers. Die Kinder wurden angehalten, dem spontanen Stuhldrang nicht sogleich nachzukommen. Das Ergebnis ist schließlich das Ausbleiben des Stuhldrangs, auch bei stark gefülltem Enddarm.
6. Psychische Einflüsse.
7. Abstumpfung der Darmerregbarkeit durch Abführmittelmißbrauch.
8. Fettansammlung im Bauchraum, die zu Stauungen im Pfortader- und Lymphkreislauf führt und die Dynamik des anregenden Bewegungsspiels behindert.
9. Zustand nach Bauchoperationen mit Störung des Reflexspiels der Verdauungsorgane als Folge der Narbenbildung. In selteneren Fällen Bildung von Verwachsungen, die den Bewegungsablauf des Darms hemmen.
10. Toxische Nervenschädigungen durch Genußmittel oder Gifte: Nikotin, Opium, Blei u. v. a.

11. Funktionshemmende Reflexe infolge chronischer Entzündungsvorgänge im Bauchraum und im Kleinen Becken (Gallenblase, Dünndarm, Wurmfortsatz, weibliche Genitale, Hämorrhoiden).

Bei der Behandlung der chronischen Stuhlträgheit empfiehlt es sich, die Rangordnung der verursachenden Faktoren zu berücksichtigen. Die erste, weil wirksamste Maßnahme, sei die ausreichende Zuführung massebehaltender Nahrungsbestandteile. Die geeignetsten Rohfaserträger sind dabei die Getreidespeisen aus vollem Korn. Als unser wichtigster Vitamin-B-Spender wirken Vollkornprodukte zugleich durch das Vitamin B_1 im Sinne der Stuhlgangförderung.

Bei Vollkornungewohnten ist zu beachten, daß der Anpassungsvorgang der Verdauungsorgane an die veränderten Fermentansprüche unter Umständen einige Wochen erfordert. Anpassungsschwierigkeiten werden vermieden, wenn man zunächst Vollkornspeisen in einer gut aufschließbaren Form wählt. Dies empfiehlt sich umso mehr, wenn sich die Stuhlträgheit mit entzündlich-bedingter Reizbarkeit des Magens, Dünndarms oder der Gallenwege verbindet.

Besonders bekömmliche Vollkornzubereitungen sind Suppen und Breie aus fein zermahlenen Vollkornmehlen oder auch Weizenschrot. Es folgen in dieser Stufung der Bekömmlichkeit Knäckebrot, Grahambrot, Vollkornfrischbreie (Bircher-Müsli, Kollath-Frühstück), Roggenvollkornbrot und erst zuletzt Roggenschrotbrot und Pumpernickel.

Bei Beachtung dieser Bekömmlichkeitsunterschiede bereitet die Vollkornernährung auch bei Magenempfindlichen und Gallenleidenden keinerlei Schwierigkeiten.

Die beiden übrigen rohfaserreichen Nahrungsgruppen, deren ausreichende Vertretung im Kostplan des unter Verstopfung Leidenden gewährleistet sein muß, sind Obst und Gemüse.

Als Sonderverordnung innerhalb einer stuhlfördernden Kostregie bewährt sich die morgendliche Einnahme von 1–2 Eßlöffeln Leinsamen. Durch hohes Wasserbindungsvermögen und reichen Gehalt an Schleimstoffen ist Leinsamen Füll- und Gleitmittel zugleich.

Auch die bewährte Verordnung, am Morgen eine Handvoll über Nacht kalt eingeweichte Backpflaumen oder Feigen zu genießen, verdient Empfehlung.

Die wichtigsten chemisch wirksamen Förderstoffe der Stuhlfunktion finden wir in den Fruchtsäuren des Obstes und in der Milchsäure. Regelmäßiger Frischobstverzehr ist anzuraten. Als Brotaufstrich empfiehlt sich Pflaumenmus. Kompott sollte Mehlspeisen als Nachtisch vorgezogen werden. Geeignete Milchsäureträger sind alle Sauermilchzubereitungen (Joghurt, Tätte, Kefir) sowie die durch Milchsäuregärung konservierten Gemüse (Sauerkohl, Gurken, Bohnen).

Die Einnahme von Milchzucker (1–2 Eßlöffel täglich) führt mit Hilfe der Milchsäurevergärer des Darms zur Entwicklung eines milchsauren Milieus im Dünn- und Dickdarm und sollte vor allem benutzt werden, wenn Entgleisungen der Darmflora nachgewiesen wurden oder vermutet werden.

Einer Frischkost mit beschränkter Zulage (Kartoffeln, Brot) kommen neben der stuhlfördernden Wirkung darmfäulnishemmende, allgemeine, stoffwechselentlastende und regenerationsfördernde Effekte zu. Bei entsprechender Bemessung (800–1 000 kcal = 3 354–4 180 kJ) ermöglicht diese erweiterte Frischkost zudem eine Gewichtsabnahme von etwa 2 kg je Woche.

Zumeist genügt es jedoch, innerhalb des gewohnten Kostplanes zu jeder Mahlzeit auf 1 oder 2 stuhlfördernde Nahrungsmittel bedacht zu sein. Diese elastischere Handhabung der diätetischen Obstipationsbehandlung pflegt mehr Aussicht auf Dauererfolg zu haben als die Empfehlung von Kostformen, die allzu stark von den mehr oder weniger fixierten Gewohnheiten des Betroffenen und seiner Wohngemeinschaft (!) abweichen.

Stuhlfördernde Nahrungsmittelgruppen

1. Vollkornzubereitungen in Form von Suppe, Brei, Teigwaren, Brot, Schrotbrötchen, Kleingebäck, Früchtebrot;
2. Aufstrich: Mus, Marmelade, Honig;
3. Obst: regelmäßiger Frischobstgenuß, Obstsalate, Kompott;
4. Frischkostvorgerichte: Salate, Rohkostplatten;
5. gekochte oder rohe Gemüse, Früchte: Tomaten, Rettich, Radieschen, Gurken;
6. Getränke: Obstsäfte, alle Sauermilchzubereitungen, Milch-Mischgetränke, Molke, Molke-Mischgetränke.

Neben der Einrichtung der Ernährung sollte die Hauptaufmerksamkeit der Sorge für ausreichende körperliche Bewegung gelten. Auf den täglichen ausgiebigen Fußweg von mindestens 2 km sollte man nicht verzichten.

Aus dem Ursachenverzeichnis der Stuhlträgheit bedarf die Ausgewöhnung des Entleerungsreflexes oft besonderer Maßnahmen. In sehr ausgeprägten Fällen dieser Art genügt die Regelung der Ernährung allein nicht, um den gestörten Funktionsablauf wieder einzuspielen. Durch die langdauernde Ansammlung von Kotmassen im Enddarm kann es zu Zerdehnungen der geweblichen Strukturen in der Darmwand kommen, die es zunächst zu beseitigen gilt. Mit Hilfe einmal bis mehrfach am Tag vorgenommener kleiner Einläufe muß dafür gesorgt werden, daß der Enddarm immer leer bleibt. Nur in dieser Entlastung kann er seine Form wiedergewinnen und die geweblichen Schäden ausgleichen.

Durch geschicktes Anwenden von Bleibeklistieren (s. d.) kann man danach das verlorengegangene Reflexspiel wieder aufbauen. Führt man die Maßnahme ganz regelmäßig und zu der für die Stuhlentleerung günstigsten Tageszeit durch, so kann man zugleich die Wiederherstellung des richtigen Tagesrhythmus für die Stuhlentleerung erreichen.

Bei der psychisch verursachten Form der Stuhlverhaltung liegen zumeist Verhaltensschwierigkeiten auch auf anderen Bereichen vor, die es angeraten sein lassen, ein Entspannungstraining zu betreiben.

Durch Abführmittelmißbrauch verursachte Darmschädigungen erfordern konsequentes Absetzen dieser Mittel und den Aufbau eines Programms der Stuhlregulierung mit physiotherapeutischen Mitteln.

Die im Gefolge von Bauchoperationen aufgetretenen Formen der Stuhlgangstörung sprechen z. T. auf besondere reflextherapeutische Methoden an, deren Anwendung jedoch eine ärztliche Aufgabe ist.

Für die entzündlichen Reizungen in den „Wetterwinkeln" des Bauchraums kommen Maßnahmen der häuslichen Physiotherapie in Frage, sofern sie nicht als akutes Geschehen der intensiven ärztlichen Behandlung oder gar des chirurgischen Eingriffs bedürfen.

Der für eine oder mehrere Stunden angelegte Leibwickel hat eine krampflösende

Wirkung und fördert zudem den Abbau entzündlicher Reizungen. Er bewährt sich mit diesen Wirkungen auch bei anderen Formen der sogenannten spastischen Obstipation, also wenn das Beschwerdebild vorwiegend durch Verkrampfungen der Darmmuskulatur gekennzeichnet ist. Bei gut ausgeglichenem Wärmehaushalt kann der kalte Leibwickel ohne vorangehende Wärmeanwendung angelegt werden, im anderen Falle nach vorangehender Aufwärmung durch ein ansteigendes Fuß- oder Schenkelbad.
Sind die Reizorte der spastischen Darmreaktionen in den Organen des Beckens oder in entzündlichen Hämorrhoiden gelegen, so wählt man den T-Wickel als optimale hydrotherapeutische Maßnahme.
Dem Mangel an Tonus des Darms bei der „schlaffen Obstipation" kann man durch geeignete Kältereize begegnen. Am besten eignet sich das täglich anzuwendende kalte Reibesitzbad bzw. -schenkelbad.
Bei besonders hartnäckigen Formen von Stuhlträgheit kann es erforderlich sein, auf mehreren der genannten Wege gleichzeitig einzuwirken. Hier hat auch die selbst durchgeführte manuelle Kolonbehandlung ihren Platz im Rahmen häuslicher Physiotherapie der Stuhlgangstörung.

17. Anhang: Physiotherapie bei Beschwerden des Alters

Wir kennen alle die unterschiedlichen Erscheinungsbilder von Menschen gleichen Kalenderalters. Neben dem rüstigen 75jährigen, dessen Frische, Leistungsfähigkeit und seelische Ausgeglichenheit jeder bewundert, steht gleichaltrig ein Gebrechlicher und Mißmutiger, der nur mit viel fremder Hilfe im Leben zurechtkommen kann. Die Unterschiedlichkeit von Kalender- und biologischem Alter hat seit je viel kritisches Nachdenken und Forschungsarbeit ausgelöst. Man hat versucht, die maximale Lebensdauer der Tiergattungen zu ermitteln, also das Alter, das bei günstigsten Lebensbedingungen erreicht werden kann. Bei der Hausmaus sind es 3 Jahre, bei der Schildkröte 150. Für den Menschen nehmen Altersforscher – obwohl äußerst selten erreicht – eine maximale Lebensdauer von 110 Jahren an.

Die gemeinhin als Altersbeschwerden bezeichneten Minderungen des Wohlbefindens beruhen nur zum Teil auf den im natürlichen Lebensgang auftretenden Veränderungen der Gewebe und der Funktionen des Körpers. Zum anderen handelt es sich um bleibende Defekte als Folgen früher durchgemachter Erkankungen oder um chronisch gewordene, also noch aktuelle Krankheitsabläufe. Je länger das Leben dauert, desto mehr solcher krankheitsbedingter Beschwerden können naturgemäß zusammenkommen.

Um wirksame Ansätze für ein richtiges Verhalten im Alltag und besonders für die Anwendung physiotherapeutischer Maßnahmen zu finden, sollten wir kurz über wichtige Veränderungen von Strukturen und Lebensvorgängen im Organismus des alternden Menschen sprechen.

Die Zellen unseres Körpers sind, mit Ausnahme der Hirnzellen, einem ständigen Wechsel unterworfen. Alternde Zellen werden für uns unmerklich durch neue ersetzt. Die Lebensdauer eines roten Blutkörperchens beträgt z.B. 90 Tage, die der übrigen Zellen ein Mehrfaches.

Gehen wir noch eine Stufe weiter in den submikroskopischen Bereich der Körperstrukturen, so finden wir im Aufbau der DNS (Desoxyribonukleinsäuren), den Trägern der Erbanlagen in den Zellen, das Auftreten fehlerhafter Molekularstrukturen. Diese werden normalerweise vom Körper selbst erkannt und repariert.

Der ständige Umbau des Körpers durch Reparatur von Defekten, Abbau des stärker Geschädigten und dessen Ersatz durch neu gebildete Zellen, ist ein wesentliches Kennzeichen dessen, was wir als Regenerationsvermögen, Erholungsfähigkeit bzw. als Verhütung vorzeitiger Alterungserscheinungen bezeichnen. Diese Abläufe hängen nur zum Teil von der uns mitgegebenen Anlage ab. Sie werden erheblich von eigenem Verhalten und den äußeren Bedingungen unseres Alltags bestimmt. Es sollte aber stets bedacht werden, daß für diesen Ersatz von Körpersubstanz die Qualität unserer Nahrung von entscheidender Bedeutung ist. Nur wenn die etwa 50 lebensnotwendigen Bestandteile einer »vollwertigen« Nahrung zur Verfügung stehen, ist mit dem optimalen Gelingen des Regenerationsvorgangs zu rechnen. Ein weiteres Fundamentalgeschehen, das die Vitalität eines Menschen bestimmt, ist die Befähigung zu einem dem Lebensbedarf angepaßten Energieumsatz. Die Regelung des Energiegewinns aus der Nahrung wird von zahlreichen Faktoren bestimmt. Es seien nur genannt: Qualität und Menge der Nahrung – deren Aufschließung im Verdauungsgang – Aufnahme und Transport durch den Blutkreislauf – Verfügbarkeit von genügend Sauerstoff für die Oxydationsleistung im Zwischenstoffwechsel – genügende Austauschmöglichkeiten von Nährstoffen und Schlacken zwischen dem strömenden Blut und den Zellen.

Jede dieser Stufen des Energiestoffwechsels kann durch Altersveränderungen wie durch subjektives Fehlverhalten behindert werden, so durch die Folgen einer qualitativ und/oder quantitativ falschen Ernährung, durch Fermentmangel bei der Nahrungsaufschließung im Darm bzw. im Zwischenstoffwechsel, durch ungenügendes Sauerstoffangebot als Folge von Atemfehlern, durch Mängel der Herz-Kreislauf-Leistungen für den Energietransport oder auch durch Schwierigkeiten des Stoffaustauschs in der Endstrombahn. Hierbei spielt nicht selten eine Verdickung der zu durchwandernden Membranen, Folge „pathologischer Eiweißspeicherung", eine Rolle. Letztlich ist auch diese ein Ergebnis fehlerhafter Ernährung.

Die Folgen einer gedrosselten Energiebildung sind gesteigerte Ermüdbarkeit, Verzögerung der Erholungsfähigkeit und Minderung der Kraftentfaltung muskulärer Organe, das Herz eingeschlossen.

Oft bedarf es einer genaueren Prüfung, wo im einzelnen der Energiehaushalt versagt. Die entscheidend wirkenden Hilfen können sehr unterschiedlich sein. Den Energieumsatz fördernde Maßnahmen reichen von der Atemübung zur Verbesserung der Sauerstoffversorgung bis zu Maßnahmen für die Leistungssteigerung von Herz und Kreislauf. Neben der Korrektur von Ernährungsfehlern kann die Unterstützung der Verdauungsleistungen wichtig sein.

Als drittes Beispiel seien die Vorgänge im zentralen Nervensystem erwähnt. Sie bestimmen das Altersbild des Menschen oft entscheidend. Kann hiervon doch neben dem geordneten sozialen Verhalten auch das Funktionieren mancher zentral geregelter Vorgänge abhängen, so der Atmungs- und Kreislaufregulation, des Schlafs, des Hormonhaushalts und vieles andere.

Die Eigenschaft des Gehirns, verlorengegangene Zellen nicht ersetzen zu können, ist weniger beängstigend als es scheinen mag. Der Mensch wurde von der Natur mit mehr als 100 Milliarden Nervenzellen ausgestattet. Selbst wenn, wie angenommen wird, täglich mehrere Tausend Hirnzellen zugrundegehen, bleibt auch dem älteren Menschen eine Reserve von vielen Millionen ungenutzter Zellen zur Verfügung, um notwendig gewordene Aufgaben zu übernehmen. Doch das Gehirn ist ein anspruchsvolles Organ hinsichtlich der Bedürfnisse zur Erhaltung seiner Zellen und deren Funktionen. Vom Gesamtenergieumsatz eines ruhenden Menschen werden für den Stoffwechsel des Gehirns allein 18% benötigt und eine Unterbrechung der Sauerstoffzufuhr wird – im Gegensatz zu allen anderen Organen – vom Gehirn nur für wenige Minuten schadlos vertragen.

Zwei Prinzipien stehen daher für die Funktionserhaltung des Gehirns im Vordergrund: Die Sorge für eine stets ausreichende Durchblutung und ein ständiges, anspruchsvolles Üben geistiger und anderer Hirnfunktionen. Nur durch ständiges Üben kann die Leistungsfähigkeit unseres zentralen Nervensystems erhalten und erneuert werden. Da es letztlich eine Hirnleistung bedeutet, die Strenge einer gesundheitsfördernden Lebensweise durchzuhalten, sollte auch in dieser Sicht das Üben mit hierzu geeigneten Verfahren an bevorzugter Stelle stehen.

Einige allgemeine Regeln für das Verhalten im höheren Alter

Der Mensch verändert sich in seinen reiferen Jahren. Seiner Umgebung fällt dies oft mehr auf als ihm selbst. Daher sollte er sich ab und an seine Leistungsfähigkeit bewußt machen, um daraus sinnvolle Folgerungen für das Verhalten im Alltag zu ziehen.
Zwei Eigenschaften pflegen sich am häufigsten zu verändern: Die Reaktionsgeschwindigkeit des Nervensystems und die Kraftreserven in wichtigen Funktionsbereichen des Körpers.
Als Reaktionszeit pflegt man die Zeitspanne vom Beginn eines auslösenden Reizes bis zur willkürlichen oder unbewußt erfolgenden Antwort des Körpers zu nehmen. Nützlich und dem Älteren wohl anstehend ist diese Verhaltensänderung, wenn sie als Ausdruck gemessenen oder bedächtigen Verhaltens empfunden wird. Dies gilt vor allem, wenn es sich mit dem wohl abgewogenen Urteil des im Leben Gereiften verbindet. Lästig oder gar gefährlich kann die Verzögerung der Reaktion sein, wenn dadurch etwa das Verhalten im Straßenverkehr beeinträchtigt wird. Hier werden Maßnahmen zur Abhilfe erforderlich.
Der Begriff der Leistungsreserven wird besonders deutlich bei der großen Leistungsspanne des Herzens. Bewegt das Herz bei körperlicher Ruhe etwa 5 Liter Blut je Minute, so kann das Volumen unter körperlichen Hochleistungen bei Jugendlichen um das Sechsfache und darüber gesteigert werden. Beim älteren Menschen engt sich dieser Leistungsspielraum ein. Er wird leichter kurzluftig und erschöpft und empfindet bei größerer körperlicher Belastung sein Herz überbeansprucht. Kann ein Jugendlicher die durch Hochleistung verursachte Atemnot und einen Pulsanstieg auf 180 als normale Stufe in seinem Leistungstraining ansehen, so bedeutet dies für den Älteren ein Überschreiten seiner Leistungsgrenze, das vermieden werden sollte.
Die sich im Laufe des Alterns ändernden Antwort- und Belastungsmöglichkeiten unseres Organismus wollen berücksichtigt werden. Es kann sein, daß in früheren Jahren gut vertragene stark eingreifende physiotherapeutische Maßnahmen abgemildert werden müssen, um Überanstrengungen zu vermeiden. Wer gewohnt ist, gewisse Maßnahmen regelmäßig anzuwenden, etwa ein wöchentliches Saunabad, wird dies in der Regel auch mit 80 noch gut vertragen. Anders, wenn mit einem ungewohnten eingreifenderen Verfahren neu begonnen wird. Neu begonnene Maßnahmen wie Ausdauertraining, Schwimmen, russisch-römische Dampfbäder gilt es unter selbstkritischer Prüfung der Bekömmlichkeit zu erproben und Steigerungen im Belastungsgrad nur sehr vorsichtig vorzunehmen. Bei Formen des Bewegungstrainings sollten Anstrengungsgrade, die zum schmerzhaften Muskelkater führen, vermieden werden. Dies gilt für Ausdauer trainierendes Üben wie für Gymnastik, Formen mit Betonung der Kraftentfaltung.

Auch die Bewertung von Krankheiten, besonders auch der „banalen“ Infekte, muß gegenüber den Erfahrungen aus dem früheren Leben geändert werden. Sie sind ernster zu nehmen und sollten sorgfältig bis zum Abklingen der letzten Symptome behandelt werden. Allzuoft wird sonst das natürliche Alterungsgeschehen durch solchen Infekt um eine deutliche Stufe beschleunigt.
Der Einfluß der *Ernährung* auf den Ablauf der Alterungsvorgänge ist offensichtlich. Fehlerhafte Ernährung gehört zu den wichtigsten Ursachen vorzeitigen Alterns. Es betrifft die Ablagerungen unbewältigter Stoffwechselschlacken, Förderung der Sklerose und die Beschleunigung von Verschleißerscheinungen als Folge von Übergewicht.
Im Positiven eröffnet eine gerichtete Ernährung Chancen zum Abbau krankhaft gespeicherter Stoffe (Fette, Cholesterin, Harnsäure, Eiweiß u.a.). Sie fördert dazu gewebliche Regeneration und Energiebildung.
Die an Tieren vorgenommenen Ernährungsversuche brachten in einer Hinsicht immer wieder gleiche Ergebnisse: Die Tiere leben am längsten, wenn sie sehr knapp gefüttert werden. So wird die Lebenszeit von Ratten um 40% verlängert, wenn sie jeden 3. Tag ohne Futter gehalten werden. Bei älteren Menschen ist der Bedarf an Energieträgern (Fett, Kohlenhydrate, Eiweiß) geringer als in jüngeren Jahren. Doch sollten sie nicht weniger Vitamine und Mineralien aufnehmen. So bedarf es einer wohlüberlegten Auswahl der Grundnahrungsmittel nach deren Gehalt an lebensnotwendigen Inhaltsstoffen. Es kann sogar sinnvoll sein, die in ihrem Gesamtvolumen eingeschränkte Kost durch konzentrierte Nahrungszusätze aufzuwerten. Geeignet hierzu sind Hefezubereitungen, Weizenkeime, Muttersäfte vitaminreicher Früchte oder deren Konzentrate.
Dem oft empfundenen Bedürfnis nach leicht verdaulichen Speisen kann bei sinnvoller Handhabung des Schonprinzips durchaus entsprochen werden. So sind aus Getreideschrot bereitete Suppen und Breie sowohl „vollwertig“ wie leicht verdaulich, zumal wenn das Schrot über Nacht in kaltem Wasser eingeweicht wurde. Durch die nahrungseigenen Fermente werden hierdurch schwerverdauliche Anteile (Phytin) aufgeschlossen, gewissermaßen vorverdaut.
Stellt sich infolge verminderter Verdauungsleistung im Alter nach dem Essen Völlegefühl ein, so hilft es oft, durch etwas Wermut-Tee (Herba absynthii) oder Tausendgüldenkraut (Herba centaurii) die Absonderung der Verdauungssäfte anzuregen.
„Fasttage sind Sonntage des Stoffwechsels“, eine goldene Regel, die auch für das Alter gilt. Es ist gut, selbst Erfahrungen zu sammeln, wie man sich durch eingeschaltete strenge Tage entlastet fühlt. Besonders aufschlußreich ist hierbei der Tag danach. Fühlt man sich deutlich unbeschwerter und leistungsfähiger, so empfiehlt es sich, einmal in der Woche – vielleicht an einem festgelegten Wochentag – solchen „Sonntag für den Stoffwechsel“ einzuschalten.
Drei bewährte Formen seien genannt: Saftfastentage, Sauermilch-Obst-Tag (s. S. 73), Obsttag.
Wird am Fastentag eine Labilität des Kreislaufs empfunden, wie es bei schwankendem und vor allem niedrigen Blutdruck vorkommt, so kann ein Teelöffel Honig in warmem Kräutertee helfen. Gleiches gilt bei etwa auftretendem Hungergefühl. Zur Kreislaufanregung kann etwas Kaffee oder schwarzer Tee genommen werden. Im übrigen verhält man sich wie gewohnt, sorgt nur in der kühleren Jahreszeit für etwas mehr Warmhaltung durch entsprechende Kleidung und ein ansteigendes warmes Fußbad.

Am Obsttag wird ausschließlich in mehreren kleinen Mahlzeiten 800—1000 g Frischobst eigener Wahl genossen. Trauben eignen sich hierfür nur, wenn die Kerne nicht mitgegessen werden, da deren Gerbsäuregehalt die Schleimhäute der Verdauungsorgane reizen könnte.

Hilfen bei speziellen Altersbeschwerden

1. Erschwertes morgendliches Ingangkommen — allgemeiner Energie- und Ausdauerverlust

   Hilfen:
   Bestehende Ernährungsfehler korrigieren, insbesondere das Vollwertprinzip (S. 17) beachten
   Für ausreichenden Tiefschlaf sorgen
   Morgens: Gesichtsguß mit kräftiger reibender Gesichtsmassage unter dem fließenden Wasser (wirksam hier zur Durchblutungsanregung der Kopforgane); Dauer 2—3 Minuten, danach das Gesicht kräftig trockenfrottieren (S. 141). Trockenbürsten des gesamten Körpers (S. 88), anschließend kalte bzw. wechselwarme Ganzwaschung oder Dusche (S. 84)
   Einmal wöchentlich eine Behandlung, die zur leichten Überwärmung des Körpers führt und zum Schwitzen anregt. Geeignet hierfür sind Sauna und ansteigendes Bürstenbad (S. 134 u. S. 98)
   Aufbau eines Ausdauertrainings (S. 60, 150). Als Übungsarten eignen sich in erster Linie das Gehtraining, falls dieses nicht möglich ist, Üben mit der Tretkurbel, auf der Laufmatte, Treppensteigen im Hochhaus, bei günstigen Bedingungen auch Radfahren. Anfangsbelastung und Steigerung der Leistung werden vorsichtig gehandhabt.

2. Unsicherheit und Verlangsamung der Bewegungen, namentlich beim Gehen, Gliedersteife — Haltungsverschlechterung

   Hilfen:
   Morgens 2—3 Minuten Gesichtsguß oder -anschwemmung, verbunden mit kräftiger, reibender Massage des Gesichts
   Wechselwarme Dusche mit Naßbürsten
   Täglich durchgeführtes Gymnastikprogramm, das mit einigen Übungen zur Aktivierung des Bewegungssinnes eingeleitet wird (S. 166 ff.)
   Danach Übungen zur Erhöhung der Reaktionsgeschwindigkeit und Geschicklichkeit
   Sehr wirksam sind auch Partnerübungen mit dem Ball oder „Fechtübungen" mit einer leichten Gerte, die zum raschen Parieren zwingen
   Bei Haltungsverschlechterung können daneben kräftigende Übungen der Rumpfmuskulatur erforderlich sein
   Wo zu den Alterungserscheinungen zählende Strukturveränderungen der Bindegewebe beteiligt sind, ist eine auf Dehnung und Gewebelockerung gerichtete Selbstmassage hilfreich (S. 175 ff.).

Es gilt dabei, der Verkürzungsneigung von Faserstrukturen in den Sehnen und Gelenkkapseln zu begegnen und die Gleitfähigkeit zwischen den Gewebeschichten zu erhalten.

3. Nachlassen zentraler Hirnleistungen: Gedächtnis – Lernfähigkeit – Reaktionsbereitschaft – Orientierungsvermögen – „Flüssige Intelligenz" (logisches Denken) – Hörvermögen. (Der Leistungsrückgang in den genannten Bereichen ist oft sehr belastend. Er behindert den Austausch mit der Umgebung und führt nicht selten deswegen zu depressiven Verstimmungen. Die Aussicht, Besserung zu erzielen, ist oft größer als angenommen. Voraussetzung dafür ist jedoch das folgerichtige Einhalten eines Programms, das der Anregung von Durchblutung und Stoffwechsel des Gehirns dient, dazu ständiges Üben der Funktionen mit Hilfe erprobter Methoden. Durch die sehr weit entwickelten Möglichkeiten, Hirnleistungen vergleichend zu messen, konnten die Methoden der Funktionsübung zuverlässig erprobt werden.)

   Hilfen:
   Durch allgemeine kreislaufanregende Maßnahmen, wie sie in den Grundprogrammen einer ‚Kur zu Hause' vorgeschlagen wurden (S. 69 ff.), werden auch die Funktionsbedingungen des zentralen Nervensystems gebessert.
   Zur Ernährung: Sicherung vor allem einer ständigen reichlichen Versorgung mit den für das Nervensystem wichtigen B-Faktoren (Hefe, Vollkornprodukte).
   Die Gesichtsgüsse (S. 110, 140) sollen mehrfach am Tage, vor allem beim Spürbarwerden von Ermüdungserscheinungen, vorgenommen werden. Wirkungssteigernd wirkt eine danach im Nackenbereich durchgeführte kurzdauernde Selbstmassage (S. 176).
   Das systematische geistige Üben sollte sich nicht auf kurze Übungsmaßnahmen beschränken. Wirksamer ist es, sein Gesamtverhalten so zu orientieren, daß es möglichst weitgehend funktionserhaltend und sogar verbessernd wirkt.

   Regeln:

- *Die hervorgerufenen Hirnleistungen müssen intensiv genug sein, um trainierend zu wirken.*
  Das aufmerksame Hören einer guten Musik (etwa der Barockzeit) steigert die Durchblutung und Stoffwechselaktivität des Gehirns deutlich. Begleiten des Musikstückes mit dirigierenden Bewegungen erhöht darüber hinaus die Intensität des Erlebens. Ein Musikstück selbst zu spielen aktiviert das Gehirn noch intensiver. Dagegen läßt ein langdauerndes „Berieseln" mit Rock- und „Unterhaltungs"-Musik solche Anregungen vermissen.
  Man weiche den in den Medien reichlich gebotenen Fachvorträgen nicht völlig aus, etwa weil in diesen ungewohnte Vokabeln auftauchen. Das intensive Verfolgen eines auch nur kurzen Textausschnittes bedeutet eine wertvolle Übungsleistung, sofern man sich unverstandene Fremdworte notiert, um sie danach im Lexikon aufzusuchen und dabei das Gehörte noch einmal überdenkt. Nach einigen Tagen sollte man sich an Hand des Notizzettels noch einmal überprüfen. Auch das Kreuzworträtsel bringt den vollen Übungserfolg erst, wenn man sich um die restlose Lösung intensiv, zum Beispiel im Gespräch mit einem Partner, bemüht.

- *Die Verfügbarkeit des im Gedächtnis Gespeicherten kann nur im täglichen Gedankenaustausch erhalten werden.*
  Die Vereinsamung älterer Menschen ist auch in dieser Sicht verhängnisvoll. Die soziale Gemeinschaft ist darüber hinaus die beste Gewähr dafür, im Einhalten der zur geistigen Funktionspflege notwendigen Maßnahmen und Begegnungen nicht nachlässig zu werden. Das Verbinden geselliger Begegnungen mit einem Schach- oder anspruchsvollen Kartenspiel steigert die geistige Anregung.

- *Merkfähigkeit ist auch im Alter trainierbar.*
  Es ist eine gute „Selbstverpflichtung", jeden Tag den Vers eines Gedichtes oder sonst einen Satz bedeutsamen Inhalts auswendig zu lernen. Dies genügt bereits, um die Merkfähigkeit zu erhalten.
  Mit Hilfe von Computerspielen können auf eine unterhaltsame Weise viele Hirnfunktionen erhalten und vervollkommnet werden.

Sachwortverzeichnis

Hippokrates Ratgeber

ANDERSEN, L., KOPENHAGEN
Gefäßstörungen vermeiden. Vorbeugen durch Venenpumpen-, Lymph- und Reflexzonentherapie. Aus dem Dänischen übersetzt von S. Buckenmaier, Tübingen. 1983, 76 Seiten mit 81 Abbildungen, 14,8×21 cm, 130 g, kartoniert DM 19,80
ISBN 3-7773-**0626**-6

ANEMUELLER, H., BERNAU/Chiemsee
Gesund leben – aber wie? Ernährung, Körpertraining, Abhärtung, Heilpflanzen, Vorsorge, seelische Zufriedenheit. 3., überarbeitete Auflage, 1984, 180 Seiten mit 12 Abbildungen, 14,8×21 cm, 298 g, kartoniert DM 26,80 ISBN 3-7773-**0637**-1

BURKITT, D., LONDON
Gesund leben mit Ballaststoffen. Ein Beitrag zur Verhinderung vieler Zivilisationskrankheiten. Aus dem Englischen übersetzt von A. Ulmer, Hamburg. 1982, 124 Seiten mit 46 Abbildungen, 14,5×22,2 cm, 304 g, kartoniert DM 14,80 ISBN 3-7773-**0581**-2

FAUST, V., RAVENSBURG-WEISSENAU
Wetterfühligkeit. Eine Krankheit mit vielen Gesichtern. 2., überarbeitete Auflage 1985, 104 Seiten, 14,8×21 cm, kartoniert DM 19,80 ISBN 3-7773-**0682**-7

HEIDE, M., LAASPHE
Rückenschmerzen überwinden. Was können wir selbst tun? Ursachen, Vorbeugung, Behandlung. Mit einem Geleitwort von H. Junghanns, 1983, 124 Seiten mit 73 Abbildungen, 14,8×21 cm, 250 g, kartoniert DM 24,– ISBN 3-7773-**0610**-X

KUPPE, K. O., BAD WÖRISHOFEN
Kneippkur – gestern, heute, morgen. 1980, 144 Seiten mit 23 Abbildungen, 14,8×21 cm, 240 g, kartoniert DM 18,– ISBN 3-789**9-068**-0

SCHRÖDER, E.-M.; STOCKSMEIER, U., TUTZING
So einfach kann Ernährung sein. Richtig essen ist nicht schwer. 1985, 140 Seiten mit 6 Abbildungen und 21 Tabellen, 14,8×21 cm, kartoniert DM 24,–ISBN 3-7773-**0684**-3

Preisänderungen vorbehalten